**MANUAL BÁSICO
DE PROCEDIMENTOS
MÉDICOS HOSPITALARES**

CLÍNICA MÉDICA
Outros livros de interesse

1808-2008 – Faculdade de Medicina da UFRJ – Sylvia da Silveira Mello Vargas
A Ciência e a Arte de Ler Artigos Científicos – Braulio Luna Filho
A Didática Humanista de um Professor de Medicina – Decourt
A Dieta Ideal para o Emagrecimento – Ribeiro
A Medicina da Pessoa – 5ª ed. – Perestrello
A Neurologia que Todo Médico Deve Saber – 2ª ed. – Nitrini
A Questão Ética e a Saúde Humana – Segre
A Saúde Brasileira Pode Dar Certo – Lottenberg
Avaliação Prática de Habilidades Clínicas em Medicina – Arruda
A Vida por um Fio e por Inteiro – Elias Knobel
Abdome Agudo: Clínica e Imagem – Lopes e Reibscheid
Adoecer: as Interações do Doente com sua Doença – 2ª ed. – Quayle
Adolescência... Quantas Dúvidas! – Fisberg e Medeiros
Alergias Alimentares – De Angelis
Alimentos e Sua Ação Terapêutica – Andréia Ramalho
Artigo Científico – Do Desafio à Conquista – Enfoque em Testes e Outros Trabalhos Acadêmicos – Victoria Secaf
As Lembranças que não se Apagam – Wilson Luiz Sanvito
Aspectos Nutricionais no Processo do Envelhecimento – Busnello
Atividade Física e Envelhecimento Saudável – Wilson Jacob
Atividade Física e Obesidade – Matsudo
ATLAIDS – Atlas de Patologia da Síndrome da Imunodeficiência Adquirida – Carlos Alberto Basílio de Oliveira
Atlas do Abdome Agudo – Lopes Samuel
Atualização em Hipertensão Arterial – Clínica, Diagnóstico e Terapêutica – Beltrame Ribeiro
Atualização em Medicina de Urgência – Antônio Carlos Lopes, Hélio Penna Guimarães, Renato Delascio Lopes e Sergio Timerman
Aulas em Endocrinologia Clínica – Texto Básico com a Apresentação de 622 Slides Didáticos – Josivan
Avaliação Global do Idoso – Wilson Jacob
Bases Moleculares das Doenças Cardiovasculares – Krieger
Bases Moleculares em Clínica Médica – Gessandro Abrahão, Andrea T. da Poian e Paulo Cesar de Carvalho Alves
Broncoscopia – Pedreira
Câncer do Pulmão – Zamboni
Cardiologia Clínica – 2ª ed. – Celso Ferreira e Rui Póvoa
Cardiologia Prática – Miguel Antônio Moretti
Cefaleia na Mulher – Melhado
Células-tronco – Zago
Climatério – Enfoque Atual e Multidisciplinar – Beirão de Almeida
Clínica Médica: Grandes Temas na Prática – Milton de Arruda Martins
Coleção Clínica Médica – Vaisman
    Vol. 1 - Doenças da Tireoide
    Vol. 2 - Casos Clínicos – Endocrinologia
Coluna: Ponto e Vírgula – 7ª ed. – Goldenberg
Como Cuidar de Seu Coração – Mitsue Isosaki e Adriana Lúcia Van-Erven Avila
Como Ter Sucesso na Profissão Médica: Manual de Sobrevivência – 4ª ed. – Mário Emmanuel Novais
Condutas em Emergências: Unidade de Primeiro Atendimento (UPA) Hospital Israelita Albert Einstein – Alexandre Pieri
Condutas em Infectologia – Cimerman
Condutas em Urgências e Emergências para o Clínico – Edição Revista e Atualizada – Valdir Golin
Condutas no Paciente Grave – 3ª ed. (vol. I com CD e vol. II) – Knobel
Coração... É Emoção – Knobel
Coração e Sepse – Constantino José Fernandes Junior, Cristiano Freitas de Souza e Antonio Carlos Carvalho
Cuidados Paliativos: Diretrizes, Humanização e Alívio de Sintomas – Franklin Santana
Cuidados Paliativos: Discutindo a Vida, a Morte e o Morrer – Franklin Santana Santos
Demências: Abordagem Multidisciplinar – Caixeta
Dependência de Drogas – 2ª ed. – Sergio Dario Seibel
Depressão e Cognição – Chei Tung Teng
Diabetes Mellitus – Clínica, Diagnóstico e Tratamento Multidisciplinar – Milech e Oliveira
Dicionário de Ciências Biológicas e Biomédicas – Vilela Ferraz
Dicionário Médico Ilustrado Inglês-Português – Alves
Dieta, Nutrição e Câncer – Dan
Dilemas Modernos: Drogas – Fernanda Moreira
Dinâmica Cardiovascular: do Miócito à Maratona – Gottschal
Do Mito ao Pensamento Científico – 2ª ed. – Gottschall
Doença Coronária – Lopes Palandri
Doenças Associadas ao Estilo de Vida: Uma Bomba Relógio – Mismatch
Doenças da Pleura – 2ª ed. – Chibante
Doenças do Fígado e Vias Biliares (2 vols.) – Gayotto
Doenças que Alteram os Exames Bioquímicos – Naoum
Doenças que Alteram os Exames Hematológicos – Flávio Augusto Naoum
Doenças Sexualmente Transmissíveis – 2ª ed. – Walter Belda Júnior
Dor: Manual para o Clínico – Jacobsen Teixeira
Dor: o que Todo Médico Deve Saber – Drummond
Dor e Saúde Mental – Pagurero
Eletrocardiograma – Cirenza
Eletrocardiologia Atual – 2ª ed. – Pastore
Eletrofisiologia Cardíaca na Prática Clínica – vol. 3 – SOBRAC
Emergências em Cardiopatia Pediátrica – Lopes e Tanaka
Endocrinologia – Saad
Endocrinologia Ginecológica – Aldrighi
Endotélio e Doenças Cardiovasculares – Protásio, Chagas e Laurindo
Envelhecer com Arte, Longevidade e Saúde – Arthur Roquete de Macedo
Envelhecimento: Prevenção e Promoção da Saúde – Brito Litvoc
Epidemiologia – 2ª ed. – Medronho

Equilíbrio Ácido-Base e Hidroeletrolítico – 3ª ed. – Renato Delascio Lopes
Ergometria – Ergoespirometria, Cintilografia e Ecocardiografia de Esforço – 2ª ed. – Ricardo Vivacqua Cardoso Costa
Evocações – Clementino Fraga Filho
Fisiopatologia Clínica do Sistema Nervoso – Fundamentos da Semiologia – 2ª ed. – Doretto
Fitomedicamentos na Prática Ginecológica e Obstétrica – 2ª ed. – Sônia Maria Rolim
Fitoterapia: Bases Científicas e Tecnológicas – Viana Leite
Fitoterapia: Conceitos Clínicos (com CD) – Degmar Ferro
Fome Oculta – Andréia Ramalho
Formulário de Prescrição Fitoterápico – Tavares
Gastroenterologia e Hepatologia – Laudanna
Gastroenterologia e Hepatologia – Vilela, Borges e Ferraz
Geriatria: Fundamentos, Clínica e Terapêutica – 2ª ed. – Papaléo e Carvalho Filho
Gestão Estratégica de Clínicas e Hospitais – Adriana Maria André
Ginecologia Baseada em Evidências – 2ª ed. – Py
Ginecologia Psicossomática – Tedesco e Faisal
Guia de Bolso de UTI – Hélio Penna Guimarães
Guia de Clínica Médica – Lapa e Goes
Guia de Consultório: Atendimento e Administração – Carvalho Argolo
Guia de Medicamentos Quimioterápicos – Wânia da Silva
Guia Prático de UTI – Hélio Penna Guimarães
Hematologia – Fundamentos e Prática – Zago
Hipertermia Maligna – Silva Amaral
Hipertensão Arterial na Prática Clínica – Póvoa
Hipnose na Prática Clínica – Marlus
Hipnoterapia no Alcolismo, Obesidade e Tabagismo – Marlus Vinícius Costa Ferreira
Hormônios e Metabolismo: Integração e Correlações Clínicas – Poian e Alves
Hospital Dia – Betarello
HPV na Prática Clínica – Rosemblat e Wroclawski
ICFEN (Insuficiência Cardíaca com Fração de Ejeção Normal) – Evandro Tinoco Mesquita
Importância de Alimentos Vegetais na Proteção da Saúde – 2ª ed. – De Angelis
Imunologia – Júlio Cesar Voltarelli
Injúria Renal Aguda – Henrique Palomba e Eduardo Homsi
Insuficiência Cardíaca – Lopes Buffolo
Internet – Guia para Profissionais da Saúde – 2ª ed. – Vincent
Interpretação Clínica do Hemograma – Grotto
Introdução à Psicossomática – Maria Rosa Spinelli
Laboratório para o Clínico - 8ª ed. – Gonçalves Reis
Lesões das Valvas Cardíacas: Diagnóstico e Tratamento – Meneghelo e Ramos
Manual de Análises Clínicas – Ciríades
Manual de Antibióticos e Quimioterápicos Anti-infecciosos – 3ª ed. (anexo: brochura com as principais tabelas posológicas e de eficácia terapêutica) – Tavares
Manual de Cardiologia da SOCESP – SOCESP (Soc. Card. Est. SP)
Manual de Diabetes Mellitus – Liga de Controle de Diabetes Mellitus da USP – Simão Augusto Lottenberg
Manual de Diagnóstico e Tratamento das Doenças do Fígado – Edison Roberto Parise e Gilda Porta
Manual de Dietoterapia e Avaliação Nutricional do Serviço de Nutrição e Dietética do Instituto do Coração (HC-FMUSP) – 2ª ed. – Mitsue Isosaki
Manual de Eletroneuromiografia, Potenciais Evocados Cerebrais – Nobrega e Manzano
Manual de Gastroenterologia de Consultório – Ribeiro e Rossi
Manual de Medicina Ambulatorial do Adulto – Lopes Guariento
Manual de Medicina Transfusional – Dimas Tadeu Covas
Manual de Procedimentos de Nutrição e Dietética – Eguti
Manual de Sepsis (em espanhol) – Eliezer Silva
Manual do Clínico para o Médico Residente – Atala – UNIFESP
MAPA - Monitorização Arterial da Pressão Ambulatorial – 3ª ed. – Nobre, Mion e Oigman
MAPA (Monitorización Ambulatorial de la Presión Arterial) (edição em espanhol) – Nobre, Mion e Oigman
Medicina Baseada em Evidências – 2ª ed. – Drummond
Medicina Intensiva Baseada em Evidência – Luciano Cesar Pontes de Azevedo
Medicina Intensiva – 3ª ed. – Ratton
Medicina Intensiva para Graduação – UNIFESP/EPM – Gomes do Amaral
Medicina Nuclear em Cardiologia: da Metodologia à Clínica – Thom Smanio
Medicina Tropical – Cimerman
Medicina: Olhando para o Futuro – Protásio Lemos da Luz
Menopausa – O que Você Precisa Saber: Abordagem Prática e Atual do Período do Climatério – Sônia Maria Rolim
Miastenia Grave: Convivendo com uma Doença Imprevisível – Acary Souza Bulle Oliveira e Beatriz Helena de Assis de Pereira
Nem só de Ciência se Faz a Cura – 2ª ed. – Protásio da Luz
Neurofisiologia Clínica – 2ª ed. – Pinto
Nutrição Oral, Enteral e Parenteral na Prática Clínica – 4ª ed. (2 vols.) – Dan Linetzky Waitzberg
O Coração Sente, o Corpo Dói – Como Reconhecer, Tratar e Prevenir a Fibromialgia – Evelin Goldenberg
O Fígado Sofre Calado – 2ª ed. – Caetano
O Laboratório e as Técnicas de Imagem na Clínica – Otto Miller
O Livro das Cefaleias – Wilson Luiz Sanvito e Monzillo
O Médico, esta Droga Desconhecida – Luz
O Médico, Seu Paciente e a Doença – Balint
O que Você Precisa Saber sobre o Sistema Único de Saúde – APM-SUS
O Desafio da Esquizofrenia – 2ª ed. – Itiro Shirakawa, Ana Cristina Chaves e Jair J. Mari
Oncologia Molecular – 2ª ed. – Carlos Gil Ferreira e José Cláudio Rocha
Os Chefs do Coração – InCor
Osteoporose Masculina – Evelin Goldenberg
Panorama Atual de Drogas e Dependências – Silveira Moreira
Parada Cardiorrespiratória – Hélio Penna Guimarães
Parasitologia Clínica: Seleção de Métodos e Técnicas de Laboratório para o Diagnóstico das Parasitoses Humanas – 2ª ed. – De Carli
Patologia do Trabalho (2 vols.) – 2ª ed. – René Mendes
Pneumologia Clínica e Cirúrgica – Pessoa
Pneumologia e Tisiologia: Uma Abordagem Prática – Gilvan Renato Muzy de Souza e Marcus Barreto Conde
Políticas Públicas de Saúde: Interação dos Atores Sociais – Lopes

Prática a Caminho da Senecultura – Grupo de Assistência Multidisciplinar do Idoso Ambulatorial – Hospital das Clínicas – FMUSP – Jacob e Gamia
Prescrição de Medicamentos em Enfermaria – Brandão Neto
Prevenção das Doenças do Coração: Fatores de Risco – SBC (Soc. Bras. Urologia)/FUNCOR
Problemas e Soluções em Ecocardiografia Abordagem Prática – José Maria Del Castillo e Nathan Herzskowicz
Procedimentos do Internato à Residência Médica – Irineu Massaia
Promoção da Saúde na Terceira Idade – Goldenberg
Propedêutica do Equilíbrio Hidroeletrolítico e Ácido-básico – Castro
Propedêutica em Emergência – Velasco
Propedêutica Neurológica Básica – 2ª ed. – Wilson Luiz Sanvito
Propedêutica Médica da Criança ao Idoso – Thiago Souza La Falce
Psicofarmacologia – Chei Tung Teng
Questões Comentadas da AMIB – Costa Orlando
Reumatologia – Samuel Shinjo (editor) – Série Medicina Net
Ressuscitação Cardiopulmonar – Hélio Penna Guimarães
Ressuscitação Cardiopulmonar – Timerman
Retroviroses Humanas HIV/AIDS – Etiologia, Patologia, Patologia Clínica, Tratamento, Prevenção – Veronesi e Focaccia
Riscos e Prevenção da Obesidade – De Angelis
Rotinas de Diagnóstico e Tratamento das Doenças Infecciosas e Parasitárias – 2ª ed. – Tavares
Rotinas Diagnósticas e Terapêuticas em Endocrinologia – Vaisman
Rotinas Ilustradas da Unidade Clínica de Emergência do Incor – Mansur
Saúde Mental da Mulher – Cordás
Semiologia Cardiovascular – Evandro Tinoco
Sepse – Silva e Friedman
Série Clínica Médica Clínica e Arte – Soc. Bras. Clínica Médica
    Doença Coronária – Lopes Palandri
    Insuficiência Cardíaca – Lopes Buffolo
Série da Pesquisa à Prática Clínica – Volume HIV/AIDAS – Alberto Duarte e Jorge Casseb
Série Fisiopatologia Clínica (com CD-ROM) – Rocha e Silva
    Vol. 3 - Fisiopatologia Respiratória – Carvalho
    Vol. 4 - Fisiopatologia Digestiva – Laudana
    Vol. 5 - Fisiopatologia Neurológica – Yasuda
Série Fisiopatologia Clínica – Busatto
    Vol. 4 - Fisiopatologia dos Transtornos Psiquiátricos
Série de Manuais do Hospital Universitário – Manual de Atendimento Domiciliar – Paulo Lotufo
Série Neurologia – Diagnóstico e Tratamento – Doença de Parkinson – Ferraz
Série Neurologia – Diagnóstico e Tratamento – Wilson Luiz Sanvito
    Vol. 1 - Esclerose Múltipla no Brasil: Aspectos Clínicos e Terapêuticos – Tilbery
    Vol. 2 - Doença de Parkinson: Prática Clínica e Terapêutica – Ferraz
Série SOBRAC - vol. 2 - Papel dos Métodos não Invasivos em Arritmias Cardíacas – Martinelli e Zimerman
Série SOBRAC - vol. 4 - Terapia de Ressincronização Cardíaca
Série Usando a Cabeça – Alvarez e Taub
    Vol. 1 - Memória
SIMURGEN (Curso de Simulação em Medicina de Urgência) – Hélio Penna Guimarães
Sinais e Sintomas em Geriatria – Maia Guimarães
Tenho Síndrome do Intestino Irritável... E Agora? Um Guia Completo para Pacientes com Síndrome do Intestino Irritável – Flávio Steinwurz
Síndrome Metabólica – Godoy Matos
Síndrome Metabólica – Uma Abordagem Multidisciplinar – Ferreira e Lopes
Síndromes Coronárias Agudas – Timerman e Feitosa
Síndromes Isquêmicas Miocárdicas Instáveis – Nicolau e Marin
Síndromes Neurológicas – 2ª ed. – Wilson Luiz Sanvito
Sociedade de Medicina do Esporte e do Exercício - Manual de Medicina do Esporte: do Paciente ao Diagnóstico – Antônio Claudio Lucas de Nóbrega
Suicídio: Uma Morte Evitável – Perez Corrêa
Tabagismo: do Diagnóstico à Saúde Pública – Viegas
Teoria Básica da Medicina Tradicional Chinesa – Kauffman
Terapias Avançadas: Células-tronco – Morales
Tomografia Computadorizada de Alta Resolução – Capone
Trabalho em Turnos e Noturno na Sociedade 24 Horas – Rotemberg e Frida
Tratado de Medicina de Urgência – Lopes e Penna Guimarães
Transtornos Alimentares – Natacci Cunha
Transtorno Bipolar do Humor – Jorge Alberto Del Porto
Transtornos da Ansiedade – Graeff e Hetem
Tratado de Cardiologia do Exercício e do Esporte – Ghorayeb
Tratado de Endoscopia Digestiva, Diagnóstica e Terapêutica – Sakai, Ishioka e Maluf
    Vol. 1 – Esôfago (2ª ed.)
    Vol. 2 – Estômago e Duodeno
    Vol. 3 – Vias Biliares e Pâncreas
    Vol. 4 – Cólon
Tratado de Alergia e Imunologia – ASBAI
Tratado de Gastroenterologia – Federação Brasileira de Gastroenterologia
Tratado de Hepatites Virais – Focaccia
Tratado de Infectologia – 4ª ed. (2 vols.) – Roberto Focaccia e Ricardo Veronesi
Tratado de Medicina de Urgência – Antonio Carlos Lopes, Hélio Penna Guimarães, Letícia Sandre Vendrame e Renato Delascio Lopes
Tratado de Medicina de Urgência do Idoso – Matheus Papaléo Netto, Francisco Carlos de Brito e Luciano Ricardo Giacaglia
Tratamento Coadjuvante pela Hipnose – Marlus
Tuberculose: do Ambulatório à Enfermaria – 4ª ed. – Gilvan
Ultrassom e Ecocardiografia para a Prática em Urgência e Emergência ECOMU – Hélio Penna Guimarães
Um Guia para o Leitor de Artigos Científicos na Área da Saúde – Marcopito Santos
Unidade de Emergência: Condutas em Medicina de Urgência – Julio Cesar Gasal Teixeira
Urgências em Geriatria: Epidemiologia, Fisiopatologia, Quadro Clínico e Controle Terapêutico – Papaléo
UTIs Contemporâneas – Costa Orlando
Vias Urinárias: Controvérsias em Exames Laboratoriais de Rotina – 2ª ed. – Paulo Antonio Rodrigues Terra
Vida por um Segundo – Zantut
Viver Bem Depende de Você – Evelyn Goldenberg

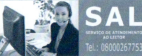

MANUAL BÁSICO DE PROCEDIMENTOS MÉDICOS HOSPITALARES

EDITORES

Leandro Ryuchi Iuamoto
Ernesto Sasaki Imakuma
Alfredo Luiz Jacomo

EDITORES ASSOCIADOS

Flávia Emi Akamatsu
Flávio Carneiro Hojaij
Mauro Figueiredo Carvalho de Andrade
Paulo Celso Bosco Massarollo
Vítor Ribeiro Paes

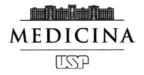
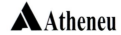

EDITORA ATHENEU

São Paulo —	Rua Jesuíno Pascoal, 30
	Tel.: (11) 2858-8750
	Fax: (11) 2858-8766
	E-mail: atheneu@atheneu.com.br
Rio de Janeiro —	Rua Bambina, 74
	Tel.: (21) 3094-1295
	Fax: (21) 3094-1284
	E-mail: atheneu@atheneu.com.br
Belo Horizonte —	Rua Domingos Vieira, 319 – conj. 1.104

Produção editorial: Et Cetera Editora / Kleber Kohn

Dados Internacionais de Catalogação na Publicação (CIP)
(Câmara Brasileira do Livro, SP, Brasil)

Manual básico de procedimentos médicos hospitalares / editores Ernesto
    Sasaki Imakuma, Leandro Ryuchi Iuamoto, Alfredo Luiz Jacomo —
    São Paulo : Editora Atheneu, 2017.

    Vários colaboradores.
    Bibliografia.
    ISBN 978-85-388-0696-7

    1. Hospitais 2. Procedimentos médicos I. Imakuma, Ernesto Sasaki.
II. Iuamoto, Leandro Ryuchi. III. Jacomo, Alfredo Luiz.

16-01494   CDD-610

Índice para catálogo sistemático:
1. Hospitais : Procedimentos médicos : Medicina   610

IUAMOTO, L. R.; IMAKUMA, E. S.; JACOMO, A. L.
Manual Básico de Procedimentos Hospitalares

© Direitos reservados à EDITORA ATHENEU – São Paulo, Rio de Janeiro, Belo Horizonte, 2017.

Editores

LEANDRO RYUCHI IUAMOTO
Acadêmico de Medicina da Faculdade de Medicina da Universidade de São Paulo.

ERNESTO SASAKI IMAKUMA
Médico Residente do Hospital das Clínicas da Faculdade de Medicina da Universidade de São Paulo.

ALFREDO LUIZ JACOMO
Professor Associado da Disciplina de Topografia Estrutural Humana do Departamento de Cirurgia da Faculdade de Medicina da Universidade de São Paulo (FMUSP). Livre-docência pela FMUSP. Professor Responsável (Regente) da Disciplina de Topografia Estrutural Humana do Departamento de Cirurgia da FMUSP, Doutor em Ciências (Anatomia) pelo Instituto de Ciências Biomédicas da Universidade de São Paulo.

Editores Associados

FLÁVIA EMI AKAMATSU

Professora Doutora da Disciplina de Topografia Estrutural Humana do Departamento de Cirurgia da Faculdade de Medicina da Universidade de São Paulo. Mestre e Doutora em Ciências pelo Instituto de Ciências Biomédicas da Universidade de São Paulo.

FLÁVIO CARNEIRO HOJAIJ

Livre-docente e Professor Voluntário da Disciplina de Topografia Estrutural Humana do Departamento de Cirurgia da Faculdade de Medicina da Universidade de São Paulo (FMUSP) e Médico do Laboratório de Anatomia Médico-Cirúrgica LIM-02 do Hospital das Clínicas da FMUSP.

MAURO FIGUEIREDO CARVALHO DE ANDRADE

Professor Doutor da Disciplina de Topografia Estrutural Humana do Departamento de Cirurgia da Faculdade de Medicina da Universidade de São Paulo (FMUSP). Vice-chefe do Laboratório de Anatomia Médico Cirúrgica LIM-02 do Hospital das Clínicas da FMUSP.

PAULO CELSO BOSCO MASSAROLLO

Chefe do Serviço de Transplantes da Santa Casa de Misericórdia de São Paulo. Professor Doutor da Disciplina de Topografia Estrutural Humana do Departamento de Cirurgia da Faculdade de Medicina da Universidade de São Paulo.

VÍTOR RIBEIRO PAES

Médico Assistente da Divisão de Autópsias do Departamento de Patologia da Faculdade de Medicina da Universidade de São Paulo.

Autores

ALAN SAITO RAMALHO
Médico Anestesiologista formado pela Faculdade de Medicina da Universidade de São Paulo.

ALFREDO LUIZ JACOMO
Professor Associado da Disciplina de Topografia Estrutural Humana do Departamento de Cirurgia da Faculdade de Medicina da Universidade de São Paulo (FMUSP). Livre-docência pela FMUSP. Professor Responsável (Regente) da Disciplina de Topografia Estrutural Humana do Departamento de Cirurgia da FMUSP, Doutor em Ciências (Anatomia) pelo Instituto de Ciências Biomédicas da Universidade de São Paulo.

ANA LETÍCIA FORNAZIERI DARCIE
Acadêmica de Medicina da Faculdade de Medicina da Universidade de São Paulo.

ARIADNE JUNA FERNANDES DO PRADO
Acadêmica de Medicina da Faculdade de Medicina da Universidade de São Paulo.

BRAIAN LUCAS AGUIAR SOUSA
Acadêmico de Medicina da Faculdade de Medicina da Universidade de São Paulo.

CARLOS ALFREDO BATAGELLO
Médico Preceptor do Departamento de Urologia do Hospital das Clínicas da Faculdade de Medicina da Universidade de São Paulo.

DANIEL HAZAKI DOS SANTOS
Acadêmico de Medicina da Faculdade de Medicina da Universidade de São Paulo.

DANILO CHAGAS NOGUEIRA
Acadêmico de Medicina da Faculdade de Medicina da Universidade de São Paulo.

ERNESTO SASAKI IMAKUMA
Médico Residente do Hospital das Clínicas da Faculdade de Medicina da Universidade de São Paulo.

FELIPE SEIJI SHIDA
Acadêmico de Medicina da Faculdade de Medicina da Universidade de São Paulo.

FIAMA KURODA OGATA
Acadêmica de Medicina da Faculdade de Medicina da Universidade de São Paulo.

FLÁVIA EMI AKAMATSU
Professora Doutora da Disciplina de Topografia Estrutural Humana do Departamento de Cirurgia da Faculdade de Medicina da Universidade de São Paulo. Mestre e Doutora em Ciências pelo Instituto de Ciências Biomédicas da Universidade de São Paulo.

FLÁVIO CARNEIRO HOJAIJ
Livre-docente e Professor Voluntário da Disciplina de Topografia Estrutural Humana do Departamento de Cirurgia da Faculdade de Medicina da Universidade de São Paulo (FMUSP) e Médico do Laboratório de Anatomia Médico-Cirúrgica LIM-02 do Hospital das Clínicas da FMUSP.

FRANCISCO DE SALLES COLLET E SILVA
Livre-docente do Departamento de Cirurgia da Faculdade de Medicina da Universidade de São Paulo (FMUSP). Médico Assistente do Serviço de Emergência do Pronto-socorro do Hospital das Clínicas da FMUSP.

GUILHERME DIOGO SILVA
Acadêmico de Medicina da Faculdade de Medicina da Universidade de São Paulo.

IGOR PADOIM E SILVA
Acadêmico de Medicina da Faculdade de Medicina da Universidade de São Paulo.

JÉSSICA KAZUMI OKUMA
Acadêmica de Medicina da Faculdade de Medicina da Universidade de São Paulo.

JOSÉ CURY
Assistente Doutor da Divisão de Urologia do Hospital das Clínicas da Faculdade de Medicina da Universidade de São Paulo.

JULIANA MIKA KATO
Acadêmica de Medicina da Faculdade de Medicina da Universidade de São Paulo.

LEANDRO MIRANDA
Médico Assistente da Unidade de Terapia Intensiva de Emergências Cirúrgicas do Hospital das Clínicas da Faculdade de Medicina da Universidade de São Paulo.

LEANDRO RYUCHI IUAMOTO
Acadêmico de Medicina da Faculdade de Medicina da Universidade de São Paulo.

LINCOLN SAITO MILLAN
Médico Assistente de Cirurgia Plástica do Instituto do Câncer do Estado de São Paulo – Octavio Frias de Oliveira (ICESP).

MARCOS NAOYUKI SAMANO
Professor Doutor do Departamento de Cardiopneumologia, Disciplina de Cirurgia Torácica da Faculdade de Medicina da Universidade de São Paulo (FMUSP). Médico Assistente do Serviço de Cirurgia Torácica do Hospital das Clínicas da FMUSP.

Marília D'Elboux Guimarães Brescia

Médica Assistente da Disciplina de Cirurgia de Cabeça e Pescoço do Hospital das Clínicas da Faculdade de Medicina da Universidade de São Paulo. Doutora em Ciências pela Faculdade de Medicina da Universidade de São Paulo.

Mauro Figueiredo Carvalho de Andrade

Professor Doutor da Disciplina de Topografia Estrutural Humana do Departamento de Cirurgia da Faculdade de Medicina da Universidade de São Paulo (FMUSP). Vice-chefe do Laboratório de Anatomia Médico Cirúrgica LIM-02 do Hospital das Clínicas da FMUSP.

Miguel Srougi

Professor Titular do Departamento de Cirurgia, Divisão de Urologia do Hospital das Clínicas da Faculdade de Medicina da Universidade de São Paulo.

Paulo Celso Bosco Massarollo

Chefe do Serviço de Transplantes da Santa Casa de Misericórdia de São Paulo. Professor Doutor da Disciplina de Topografia Estrutural Humana do Departamento de Cirurgia da Faculdade de Medicina da Universidade de São Paulo.

Paulo Fernando Guimarães Mazorcchi Tierno

Médico Assistente da Unidade de Terapia Intensiva de Emergências Cirúrgicas do Hospital das Clínicas da Faculdade de Medicina da Universidade de São Paulo. Médico Assistente da Unidade de Terapia Intensiva do Hospital Sírio-Libanês.

Paulo Manuel Pêgo-Fernandes

Professor Titular do Departamento de Cardiopneumologia, Disciplina de Cirurgia Torácica da Faculdade de Medicina da Universidade de São Paulo.

Ricardo Cartolano

Acadêmico de Medicina da Faculdade de Medicina da Universidade de São Paulo.

Thiago Issaho Kagueiama

Acadêmico de Medicina da Faculdade de Medicina da Universidade de São Paulo.

Thiago Machado Nogueira

Acadêmico de Medicina da Faculdade de Medicina da Universidade de São Paulo.

Vítor Ribeiro Paes

Médico Assistente da Divisão de Autópsias do Departamento de Patologia da Faculdade de Medicina da Universidade de São Paulo.

Coordenação e Correção do Conteúdo de Anatomia e da Nomenclatura Anatômica

ALFREDO LUIZ JACOMO
Professor Associado da Disciplina de Topografia Estrutural Humana do Departamento de Cirurgia da Faculdade de Medicina da Universidade de São Paulo (FMUSP). Livre-docência pela FMUSP. Professor Responsável (Regente) da Disciplina de Topografia Estrutural Humana do Departamento de Cirurgia da FMUSP, Doutor em Ciências (Anatomia) pelo Instituto de Ciências Biomédicas da Universidade de São Paulo.

FLÁVIA EMI AKAMATSU
Professora Doutora da Disciplina de Topografia Estrutural Humana do Departamento de Cirurgia da Faculdade de Medicina da Universidade de São Paulo. Mestre e Doutora em Ciências pelo Instituto de Ciências Biomédicas da Universidade de São Paulo.

Imagens

ERNESTO SASAKI IMAKUMA
Médico Residente do Hospital das Clínicas da Faculdade de Medicina da Universidade de São Paulo.

FELIPE SEIJI SHIDA
Acadêmico de Medicina da Faculdade de Medicina da Universidade de São Paulo.

IGOR PADOIM E SILVA
Acadêmico de Medicina da Faculdade de Medicina da Universidade de São Paulo.

FRANCISCO DE SALLES COLLET E SILVA
Livre-docente do Departamento de Cirurgia da Faculdade de Medicina da Universidade de São Paulo (FMUSP). Médico Assistente do Serviço de Emergência do Pronto-socorro do Hospital das Clínicas da FMUSP.

PAULO FERNANDO GUIMARÃES MAZORCCHI TIERNO
Médico Assistente da Unidade de Terapia Intensiva de Emergências Cirúrgicas do Hospital das Clínicas da Faculdade de Medicina da Universidade de São Paulo. Médico Assistente da Unidade de Terapia Intensiva do Hospital Sírio-Libanês.

VICTOR ALMEIDA PELOSO
Médico Residente do Hospital das Clínicas da Faculdade de Medicina da Universidade de São Paulo.

Dedicatórias

*Aos alunos da Faculdade de Medicina
da Universidade de São Paulo.*

*Aos médicos residentes do Hospital das Clínicas
da Faculdade de Medicina da Universidade de São Paulo
e do Hospital Universitário.*

A todos que reconhecem o verdadeiro valor do médico.

Agradecimentos

Ao
Prof. Dr. Carlos Augusto Pasquallucci
Diretor do Serviço de Verificação de Óbitos da Capital (SVOC) da Faculdade de Medicina da Universidade de São Paulo.

Ao
Prof. Dr. Edivaldo Massazo Utiyama
Professor Titular da Disciplina de Cirurgia Geral e Trauma do Departamento de Cirurgia da Faculdade de Medicina da USP.

Ao
Prof. Dr. Luís Marcelo Sá Malbouisson
Chefe da Unidade de Terapia Intensiva do Hospital das Clínicas da Faculdade de Medicina da Universidade de São Paulo.

Ao
Prof. Dr. Wu Tu Hsing
Coordenador do Núcleo de Tecnologia da Informação da Faculdade de Medicina da Universidade de São Paulo.

A
Alex Boso Fioranti, Ana Beatriz Ravagnani Salto, Anete Melo, Carlena da Rocha Luiz Araújo, Felipe Chiodini Machado, Fernanda Fontes Josic, Guilherme Sztrajtman, Gustavo Wenzel Sainatto, Helcio Jangue Ribeiro, Hyo Min Michell Lee, José Victor Krasner Schubsky, Luana Carla Dos Santos, Luiz Dal Sochio Jr., Marcus Vinicius Sigrist, Michel Pompeo, Pedro Juan Fidalgo Piñeiro, Rodolfo Caldas Ramos da Silva, Thiago Gomes Martins pela captura das imagens das dissecções e procedimentos.

Apresentação

Os dois últimos anos do curso médico correspondem ao período de internato, quando os alunos são supervisionados para realizarem atendimento de pacientes, aplicando conhecimento teórico e habilidades técnicas na realização de procedimentos e intervenções clínicas e cirúrgicas.

Os processos educacionais em Medicina envolvem aquisição de conhecimento teórico e o desenvolvimento de habilidades técnicas e sociais com base em aulas, palestras, seminários e treinamento em laboratórios de simulação e de técnica cirúrgica, sempre considerando princípios éticos e de segurança ao paciente.

Desde os primeiros anos da faculdade, os diversos conteúdos teóricos e técnicos necessitam ser apresentados por meio de material didático e pedagógico, que permitam a melhor educação formativa com definição das competências necessárias ao atendimento médico. A oportunidade de desenvolver esse processo de formação médica no complexo do Hospital das Clínicas da Faculdade de Medicina da Universidade de São Paulo, maior centro médico da América Latina, oferece a alunas e alunos excelente oportunidade de desenvolvimento profissional pela aplicação das competências desenvolvidas, especialmente na realização, ou no auxílio, de procedimentos intervencionistas em clínica médica, cirurgia e terapia intensiva.

Alunos devem estar aptos, em termos de conhecimento e de habilidade, para realizar procedimentos e pequenas intervenções em pacientes com diferentes graus de complexidade de afecções clínicas e sob adequada supervisão. Essa capacitação é desenvolvida com a progressão na formação e conforme as áreas de atuação que o futuro médico venha a se dedicar. Estar à disposição das necessidades do paciente, auxiliando médicos residentes e assistentes nos diversos níveis de atendimento, demanda treinamento constante e acesso a boa literatura médica.

Esta obra oferece a alunas e alunos de medicina, especialmente os com oportunidade de atenção direta aos pacientes, orientação quanto à realização de diferentes procedimentos invasivos em atendimento médico, com revisão de princípios e referências anatômicas, descrição de técnica e instrumental necessários.

Figuras, fotos e textos foram organizados de maneira didática para que os procedimentos demonstrados estejam claramente ordenados com os respectivos *check-lists* para verificação da adequação e eficácia dos processos, assim como exames complementares necessários e aspectos relacionados à segurança do paciente.

O conteúdo desta obra permitirá que não apenas alunos, mas também residentes, especialistas e outros profissionais de saúde possam ter acesso a informação pertinente e adequada para realização segura de procedimentos e intervenções clínicas e cirúrgicas.

Congratulamos os Autores por este livro, referência para profissionais que atuam em qualquer ambiente de atendimento médico, como ambulatórios, unidades de terapia intensiva, enfermarias, prontos-atendimentos e prontos-socorros, como os disponíveis no complexo Hospital das Clínicas da Faculdade de Medicina da Universidade de São Paulo.

Prof. Dr. EDUARDO MOTTA
Coordenador da Subcomissão do Internato
da Faculdade de Medicina da Universidade de São Paulo.

Prof. Dr. JOSÉ OTÁVIO COSTA AULER JÚNIOR
Diretor da Faculdade de Medicina da Universidade de São Paulo

Apresentação

Estamos sendo brindados com um livro-texto de fácil entendimento, que descreve uma série de procedimentos cirúrgicos básicos, que facilita seu aprendizado.

Esses procedimentos devem ser do conhecimento de todo médico, independentemente da especialidade que porventura venha a se dedicar no futuro.

Quando foram analisadas as competências que os alunos no final de sua formação deveriam adquirir, surgiu a ideia da elaboração deste compêndio.

Os capítulos abordam de forma clara e precisa, com texto e figuras, os procedimentos cirúrgicos básicos em áreas subdivididas anatomicamente.

Todas as áreas cirúrgicas foram envolvidas, agregando conhecimento ao trabalho da Anatomia.

A colaboração de diversos colegas da área cirúrgica, em conjunto com a Disciplina de Anatomia Topográfica Humana e os Internos de 5º e 6º anos, trouxe a este compêndio o que o aluno deve saber, a fim de facilitar sua aplicabilidade durante os estágios cirúrgicos. Essa atuação interdisciplinar foi fundamental para a execução desta obra.

Parabenizo a todos os que se empenharam neste trabalho hercúleo, cuja ideia foi facilitar a aquisição de conhecimento médico.

Prof. Dr. ROLF GEMPERLI

Professor Titular – Disciplina de Cirurgia Plástica da Faculdade de Medicina da Universidade de São Paulo (FMUSP). Chefe do Serviço de Cirurgia Plástica e Queimaduras do HC-FMUSP. Vice-chefe do Departamento de Cirurgia da FMUSP. Vice-coordenador da Pós-graduação em Clínica Cirúrgica.

Prefácio

Uma história verdadeira e valiosa: um acadêmico de Medicina, um médico residente e um professor de anatomia conseguiram se reunir para estudar vários aspectos da anatomia e sua importância para a clínica.

A Liga de Anatomia Clínica da Disciplina de Topografia Estrutural Humana do Departamento de Cirurgia da Faculdade de Medicina da Universidade de São Paulo (FMUSP) reuniu acadêmicos interessados em gerar conhecimento e desenvolveu um projeto que combina o conhecimento de anatomia com a prática clínica. Com isso, surgiu um manual produto do trabalho de nossa Disciplina associada com profissionais de outras Disciplinas e alunos de graduação.

O projeto foi iniciado em 2012 através de dissecções realizadas em cadáveres não formolizados provenientes do Serviço de Verificação de Óbitos da Capital. Todas essas dissecções transcorreram sob orientação de cirurgiões e docentes da FMUSP. Imagens dessas dissecções foram obtidas para compor a presente obra.

Em busca de fornecer a mais ampla base de informações práticas, realizamos também documentação dos procedimentos realizados pelos médicos assistentes da Unidade de Terapia Intensiva de Emergências Cirúrgicas do Hospital das Clínicas da FMUSP em pacientes "da vida real". Foram respeitados todos os preceitos éticos de modo que todos os pacientes que participaram do projeto assinaram o Termo de Consentimento Livre e Esclarecido.

Os procedimentos abordados neste livro foram subdivididos didaticamente por áreas: cabeça e pescoço, cardiotorácica, abdome, pelve e membros.

Com essa estruturação e participação de autores experientes e interessados, temos certeza de que esta é uma obra inovadora. Além disso, supre a carência de material didático brasileiro e de referência no cenário do ensino médico. Ousamos dizer que mesmo os similares publicados em língua inglesa não possuem ilustração tão rica das bases anatômicas de procedimentos e de modo tão representativo e claro.

Nossas metas foram todas atingidas: reunimos informações concisas e relevantes para os procedimentos que um médico generalista realiza. E, finalmente, devolvemos o grande valor do conhecimento anatômico para a prática médica.

Gostaríamos de agradecer a todos os envolvidos, desde os acadêmicos que foram a força e a base maior de nossa equipe, até os médicos, docentes e funcionários da Faculdade de Medicina e do Hospital das Clínicas da FMUSP.

Para finalizar, ressaltamos o privilégio de ter organizado este livro, pois temos a convicção da contribuição para o aprendizado não só teórico, mas também humano dos que se envolveram e dos que utilizarão esse manual. Entre eles, incluímos um acadêmico de medicina, um médico residente e um professor de anatomia.

LEANDRO RYUCHI IUAMOTO
ERNESTO SASAKI IMAKUMA
ALFREDO LUIZ JACOMO

Sumário

1 Cuidados gerais em procedimentos hospitalares 1
Leandro Ryuchi Iuamoto
Vítor Ribeiro Paes
Ernesto Sasaki Imakuma

2 Intubação orotraqueal 13
Ana Letícia Fornazieri Darcie
Alan Saito Ramalho
Paulo Fernando Guimarães Mazorcchi Tierno

3 Cateter venoso central jugular em veia jugular interna 29
Fiama Kuroda Ogata
Jéssica Kazumi Okuma
Braian Lucas Aguiar Sousa
Marília D´Elboux Guimarães Brescia
Paulo Fernando Guimarães Mazorcchi Tierno
Flávio Carneiro Hojaij

4 Cricotireoidostomia 47
Braian Lucas Aguiar Sousa
Fiama Kuroda Ogata
Jéssica Kazumi Okuma
Marília D´Elboux Guimarães Brescia
Paulo Fernando Guimarães Mazorcchi Tierno
Flávio Carneiro Hojaij

5 Cateter venoso central subclávio 61
Guilherme Diogo Silva
Thiago Machado Nogueira
Marcos Naoyuki Samano
Francisco de Salles Collet e Silva
Mauro Figueiredo Carvalho de Andrade
Paulo Manuel Pêgo-Fernandes

6 Toracocentese 71
Thiago Machado Nogueira
Guilherme Diogo Silva
Marcos Naoyuki Samano
Francisco de Salles Collet e Silva
Mauro Figueiredo Carvalho de Andrade
Paulo Manuel Pêgo-Fernandes

7 Pericardiocentese de emergência 91

Guilherme Diogo Silva
Thiago Machado Nogueira
Marcos Naoyuki Samano
Francisco de Salles Collet e Silva
Mauro Figueiredo Carvalho de Andrade
Paulo Manuel Pêgo-Fernandes

8 Drenagem de tórax 97

Thiago Machado Nogueira
Guilherme Diogo Silva
Marcos Naoyuki Samano
Francisco de Salles Collet e Silva
Mauro Figueiredo Carvalho de Andrade
Paulo Manuel Pêgo-Fernandes

9 Paracentese abdominal 127

Danilo Chagas Nogueira
Daniel Hazaki dos Santos
Paulo Celso Bosco Massarollo

10 Sondagem vesical 139

Carlos Alfredo Batagello
Leandro Ryuchi Iuamoto
Thiago Issaho Kagueiama
José Cury
Miguel Srougi

11 Cateter venoso central femoral 155

Ricardo Cartolano
Felipe Seiji Shida
Mauro Figueiredo Carvalho de Andrade
Paulo Fernando Guimarães Mazorcchi Tierno

12 Pressão arterial invasiva 179

Juliana Mika Kato
Igor Padoim e Silva
Paulo Fernando Guimarães Mazorcchi Tierno
Leandro Miranda

13 Suturas de pele 199

Ariadne Juna Fernandes do Prado
Leandro Ryuchi Iuamoto
Felipe Seiji Shida
Lincoln Saito Millan

Índice remissivo 215

CUIDADOS GERAIS EM PROCEDIMENTOS HOSPITALARES

1

LEANDRO RYUCHI IUAMOTO
VÍTOR RIBEIRO PAES
ERNESTO SASAKI IMAKUMA

Introdução

Os avanços diagnósticos e terapêuticos obtidos pelas áreas da saúde nos últimos dois séculos permitiram grande melhoria na atenção ao paciente, com redução da mortalidade e das sequelas resultantes de inúmeras condições graves. Entre tais avanços, constam a possibilidade de realização de diversos procedimentos invasivos, em geral realizados em ambiente hospitalar, de modo a possibilitar a monitorização de sinais vitais, a estabilização clínica inicial e o tratamento de condições com potencial risco de morte ou de complicações posteriores.

Curiosamente, nos últimos anos, um evento amplamente observado é o aumento da incidência de eventos adversos associados a estes procedimentos, elevando a morbimortalidade de modo paradoxal e inaceitável no cuidado médico intensivo. Dentre tais eventos, devem ser destacados:

- as complicações secundárias à realização do procedimento em uma situação clínica inadequada ou à não realização no momento adequado ou imperioso;
- a lesão de estruturas anatômicas nobres durante a realização do procedimento;
- a ocorrência de infecções associadas à realização do procedimento, em especial por microrganismos hospitalares resistentes à antibioticoterapia convencional;
- as sequelas secundárias à lesão de estruturas menores, levando à redução da funcionalidade e da qualidade de vida do paciente.

Visando a redução de tais complicações associadas aos procedimentos e à maior efetividade de sua aplicação, alguns princípios básicos devem ser observados em todos eles.

Indicações e contraindicações

O médico ignorante é o ajudante de ordens da morte.
Avicena (980-1037), médico e cientista persa.

Só a dose faz o veneno.
Paracelso (1493-1541), médico e alquimista alemão.

A aplicação de qualquer procedimento invasivo implica avaliação de alguns elementos:

- a real necessidade do procedimento (um acesso venoso central, por exemplo, só deve ser utilizado quando o acesso venoso periférico não for adequado ou suficiente);
- a efetividade da manobra empregada no cenário clínico em questão (no trauma facial, a intubação orotraqueal será pouco eficaz e até mais lesiva; opta-se, então, pela cricotireoidostomia);
- a possibilidade de realização de procedimentos menos invasivos e de igual eficácia (como o uso de ventilação não invasiva com pressão positiva em lugar da intubação orotraqueal para certas condições clínicas, como o edema agudo de pulmão);
- as chances de complicações em curto e longo prazo decorrentes do procedimento (em um paciente em insuficiência respiratória, a intubação orotraqueal – menos mórbida – será preferível à cricotireoidostomia, exceto se contraindicada);
- a morbidade das complicações potenciais decorrentes do procedimento aplicado (nas punções de acesso venoso central, evita-se puncionar áreas infectadas, visto que o risco de translocação do processo infeccioso cutâneo para a corrente sanguínea através do cateter é elevado e temerário);
- a facilidade de retirada da manobra de suporte, assim que ela cumprir o seu papel (a retirada de uma cânula orotraqueal do paciente é mais simples que o fechamento de um traqueostoma).

Consentimento e posicionamento adequado do paciente

Na medida do possível, deve ser obtido o consentimento do paciente (ou responsável legal) após esclarecê-lo sobre o porquê da realização do procedimento, dos benefícios obtidos e dos eventos adversos que podem ocorrer. Em condições ideais, o consentimento deve ser obtido por escrito; quando não for possível, anotar o consentimento verbal em prontuário (ou, caso não seja obtido, as razões da recusa).

A adequação do ambiente também é fundamental. Os procedimentos devem ser realizados em condições privativas, em recinto especialmente designado para tal ou através da colocação de biombos que forneçam privacidade. Tal ambiente também deve estar adequadamente higienizado, sem exposição a contaminantes grosseiros (como sangue, dejeções e secreções). Ainda devem ser observadas condições que permitam o máximo de conforto e concentração para os membros da equipe de saúde e para o paciente.

Para a realização de qualquer procedimento invasivo, o conhecimento da anatomia descritiva e topográfica do local a ser abordado é fundamental, e a visualização adequada é grandemente facilitada pelo posicionamento adequado do paciente em relação ao profissional de saúde. Outro fator a ser levado em consideração ao se posicionar o paciente é a mão dominante de quem fará o procedimento, de modo a facilitar sua realização.

A posição mais utilizada para a abordagem dos pacientes é o decúbito dorsal horizontal, que permite amplo acesso à maioria das grandes estruturas e é adequada para a maioria dos procedimentos – exceto quando colocado de outra forma, o decúbito dorsal horizontal é padronizado como posição para a realização dos procedimentos descritos neste livro. Uma variação utilizada para a abordagem da região cervical é a posição de *Trendelenburg*, em que o decúbito é inclinado de 10° a 15° em relação ao eixo horizontal, mantendo-se a cabeça em nível abaixo dos membros inferiores.

Técnica asséptica

No ambiente hospitalar, micro-organismos altamente virulentos e multirresistentes a vários esquemas antibióticos podem colonizar pacientes em condições clínicas desfavoráveis (comumente com quebra de barreiras naturais de proteção e menor resposta imuno-lógica). Durante a realização de procedimentos invasivos, muitos deles podem adentrar a corrente sanguínea ou as grandes cavidades do corpo humano, levando a quadros infecciosos graves e de difícil manejo clínico.

Ignaz Semmelweis (1818-1865) demonstrou, em 1847, a eficiência do ato de lavar as mãos antes e após o exame do paciente para reduzir a taxa de infecções em ambiente hospitalar, introduzindo a noção de assepsia em nossa prática. A assepsia é definida por um conjunto de medidas utilizadas para impedir a invasão de microrganismos em locais que não os possuem inicialmente. Junto à assepsia, foram determinadas também várias medidas para inibir o crescimento de microrganismos e os remover de ambientes colonizados por eles. Tal medida é conhecida por antissepsia, e foi inicialmente descrita por Joseph Lister (1827-1912) em 1865, ao demonstrar o uso do ácido carbólico para reduzir o número de infecções pós-operatórias.

O instrumental a ser utilizado deve também estar livre de microrganismos e, para isso, é submetido ao processo de esterilização, definido como o processo de destruição de todos os microrganismos por meio da aplicação de agentes esterilizantes. Os métodos mais utilizados são a autoclavagem, o uso de substâncias químicas como o óxido de etileno e a radiação gama.

Assim, para tornar o procedimento mais seguro, é necessário realizar as seguintes medidas: vestimenta prévia adequada, desinfecção das mãos, paramentação adequada e cuidados prévios com o paciente.

Vestimenta prévia adequada

É necessário tomar cuidado com o tipo de roupa que se utiliza no ambiente hospitalar, tanto de maneira a respeitar o paciente quanto também para atentar a possíveis secreções ou objetos que podem contaminar o próprio profissional da saúde. Para tanto, é recomendado utilizar previamente roupas fechadas e calçados fechados, além de touca e máscara.

Desinfecção das mãos

Podem ser utilizadas soluções antissépticas com degermantes para a remoção de resíduos cutâneos, como: solução detergente de iodopovidona (PVPI) a 10% (1% de iodo ativo); clorexidina a 4% (4% de álcool etílico); solução de álcool iodado a 0,5% ou 1 % (álcool etílico a 70%, com ou sem 2% de glicerina); álcool etílico a 70%, com ou sem 2% de glicerina.

Na escovação das mãos antes do procedimento, deve-se usar esponja, escova e solução detergente de PVPI a 10% (1% de iodo ativo) ou clorexidina a 4% com 4% de álcool etílico.

A seguir, as instruções da correta higienização:
*   toda a superfície dos antebraços e mãos deve ser escovada por pelo menos 5 minutos antes da primeira cirurgia. Nas próximas cirurgias, o tempo é reduzido para 3 minutos. Antes do procedimento, deve-se enxaguar corretamente as mãos e antebraços. Ao escovar as mãos o indivíduo já deverá portar gorro, máscara e propé, Figura 1.1;
*   sugere-se escovar sequencialmente a palma da mão, a borda ulnar dos dedos, a borda radial, o dorso da mão e da unha. Em seguida, escovar o antebraço, incluindo-se o cotovelo. Após a escovação, deve-se enxaguar os dedos, mãos e antebraços, com as mãos elevadas para não haver contaminação, Figuras 1.2, 1.3, 1.4, 1.5;
*   deve-se realizar a secagem das mãos com pano estéril, Figura 1.6;

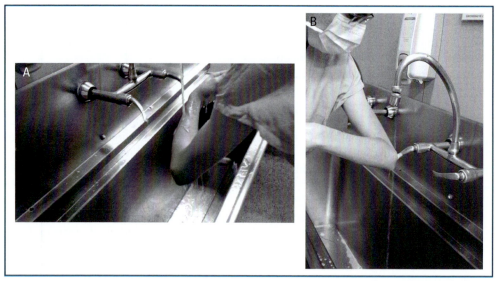

Figura 1.1A, B   Higienização correta dos antebraços e mãos.

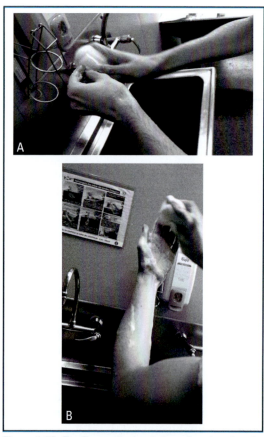

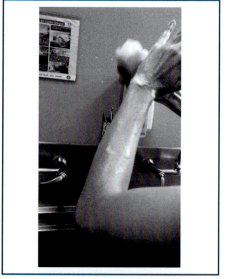

Figura 1.2A, B   Escovação dos dedos e da palma da mão.   **Figura 1.3**   Escovação das palmas das mãos.

Cuidados Gerais em Procedimentos Hospitalares ■ 5

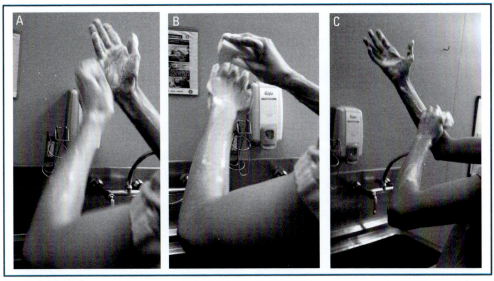

Figura 1.4A, B, C Escovação sequencial das laterais das mãos, dedos e estendendo para o antebraço.

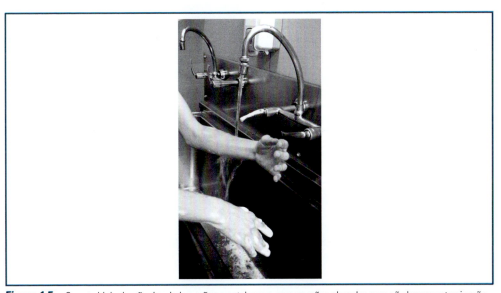

Figura 1.5 Correta higienização dos dedos, mãos e antebraços, com as mãos elevadas para não haver contaminação.

- após a escovação, vestir o avental esterilizado e, em seguida, vestir as luvas, Figura 1.7;
- anéis, relógios, brincos e colares não são bem-vindos. Barbas e cabelos devem ser protegidos;
- é preciso tomar extremo cuidado e prestar muita atenção quanto à técnica correta para vestir as luvas, Figura 1.8.

Algumas observações devem ser levadas em conta, como o fato de a clorexidina apresentar maior efeito residual do que o iodo, entre 6 a 8 horas, devendo ser a opção para cirurgias prolongadas. Além disso, não se deve misturar clorexidina e PVPI.

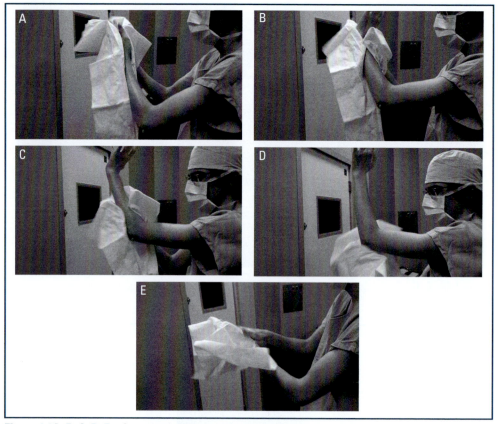

Figura 1.6A, B, C, D, E Secagem das mãos com pano estéril.

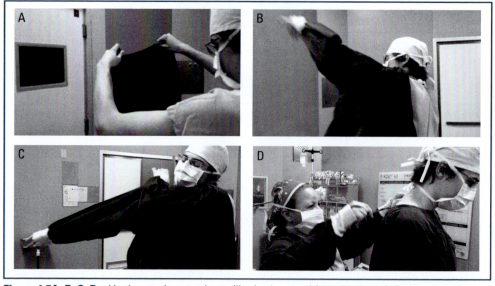

Figura 1.7A, B, C, D Vestimenta do avental esterilizado, é necessário contar com ajuda de um auxiliar.

Cuidados Gerais em Procedimentos Hospitalares ■ 7

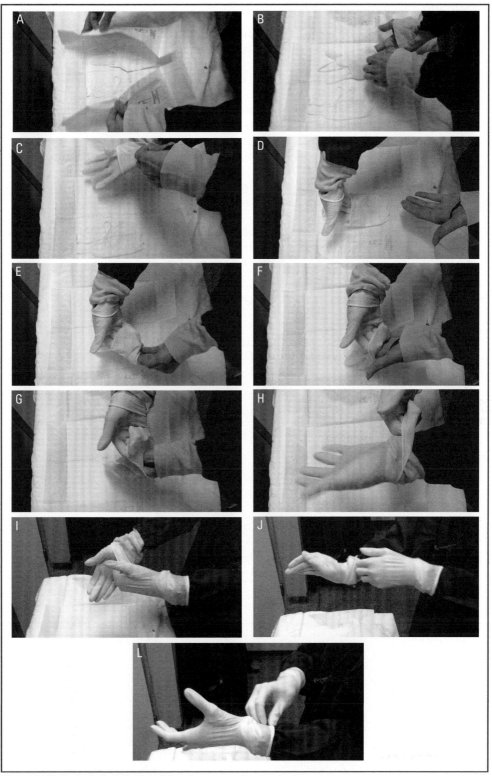

Figura 1.8A, B, C, D, E, F, G, H, I, J, L   Correta vestimenta das luvas.

Paramentação adequada

É necessário vestir-se de maneira adequada para evitar a transmissão de microrganismos a outros pacientes, tomando cuidados como:
- certificar-se de que o pacote está estéril (verificar fita adesiva para esterilização);
- que a abertura do pacote que contém os aventais, campos e materiais seja feita por um auxiliar;
- analisar o ambiente do procedimento, tomando o cuidado com todos os aspectos da sala, como circulantes, mobiliários hospitalares e outros objetos não estéreis;

Após tomar esses cuidados, pode-se retirar o avental do pacote e vesti-lo com cuidado, Figura 1.9:
- erguer as mãos e introduzir o quanto puder os braços no avental, em seguida pedir ao circulante da sala ajuda para ajeitar o avental e amarrar as pontas traseiras;
- vestir as luvas;
- entregar a ponta que contém a placa de aviso do avental ao auxiliar para segurá-la; girar 360° no sentido de modo a vestir o avental corretamente no corpo;
- puxar a ponta do avental pela base e amarrar as pontas de modo a fixar o avental no corpo.

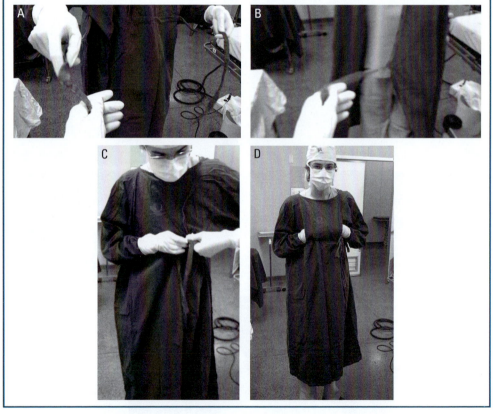

Figura 1.9A, B, C, D Finalização da vestimenta correta do avental estéril, os cordões devem ser amarrados pela lateral.

Cuidados com o paciente

Antes de qualquer procedimento, deve-se realizar a antissepsia do paciente. Para isso, algumas medidas são utilizadas:
- tricotomia local até no máximo 1 hora antes do procedimento;
- higiene corporal com água e sabão do paciente;
- solução detergente de PVPI a 10% (1% de iodo ativo) para degermação da pele do paciente cirúrgico, antes da antissepsia com PVPI alcoólico;
- solução de PVPI com 10% de álcool para preparo cutâneo pré-operatório, para realização de procedimentos invasivos percutâneos e realização de curativos de local de inserção de cateteres vasculares;
- a solução de PVPI aquoso deve ser usada para o preparo adequado de região genital antes da instalação de sonda urinária, para não gerar ardor;
- o uso de álcool etílico a 70% ou PVPI alcoólico é recomendado para acessos venosos centrais e periféricos.

Cuidados com o curativo

Após a realização do procedimento hospitalar, deve-se realizar o curativo com técnica e material asséptico, logo após o término da operação, e mantê-lo por 24 horas.

O curativo deve ter as seguintes características:
- mantém a umidade e temperatura adequadas no leito da ferida cirúrgica;
- protege contra traumas mecânicos e contaminações do meio externo;
- absorve excesso de exsudato;
- previne infecções;
- permite sua remoção sem causar traumas no tecido;
- não deixa resíduos no leito da ferida;
- limita a movimentação dos tecidos ao redor da ferida;
- favorece a reepitelização e a cicatrização;
- previne formação de seromas e hematomas pelo seu efeito compressivo;
- oferece conforto físico ao paciente.

A seguir, os passos para se colocar um curativo:
1. lavar as mãos com a técnica asséptica correta e fazer antissepsia com álcool glicerinado antes e após o procedimento;
2. usar gaze para limpeza uma só vez;
3. realizar limpeza da ferida com soro fisiológico a 0,9% em jato, utilizando-se um frasco de soro fisiológico 0,9% de 250 mL furado com uma agulha (calibre 25/8 normalmente), a fim de promover o arraste de eventuais resíduos, tecidos necróticos, secreções e corpos estranhos;
4. secar a pele ao redor da ferida sem encostar no seu leito;
5. calcular e adequar o curativo ao tamanho da ferida;
6. fechar os curativos primários cobertos com gaze ou compressa, fazendo uma proteção da pele do paciente com adesivo microporoso e vedando com esparadrapo comum, para manter o meio úmido;
7. observar o aspecto da ferida e o curativo realizado;
8. deve-se trocar o curativo após 24 horas, idealmente. Caso haja secreções acumuladas e sinais de infecção, deve-se promover a investigação e troca dos curativos antes desse período. Para a troca de curativos, deve-se tomar certos cuidados, como higienizar as mãos antes e depois da troca de curativos.

Após 24 horas, a ferida operatória deverá ser mantida preferencialmente descoberta. Em casos com foco infeccioso, deve-se manter o curativo semioclusivo por mais tempo.

Alguns sinais de alerta para infecção são: dor, rubor, febre, tumor (edema), odor fétido purulento e drenagem purulento.

Descarte adequado do material

O lixo infeccioso pode causar danos às pessoas ou ao meio ambiente e, por isso, precisa ser descartado em locais adequados, dependendo do tipo de material que o constituir. Os materiais descartáveis devem ser descartados em lixos e recipientes adequados a cada um.

Todos os materiais perfurocortantes devem ser descartados em um dispositivo fechado e sinalizado para evitar contaminações e perigos aos profissionais da saúde que circulam pelo hospital. Na Figura 1.10, observa-se um dispositivo para descarte de materiais perfurocortantes.

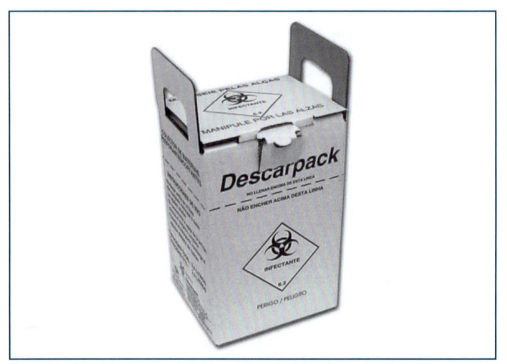

Figura 1.10 Dispositivo fechado e sinalizado no qual os materiais perfurocortantes devem ser descartados.

O material reutilizável que foi usado deve ser levado ao expurgo e deixado em local próprio, como aventais e campos cirúrgicos, Figura 1.11.

A maioria dos hospitais conta com uma autoclave em seus laboratórios para a esterilização de materiais que serão reutilizados em procedimentos hospitalares, como as pinças cirúrgicas, Figura 1.12. Inventada em 1879 por Charles Chamberland, os benefícios da autoclave na esterilização dos instrumentos são evidentes. Atualmente, esse dispositivo se tornou um elemento indispensável em qualquer hospital.

Cuidados Gerais em Procedimentos Hospitalares ■ 11

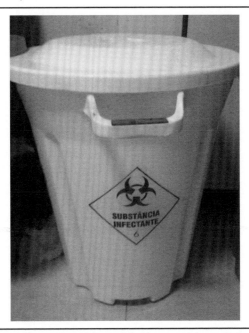

Figura 1.11 Cesto ou Hamper, nos quais podem ser deixados materiais reutilizáveis, como aventais e campos cirúrgicos.

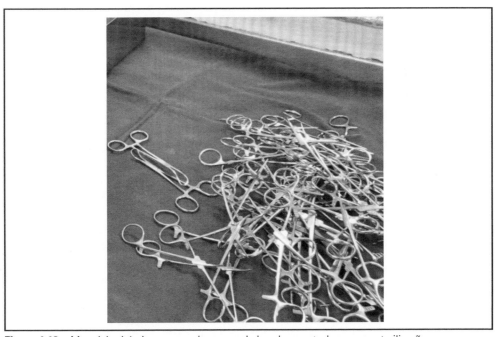

Figura 1.12 Materiais cirúrgicos, como pinças, sendo levados a autoclave para esterilização.

Intubação Orotraqueal

2

ANA LETÍCIA FORNAZIERI DARCIE
ALAN SAITO RAMALHO
PAULO FERNANDO GUIMARÃES MAZORCCHI TIERNO

Introdução

Intubação orotraqueal (IOT) é o procedimento pelo qual se posiciona um tubo no interior da traqueia do paciente, através da cavidade oral, com o objetivo de oferecer suporte ventilatório de maneira eficiente e segura com dispositivos de ventilação artificial (sistema de bolsa com reservatório, ventiladores mecânicos etc.)[1].

É fundamental que se conheça a anatomia normal das vias aéreas superiores e a técnica de manipulação dos instrumentos para a realização da intubação orotraqueal, inclusive técnicas alternativas à laringoscopia tradicional, além de saber reconhecer as complicações decorrentes destes procedimentos e resolvê-las.

Indicações

Sempre que houver necessidade de controle das vias aéreas, em diversas situações clínicas, principalmente nas situações com real ou potencial prejuízo dos mecanismos de perviedade das vias aéreas ou de proteção da laringe, atenuando o risco de aspiração de conteúdo gástrico e facilitando a aspiração traqueal e a ventilação com pressão positiva. As indicações mais comuns são[1,2]:

- pacientes sob anestesia geral;
- parada cardiorrespiratória;
- ventilação ou oxigenação inadequadas;
- obstrução de via aérea;
- risco de aspiração de conteúdo gástrico;
- proteção de vias aéreas;
- queimaduras de vias aéreas;
- trauma torácico e de vias aéreas;
- choque ou instabilidade hemodinâmica grave;
- fraturas múltiplas de arcos costais e anormalidades de parede torácica;
- presença de secreção pulmonar em abundância;
- deficiência dos mecanismos de proteção da laringe;
- fadiga da musculatura respiratória;
- doença neuromuscular;

MANUAL BÁSICO DE PROCEDIMENTOS MÉDICOS HOSPITALARES

- diminuir consumo de oxigênio;
- hipoxemia refratária;
- trabalho respiratório excessivo.

Contraindicações

Não existem contraindicações formais para intubação traqueal. No entanto, a intubação orotraqueal pode por não ser a técnica de escolha em algumas situações, tais como:
- transecção parcial de traqueia;
- edema de glote.

Trauma cervical instável não é uma contraindicação, mas a intubação deve ser feita com estabilização da coluna cervical por meio de um colar.

Alguns fatores que podem dificultar a intubação orotraqueal:
- mobilidade do pescoço reduzida ou dificuldade de abrir a boca;
- mandíbula pequena;
- proeminência laríngea próxima ao mento;
- tumores, traumas, queimaduras, edema ou infecção dos tecidos da faringe ou da laringe.

Existem alguns índices que ajudam a prever a dificuldade de intubação traqueal. Eles serão discutidos a seguir.

Anatomia

Em relação aos conhecimentos anatômicos necessários para a realização da intubação orotraqueal, devem-se destacar noções básicas sobre cavidade oral, faringe, laringe e traqueia.

Cavidade oral

A cavidade oral apresenta como limites o palato duro (anterossuperior), o palato mole (posterossuperior), os dentes e a mucosa jugal (anterolateralmente) e o assoalho da boca (inferiormente).

No assoalho da boca, insere-se a raiz da língua, órgão muscular responsável pela fala, pelo paladar e pela deglutição. No dorso da língua, na transição dos 2/3 anteriores para o 1/3 inferior, nota-se o sulco terminal, o qual apresenta a forma de "V". Anteriormente ao sulco terminal, encontram-se as papilas linguais. Posteriormente às tonsilas linguais e no vértice do sulco terminal está o forame cego da língua.

A língua está unida à cartilagem epiglótica, em seu limite posterior por meio das pregas glossoepiglóticas mediana e laterais. Estas delimitam as valéculas epiglóticas direita e esquerda. Na intubação orotraqueal, quando se opta pela lâmina curva (Macintosh), a extremidade distal da lâmina deve ser introduzida na valécula, daí a importância de seu reconhecimento.

Faringe

Trata-se de um órgão fibromuscular que conecta as cavidades nasal e oral à laringe e ao esôfago. Subdivide-se em:
- nasofaringe: posteriormente à cavidade nasal, acima do palato mole;
- orofaringe: posteriormente à cavidade oral, entre o palato mole e a porção mais superior da epiglote (ápice). Comunica-se com a cavidade oral pelo istmo das fauces (delimitado pela úvula, pelos arcos palatoglossos e pelo dorso da língua);

- laringofaringe: estende-se da porção mais superior da epiglote (ápice) à porção inferior da cartilagem cricoide. Comunica-se com a laringe pelo ádito da laringe;
- a faringe continua-se no esôfago.

Laringe

Órgão tubular responsável pela fonação, além de permitir a passagem aérea. Situa-se anteriormente à faringe e se continua na traqueia. Apresenta nove cartilagens, unidas por ligamentos e membranas. São elas: tireoide, cricoide, epiglote, aritenoides direita e esquerda, corniculadas direita e esquerda e cuneiformes direita e esquerda.

É de interesse da intubação orotraqueal o conhecimento sobre a anatomia endoscópica da laringe. Nela, deve-se conhecer o ádito da laringe, limitado pela cartilagem epiglótica, pelas pregas ariepiglóticas e, posteriormente, pela prega interaritenoidea.

Observando-se o ádito da laringe, notam-se dois tubérculos nas pregas aritenoides, os quais correspondem aos tubérculos cuneiforme e corniculado, formados pela impressão das cartilagens homônimas. As cartilagens corniculadas articulam-se com as cartilagens aritenoides. As cuneiformes, por sua vez, localizam-se anteriormente às cartilagens corniculadas, nas pregas ariepiglóticas.

Internamente à laringe, observam-se as pregas vestibulares (falsas), mais superiores e inferiormente, encontram-se as pregas vocais (verdadeiras), constituídas pelos ligamentos e pelos músculos vocais. A rima da glote é o espaço compreendido entre as pregas vocais. Na intubação orotraqueal, quando se opta pela lâmina reta, a extremidade distal da lâmina deve ser colocada posteriormente à epiglote.

A distância média entre os lábios e as cordas vocais é de 12-16 cm em homens e de 10-14 cm nas mulheres.

Traqueia

Estrutura cilíndrica de cerca de 2,5 cm de diâmetro (adulto) e 10-13 cm de comprimento. Apresenta anéis cartilaginosos em forma de "C" e sendo sua parede posterior dotada de musculatura lisa.

Bifurca-se em brônquios principais no nível da quarta vértebra torácica (T4), sendo este local denominado "carina". Como o ângulo da traqueia com o brônquio principal direito é menor (25°), é mais fácil intubá-lo seletivamente.

A distância média entre os lábios e a carina é de 28,5 cm em homens e de 25,2 cm em mulheres.

A avaliação clínica do paciente candidato à intubação orotraqueal é fundamental e auxilia no reconhecimento daqueles com provável intubação difícil[2]. Existem dois preditores de dificuldade de intubação orotraqueal principais: as classificações de Mallampati e a de Cormack e Lehane.

Avaliação da via aérea

Classificação de Mallampati

A classificação de Mallampati, modificada por Sanson e Yong, baseia-se na possibilidade de visualizar, quando o paciente abre a boca e protrai a língua, o palato mole, os pilares e a úvula. Dessa forma, existem quatro graus, numerados em ordem crescente de dificuldade, Figura 2.1.

- Grau I: é possível visualizar o palato mole, a úvula e os arcos palatoglosso e palatofaríngeo. Pode-se, pois, observar a parede posterior da faringe;

- grau II: só se pode visualizar o palato mole e a úvula;
- grau III: é possível ver apenas o palato mole e a base da úvula;
- grau IV: só se visualiza o palato mole.

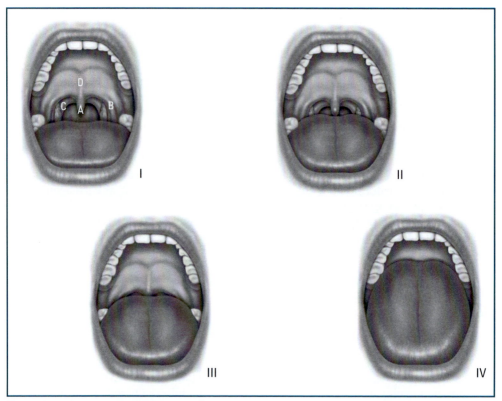

Figura 2.1 Classificação de Mallampatti[2]. Classificação de acordo com a visualização da úvula (A), arco palatoglosso (B), arco palatofaríngeo (C) e palato mole (D).

Classificação de Cormack e Lehane

A classificação se baseia na visão da laringe à laringoscopia convencional. Consiste também de quatro graus, organizados em ordem crescente de dificuldade, Figura 2.2.
- Grau I: visão da epiglote e das cordas vocais (intubação fácil);
- grau II: visão da epiglote e da comissura posterior (intubação fácil);
- grau III: visão apenas da epiglote (provável intubação difícil);
- grau IV: visão apenas do palato mole (provável intubação difícil).

Além de Mallampati III ou IV e Cormack III ou IV, extensão cervical limitada (< 35°), distância interincisivos (abertura bucal) < 3,5 cm, distância tireomentoniana < 6,5 cm, distância esternomentoniana < 12,5 cm e mobilidade mandibular limitada também podem ser preditores de dificuldade de intubação.

Materiais

A seguir, os materiais necessários para a realização da intubação orotraqueal, Figura 2.3:
- luvas;

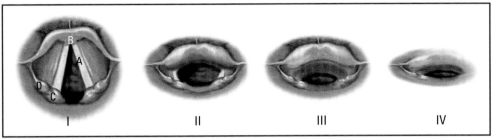

Figura 2.2 Classificação de Cormak e Lehane[3]. Classificação das cordas vocais (A), epligote (B), tubérculo corniculado (C) e cuneiforme (D).

- máscara;
- viseira*;
- laringoscópios com lâminas apropriadas – curvas ou retas;
- tubo endotraqueal;
- estilete moldável (ou fio guia) para ajustar o tubo às características anatômicas das vias aéreas*;
- sistema de ventilação bolsa-válvula-máscara, acoplada a uma fonte de oxigênio;
- detector de CO_2 ao final da expiração*;
- sonda de aspiração;
- seringa de 10 mL;
- fixadores;
- estetoscópio.

Os materiais assinalados com asterisco(*) são recomendáveis, porém, não obrigatórios para a realização da intubação orotraqueal.

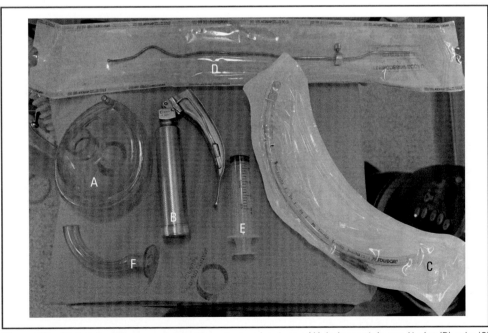

Figura 2.3 Materiais utilizados na intubação orotraqueal: máscara (A), laringoscópio com lâmina (B), tubo (C) com fio guia (D), seringa de 20 mL (E) e Guedel (F).

Escolha da lâmina laringoscópio

Há dois tipos principais de lâminas: a curva (Macintosh) e a reta (Miller). A escolha depende da preferência do operador. Para a maioria dos adultos, usa-se a lâmina curva 3 ou 4 ou a lâmina reta 2 ou 3. Em lactentes, dá-se preferência para a lâmina de Miller. Existe uma diferença técnica em relação ao uso das duas lâminas. A lâmina curva deve ser introduzida na valécula, enquanto a reta, sob a epiglote.

Escolha do tubo endotraqueal

O tamanho do tubo é determinado de acordo com seu diâmetro interno. Para adultos, utilizam-se tubos de 7,0, 7,5 ou 8,0 mm para mulheres e 8,0 e 8,5 para homens. Já para crianças, o tamanho depende da idade, como descrito na fórmula (com *cuff*):

$$\text{Diâmetro} = \frac{\text{idade}}{4} + 3,5$$

A idade é medida em anos.

Pode-se, também, escolher o tubo para crianças pela comparação da falange média do quinto dedo da mão com o diâmetro interno do tubo.

Balonete

Os tubos endotraqueais podem apresentar ou não balonete (ou *cuff*). O balonete evita vazamento de gás e aspiração de secreções da orofaringe para dentro dos pulmões. No entanto, não deve ser utilizado em associação com tubos de tamanho menor que 5,5 mm.

Preparo

Antes de iniciar o procedimento, deve-se verificar se todo o material está presente e funcionante, se a equipe está preparada e se, caso a situação permita, se foi obtido um termo de consentimento. É fundamental organizar todo o material:

- insuflar o balonete e verificar se há vazamentos. Esvaziar totalmente sem seguida;
- inserir o fio guia no tubo endotraqueal, certificando-se de que sua ponta não fique exteriorizada, o que poderia causa lesão à via aérea.

Posicionamento do paciente

O paciente deve, preferencialmente, ser posicionado em decúbito dorsal e, se possível, com hiperextensão cervical (ausência de suspeita de lesão de coluna cervical, PE), com um coxim baixo junto ao occipício[1]. Coloca-se o paciente, a menos que haja contraindicações para isso, em flexão do pescoço e extensão da cabeça. Isso alinha os eixos da cavidade oral, da faringe e da laringe, facilitando a visualização das cordas vocais.

Sedação para intubação

A intubação orotraqueal é um procedimento potencialmente desconfortável, devendo, sempre que possível, ser realizado nas condições mais próximas do ideal (analgesia, sedação, monitoração, jejum etc.)[1].

A analgesia pode ser feita com opioides, como a fentanila. Esse opioide, além de analgesia, promove sedação e diminuição do reflexo de tosse. A dose preconizada é de 2-3 mcg/kg[1].

Outra opção seria a sufentanila. Depressão respiratória pode ocorre com qualquer dose de opioide, e o paciente geralmente perde o *drive* respiratório, mas se mantém responsivo a estímulos verbal e tátil.

A hipnose pode ser obtida com etomidato (0,2-0,3 mg/kg), propofol (2-3 mg/kg), midazolam (5-15 mg) ou outras medicações[1,2].

O bloqueio neuromuscular pode relaxar as estruturas glóticas e facilitar a intubação orotraqueal. Entre as opções de bloqueadores neuromusculares, encontram-se succinilcolina, cisatracúrio, atracúrio, rocurônio etc. Deve-se sempre lembrar que o insucesso de IOT após a administração de bloqueadores neuromusculares exige a ventilação do paciente até o término do efeito da medicação, já que o paciente estará impossibilitado de respirar espontaneamente[1].

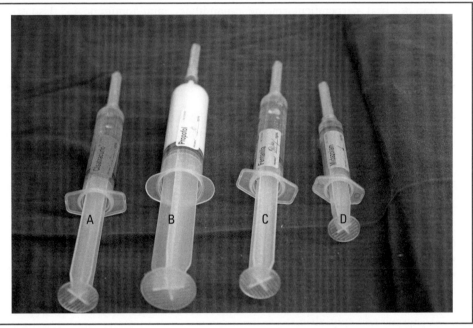

Figura 2.4 Medicações preparadas e identificadas: cisatracúrio (A), bloqueador neuromuscular, propofol (B) – hipnótico, fentanil (C) – opioide, midazolam (D).

Procedimento

Embora a técnica para intubação orotraqueal seja única, os passos para realização do procedimento podem variar conforme o local onde será realizada, além das condições clínicas do paciente e a emergência da situação.

Em condições ideais, como em situações eletivas (cirurgias eletivas com anestesia geral, por exemplo), o procedimento pode ser realizado conforme as seguintes etapas:
- explicar o procedimento ao paciente e/ou acompanhante (quando possível);
- monitorizar o paciente (oximetria de pulso, pressão arterial, frequência cardíaca);
- obter acesso venoso;
- ajustar a altura da cama, de modo que a cabeça do paciente esteja na mesma altura que a porção inferior do seu esterno;
- posicionar adequadamente o paciente: posição olfativa ótima (se possível);
- posicionar-se atrás da cabeça do paciente;

- se a situação clínica permitir, pré-oxigenar o paciente por pelo menos 3 minutos com 100% de O_2;
- remover as próteses dentárias (se presentes);
- administrar medicação para analgesia e sedação;
- ventilar o paciente (se possível);
- administrar bloqueador neuromuscular;
- com o polegar e o indicador da mão direita, abrir amplamente a boca do paciente;
- introduzir a lâmina do laringoscópio com a mão esquerda. Atente-se para o correto posicionamento da lâmina a dependendo de seu formato (curva ou reta). A lâmina curva deve ser introduzida pelo lado direito da boca, jogando a língua para o lado esquerdo e progredindo a lâmina pelo dorso da língua até visualização da epiglote. A extremidade distal da lâmina deve ser posicionada na valécula;
- tracionar o cabo do laringoscópio para cima e para frente (direção do teto, sentido dos pés), perpendicularmente à mandíbula, num ângulo de 45°. Isso expõe a fenda glótica. Não realize o movimento de alavanca, sob risco de lesionar dentes ou lábios;
- se necessário, melhorar a visão da laringe com a manobra de Sellick, pedindo a um assistente que pressione firmemente a cartilagem cricoide do paciente;
- introduzir o tubo na traqueia com a mão direita, fazendo o balonete ultrapassar as cordas vocais em cerca de 4 centímetros;
- certificar-se de que a marca de 22 cm do tubo está alinhada com os dentes centrais superiores em adultos. Em crianças, a profundidade do tubo pode ser dada pela fórmula:

Altura do tubo = 3 × tamanho da cânula ideal

O final do tubo endotraqueal deve estar 3-7 cm acima da carina;
- insuflar o balonete com menos de 10 mL de ar (pressão de até 20 mmHg);
- verificar o êxito da intubação:
  - visualização direta do tubo sendo introduzido através das cordas vocais;
  - detecção de CO_2 (Curva de Capnografia);
  - ausculta do epigástrio;
  - ausculta dos pulmões;
  - visualização da expansão torácica;
  - visualização de condensação de vapor de água no tubo traqueal;
  - oximetria de pulso;
  - radiografia de tórax.
- confirmada a correta posição do tubo, utilizar suportes, adesivos ou tecidos para deixá-lo firme. A sedação também previne extubação.

No entanto, na sala de emergência, a situação pode exigir que a intubação seja mais rápida ou o paciente pode não estar em condições clínicas ideais[1] (jejum inadequado, alto risco de vômito e broncoaspiração, por exemplo).

Intubação Orotraqueal ■ 21

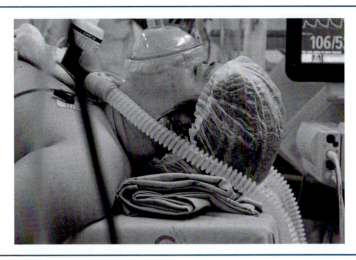

Figura 2.5   Pré-oxigenação. Oxigênio a 100% entre 3 e 5 minutos.

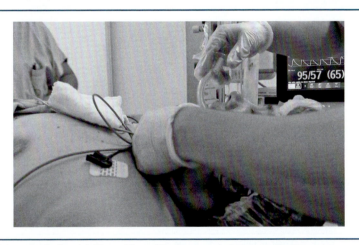

Figura 2.6   Colocação do Guedel. Dispositivo utilizado para otimizar a ventilação.

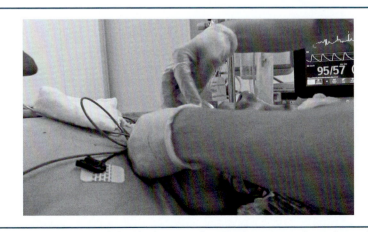

Figura 2.7   Colocação do Guedel. O Guedel deve ser colocado apenas em pacientes inconscientes, voltado para cima e, após tocar o palato mole, dirigido para baixo.

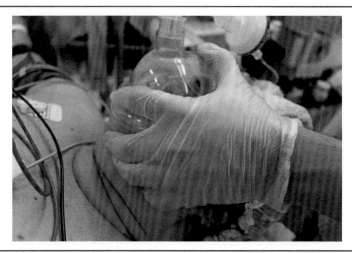

Figura 2.8 Ventilação com oxigênio a 100% após a sedação. Posicionamento da máscara pela técnica "C-E", na qual os dedos vedam corretamente.

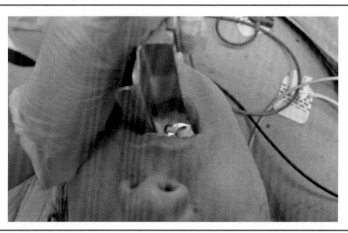

Figura 2.9 Laringoscopia. Posicionamento correto do paciente, com tração do laringoscópio para frente e para cima, e visualização da glote.

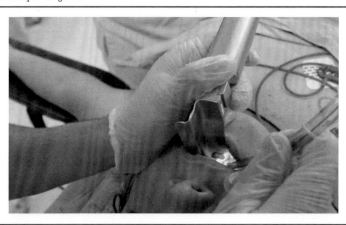

Figura 2.10 Passagem do tubo. Após visualização adequada das cordas vocais, segue-se à passagem do tubo com a mão direita.

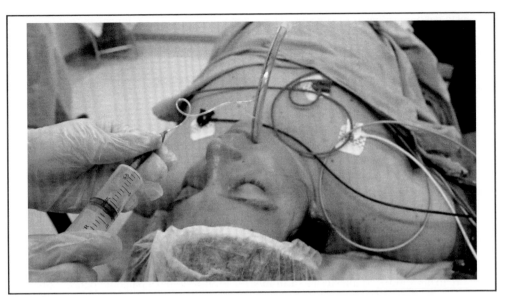

Figura 2.11 Insuflação do *cuff*.

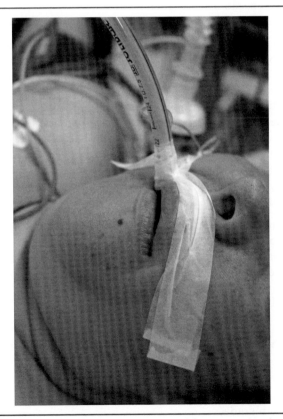

Figura 2.12 Fixação do tubo. Após verificação do correto posicionamento do tubo, ele deve ser fixado aproximadamente na marcação 22.

24 ■ MANUAL BÁSICO DE PROCEDIMENTOS MÉDICOS HOSPITALARES

Neste caso, não havendo suspeita de via aérea difícil, pode-se lançar mão da sequência rápida de intubação, técnica que reduz o risco de aspiração do conteúdo gástrico. É necessário um auxiliar.

Sequência rápida de intubação

- Confirmar disponibilidade do material e testá-lo;
- paciente deve ser posicionado com elevação do dorso (pró-clive) – dorso elevado em 30°;
- aspiração ou retirada de sonda nasogástrica;
- aspirador de grosso calibre ligado e testado;
- cânula com fio guia montada e testada;
- pré-oxigenar o paciente com O_2 100% 3 a 5 minutos;
- administrar agente analgésico (fentanila, sufentanila, por exemplo);
- auxiliar deve realizar compressão laríngea externa (deslocamento para trás, para cima e para direita da cartilagem tireoide, osso hioide ou cartilagem cricoide e somente soltar após intubação ser confirmada e balonete estar insuflado, ou seja, até o posicionamento adequado do tubo endotraqueal;
- realizar a indução anestésica (administrar hipnótico para paciente perder consciência e, em caso de uso de bloqueador neuro muscular, optar por um agente de efeito rápido – succinilcolina – ou que possa ser revertido – rocurônio.);
- não ventilar paciente e proceder intubação assim que desaparecer a ventilação espontânea;
- confirmar intubação e fixar o tubo;
- após confirmada intubação, compressão da cricoide pode ser desfeita.

Outra situação especial, na qual a sequência é diferente, é o caso de parada cardiorrespiratória. Como não há respiração espontânea, não se pré-oxigena. Não é preciso administrar medicação hipnótica, pois o paciente não tem consciência. A prioridade é a intubação, que deve ser realizada imediatamente.

Existem casos também em que, diante da previsão de dificuldade de intubação ou ventilação, pode ser realizada intubação com paciente acordado. Realiza-se anestesia tópica ou local para a intubação e, após confirmada a intubação, seda-se o paciente. Dessa forma, evita-se o risco de, em caso de falha de intubação, o paciente evoluir para hipoxemia, já que ele respira espontaneamente.

Técnicas alternativas

São técnicas alternativas à intubação com laringoscopia tradicional[1]:
- videolaringoscopia;
- intubação nasotraqueal;
- intubação com broncoscopia flexível ou rígida;
- dispositivos supraglóticos;
- máscara laríngea;
- Fastrach®;
- máscara laríngea Supreme®;
- Combitube®;
- Easytube®;
- ventilação transtraqueal;
- cricotireoidostomia;
- intubação retrógrada;
- traqueostomia;
- intubação digital às cegas.

Complicações

As complicações ocorrem pelo posicionamento errado do tubo, pela hipóxia (dificuldade de ventilar e intubar), pelo trauma de vias aéreas, pelo mau funcionamento do tubo ou, ainda, pelas respostas fisiológicas à manipulação das vias aéreas (hipertensão, taquicardia, arritmias cardíacas, laringoespasmo, aumento da pressão intracraniana e intraocular).

A complicação mais séria é a intubação esofágica não identificada, que pode levar à morte. A laringoscopia pode favorecer a aspiração de conteúdo gástrico, provocando pneumonias.

Podem também ocorrer lesões dentárias, labiais e das cordas vocais e exacerbação dos traumas espinhais.

São possíveis complicações imediatas[3]:

- intubação seletiva: ajeitar posição do tubo até que a ausculta dos murmúrios vesiculares seja bilateral e simétrica;
- intubação esofágica: sacar tubo, ventilar paciente se possível e proceder intubação traqueal;
- lesão de laringe, traqueia, esôfago, coluna cervical, dentes ou partes moles;
- laringoespasmo ou broncoespasmo;
- aumento da pressão intracraniana;
- problemas cardiovasculares;
- hipoxemia ou hipercapnia;
- aspiração de conteúdo gástrico.

Edema de glote, estenose de traqueia, necrose de lábios e traqueomalácia podem ser complicações tardias.

Algoritmo de Intubação Orotraqueal

Indicações
- Incapacidade de manter ou proteger a via aérea (anestesia geral, rebaixamento de nível de consciência, parada cardiorrespiratória);
- falha de oxigenação ou ventilação;
- previsão de necessidade de intubação (queimados, necessidade de droga vasoativa no manejo do choque).

Contraindicações
- Não existem contraindicações absolutas.

Consentimento
Por se tratar, muitas vezes, de situações de emergência, não é possível obter o consentimento do paciente. No entanto, caso o paciente apresente diretiva antecipada de vontade contrária ao procedimento, sua vontade deverá ser respeitada.

Avaliação da via aérea
- Mallampatti: possibilidade de visualizar, quando o paciente abre a boca e protrai a língua, o palato mole, os pilares e a úvula;
- extensão cervical limitada (< 35°);
- distância interincisivos (abertura bucal) < 3,5 cm;
- distância tireomentoniana < 6,5 cm;
- distância esterno-mentoniana < 12,5 cm.

Materiais
- Luvas;

continua

26 ■ MANUAL BÁSICO DE PROCEDIMENTOS MÉDICOS HOSPITALARES

continuação

- máscara;
- laringoscópios com lâminas apropriadas – curvas ou retas, a depender da preferência do operador;
- tubo endotraqueal – para adultos, geralmente 8.0. Para crianças, usar a fórmula (com *cuff*);

- estilete moldável (ou fio guia) para ajustar o tubo às características anatômicas das vias aéreas*;
- sistema de ventilação bolsa-válvula-máscara, acoplada a uma fonte de oxigênio;
- detector de CO_2 ao final da expiração*,
- sonda de aspiração;
- seringa de 10 mL;
- fixadores;
- estetoscópio.

Preparo
- Verificar se todo o material está presente e funcionante;
- insuflar o balonete e verificar se há vazamentos. Esvaziar totalmente em seguida;
- inserir o fio guia no tubo endotraqueal, certificando-se de que sua ponta não fique exteriorizada, o que poderia causa lesão à via aérea.

Posicionamento do paciente
O paciente deve preferencialmente ser posicionado em decúbito dorsal e, se possível, com hiperextensão cervical (ausência de suspeita de lesão de coluna cervical, PE), com um coxim baixo junto ao occipício.

Anestesia
A analgesia pode ser feita com opioides, como a fentanila. Esse opiode, além de analgesia, promove sedação e diminuição do reflexo de tosse. A dose preconizada é de 2-3 mcg/kg
A hipnose pode ser obtida com etomidato (0,2-0,3 mg/kg), propofol (2-3 mg/kg), midazolam (5 a 15 mg) ou outras medicações.
Para o bloqueio neuromuscular, pode ser usado succinilcolina, cisatraúrio, atracúrio, rocurônio, etc.
Deve-se sempre lembrar que o insucesso de IOT após a administração de bloqueadores neuromusculares exige a ventilação do paciente até que o término do efeito da medicação, já que o paciente estará impossibilitado de respirar espontaneamente.

Procedimento
- Pré-oxigenar o paciente com O_2 100% 3 a 5 minutos;
- administrar agente analgésico (fentanila, por exemplo);
- auxiliar deve realizar compressão laríngea externa (deslocamento para trás, para cima e para direita da cartilagem tireoide, osso hioide ou cartilagem cricoide e somente soltar após intubação ser confirmada e balonete estar insuflado, ou seja, até o posicionamento adequado do tubo endotraqueal;
- realizar a indução anestésica (administrar hipnótico para paciente perder consciência e, se uso de bloqueador neuro muscular, optar por um agente de efeito rápido – succinilcolina – ou que possa ser revertido – rocurônio);
- não ventilar paciente e proceder intubação assim que desaparecer a ventilação espontânea;
- introduzir a lâmina do laringoscópio com a mão esquerda. Atente-se para o correto posicionamento da lâmina a depender de seu formato (curva ou reta). A lâmina curva deve ser introduzida pelo lado direito da boca, jogando a língua para o lado esquerdo e progredindo a lâmina pelo dorso da língua até visualização da epiglote. A extremidade distal da lâmina deve ser posicionada na valécula;
- tracionar o cabo do laringoscópio para cima e para frente (direção do teto, sentido dos pés), perpendicularmente à mandíbula, num ângulo de 45°. Isso expõe a fenda glótica. Não realize o movimento de alavanca, sob risco de lesionar dentes ou lábios;
- introduzir o tubo na traqueia com a mão direita, fazendo o balonete ultrapassar as cordas vocais em cerca de 4 centímetros;
- certificar-se de que a marca de 22 cm do tubo está alinhada com os dentes centrais superiores em adultos. Em crianças, a profundidade do tubo pode ser dada por fórmula.
- insuflar o balonete;
- confirmar intubação:
  - visualização direta do tubo sendo introduzido através das cordas vocais;

continua

continuação

- detecção de CO_2 (Curva de Capnografia);
- ausculta do epigástrio;
- ausculta dos pulmões;
- visualização da expansão torácica;
- visualização de condensação de vapor de água no tubo traqueal;
- oximentria de pulso;
- radiografia de tórax.
• fixar o tubo.

Complicações
• Intubação seletiva: ajeitar posição o tubo até que ausculta dos murmúrios vesiculares seja bilateral e simétrica;
• intubação esofágica: sacar tubo, ventilar paciente se possível e proceder intubação traqueal;
• lesão de laringe, traqueia, esôfago, coluna cervical, dentes ou partes moles;
• laringoespasmo ou broncoespasmo;
• aumento da pressão intracraniana devido à hipoventilação;
• hipoxemia ou hipercapnia;
• aspiração de conteúdo gástrico.

---

* Materiais recomendáveis, porém, não obrigatórios para a realização da intubação orotraqueal.

BIBLIOGRAFIA

1. Pizzo VR, Martins HS, Sproesser ME. Intubação Orotraqueal. In: Martins HS, Damanesco MC, Awada SB (eds.). Pronto-socorro: condutas do Hospital das Clínicas da Faculdade de Medicina da Universidade de São Paulo. 2. ed. Barueri: Manole; 2008. p. 310-28.
2. Rebuglio R, Amaral JL, Slikta Filho J. Intubação Traqueal. In: Sociedade de Anestesiologia do Estado de São Paulo. Tratado de Anestesiologia SAESP. 7. ed. São Paulo: Atheneu; 2011. p. 1349-96.
3. Cunha AC, Caetano DB, Carlos RV. Vias aéreas. In: Auler JOC Jr, Carmona MJ, Torres ML, et al. Anestesiologia Básica. Barueri: Manole; 2010. p. 73-89.
4. Kabrhel C, Thomsen TW, Setnik GS, Walls RM. Videos in clinical medicine. Orotracheal intubation. N Engl J Med. 2007 Apr 26;356(17):e15.
5. Irwin RS, Rippe JM. Intensive Care Medicine. Philadelphia: Lippincott Williams & Wilkins; 2008. p. 3-12.
6. Dangelo JG, Fattini CA. Anatomia Humana Sistêmica e Segmentar. São Paulo: Editora Atheneu; 2007. p. 150-3, 503-14.
7. Netter FH, Hansen JT. Netter's Clinical Anatomy. Philadelphia: Elsevier Health Sciences; 2010. p. 249-444.
8. Netter FH. Atlas of Human Anatomy. Philadelphia: Elsevier Health Sciences; 2010. p. 108-39.
9. Lopes Filho O, Campos CAH. Tratado de Otorrinolaringologia. São Paulo: Roca; 1994.

Cateter Venoso Central em Veia Jugular Interna

3

Fiama Kuroda Ogata
Jéssica Kazumi Okuma
Braian Lucas Aguiar Sousa
Marília D´Elboux Guimarães Brescia
Paulo Fernando Guimarães Mazorcchi Tierno
Flávio Carneiro Hojaij

Introdução

Cateterismo venoso é o procedimento que permite a inserção de um cateter no interior de um vaso, podendo este ser uma veia central (veia jugular interna, subclávia, femoral) ou periférica (veia safena magna, basílica, cefálica). Cateter venoso central (CVC) jugular é um acesso venoso central na veia jugular interna. Em comparação com o CVC da veia subclávia, possui menor taxa de pneumotórax como complicação, além de ter a vantagem de ser possível comprimir um hematoma, caso este ocorra. No entanto, o CVC nesta localização possui maior desconforto para o paciente, ocorrendo por vezes a perda do acesso por sacar o cateter inadvertidamente.

Indicações

O cateter venoso central é ferramenta fundamental para a monitorização e terapêutica dos pacientes, especialmente em situações emergenciais ou de maior gravidade. Algumas indicações para a passagem do cateter venoso central são:
- obtenção de acesso venoso na impossibilidade de utilização de outras vias de acesso;
- obtenção de acesso venoso de duração prolongada;
- infusão em grandes fluxos ou de substâncias com alta osmolaridade;
- utilização de drogas cáusticas ou com potencial tóxico local (como quimioterápicos, drogas vasoativas e componentes de nutrição parenteral);
- monitorização hemodinâmica;
- coleta de amostra para gasometria venosa central e medida da pressão venosa central;
- instituição de medidas terapêuticas como o uso de marca-passo transvenoso, a hemodiálise ou a plasmaférese.

Contraindicações

Situações que impedem ou dificultam a realização do procedimento incluem:

- presença de infecção no local da punção ou suspeita de alterações anatômicas no trajeto do cateter. Cirurgias ou radioterapia na região cervical podem provocar distorção da anatomia e comprometer o sucesso do procedimento;
- distúrbios de coagulação ou uso de anticoagulantes. Nesse caso, pode ser necessária correção do TTPA (protamina) e INR (plasma fresco, vitamina K concentrada) antes da realização do procedimento;
- agitação psicomotora é uma contraindicação relativa. Nessa situação, para minimizar os riscos do procedimento, o paciente pode ser sedado.

Anatomia

Estratigrafia do pescoço

O conhecimento da estratigrafia do pescoço é fundamental para a realização do procedimento de maneira segura e com menor risco de iatrogenias (Figuras 31. e 3.2). As camadas que compõe o pescoço são:
- pele;
- tecido celular subcutâneo;
- fáscia cervical superficial;
- músculo esternocleidomastóideo;
- fáscia cervical profunda – folheto médio;
- músculos infra-hióideos, músculos esterno-hióideo e omo-hióideo, esternotireóideo e tireo-hióideo;
- cartilagens tireoide e cricoide, glândula tireoide e traqueia – são importantes reparos de anatomia de superfície, apesar de não estarem diretamente envolvidos no procedimento;
- bainha carotídea com a artéria carótida comum medialmente, veia jugular interna lateralmente e nervo vago posteriormente.

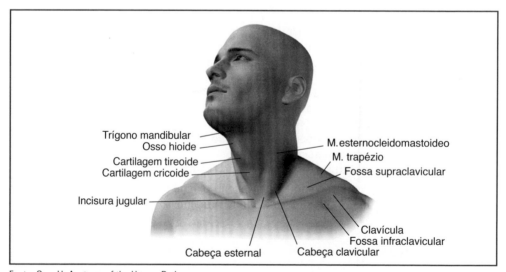

Fonte: Gray H. Anatomy of the Human Body.

Figura 3.1 Anatomia da superfície do pescoço. Estão identificados alguns reparos anatômicos do pescoço. Destaque para o músculo esternocleidomastoideo, com suas cabeças clavicular e esternal.

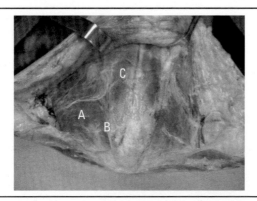

Figura 3.2 Incisão em colar na região cervical. Incisão em colar e rebatimento de pele, tecido subcutâneo e músculo platisma. Evidenciam-se os músculos infra-hióideos e os músculos esternocleidomastóideos. (A) músculo esternocleidomastóideo, cabeça clavicular; (B) músculo esternocleidomastóideo, cabeça esternal; (C) músculos infra-hióideos (pré-tireoideanos).

Trajeto e sintopia da veia jugular interna

A veia jugular interna origina-se do forame jugular do osso temporal como uma continuação direta do seio sigmóideo. Após sua saída do crânio, passa a acompanhar a artéria carótida interna (superiormente) ou a artéria carótida comum (inferiormente) e o nervo vago, envoltos pela bainha carotídea, que resultou da fusão dos três folhetos (superficial, médio e profundo) da fáscia cervical (Figuras 3.3 e 3.4).

Na bainha, a veia está anterolateral em relação à artéria e lateral ao nervo. Nesse trajeto, a veia jugular interna deixa a região cervical anterior passando profundamente às cabeças esternal e clavicular do músculo esternocleidomastóideo (Figura 3.3).

Posterior à extremidade esternal da clavícula, há formação da veia braquiocefálica pela junção da veia jugular interna com a veia subclávia. As veias braquiocefálicas direita e esquerda, por sua vez, se unem para formar a veia cava superior, que se dirige ao átrio direito.

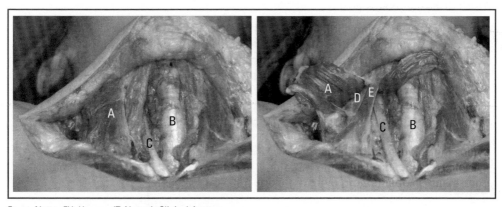

Fonte: Netter FH, Hansen JT. Netter's Clinical Anatomy.

Figura 3.3 Grandes vasos do pescoço. Músculo esternocleidomastoideo direito sendo rebatido e evidenciando os grandes vasos do pescoço. O músculo omo-hioideo está cruzando a veia jugular interna na figura à direita. A glândula tireoide foi removida junto aos músculos pré-tireoidianos. Nota-se a artéria carótida medialmente à veia jugular interna. (A) Músculo esternocleidomastóideo, (B) traqueia, (C) artéria carótida comum, (D) veia jugular interna, (E) músculo omo-hióideo.

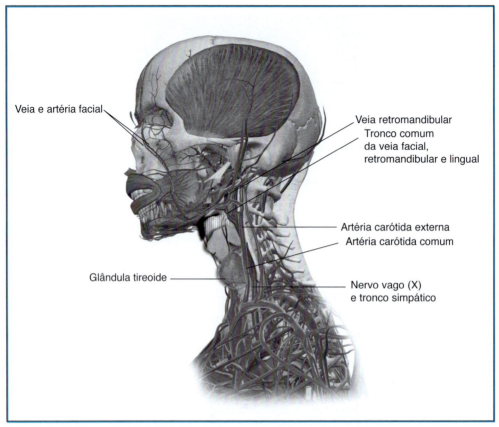

Fonte: Netter FH, Hansen JT. Netter's Clinical Anatomy.

Figura 3.4 Trajeto da veia jugular interna e suas tributárias ao longo do pescoço.

Materiais

- Paramentação: avental estéril, máscara, gorro, luvas estéreis, óculos de proteção.
- Técnica asséptica: solução degermante, solução antisséptica (clorexidina ou iodopolvidine), pacotes de gazes e campo estéril.
- Anestesia local: seringa (10 mL), agulha para aspiração e agulha para anestesia (25G), anestésico local (lidocaína, 1 a 2%, bupivacaína, ropivacaína, dentre outros).
- Cateterização: seringa (5 mL), agulha de punção (18G), fio guia, dilatador, bisturi (lâmina 11, de preferência), cateter venoso central, solução salina, gaze.
- Fixação e curativo: porta-agulha, fio de sutura, curativo estéril.
- Teste do cateter: seringas, equipo de soro.

Técnica

Sempre que possível, antes de qualquer procedimento, explicar ao paciente o que irá suceder e o porquê. Para aqueles ainda em curva de aprendizado (menos de 50 CVCs no sítio), reler a técnica antes de realizar a passagem de CVC. Sempre que possível, chamar alguém habilitado para ajudar na abertura dos materiais e sua colocação em local estéril.

Se o paciente estiver consciente, lembre-se de avisá-lo no momento da penetração da pele por agulhas. Isto pode evitar sustos e movimentos indesejados.

Veia jugular interna – técnica por via intermédia

Esta técnica é normalmente conhecida como técnica por via anterior, mas a rigor chama-se intermédia. A técnica anterior está em desuso.

1. O paciente deve ser posicionado em decúbito dorsal, em Trendelenburg (ao redor de 15° de inclinação), para ingurgitamento das veias, facilitando a punção e evitando embolia gasosa em território cerebral. Com pacientes com dispneia ou com hipertensão intracraniana, que podem não tolerar esta inclinação, é preciso tomar cuidados especiais. A cabeça do paciente deve estar levemente rotacionada para o lado oposto da punção, que deve ser preferencialmente à direita a fim de evitar punção do ducto torácico. Evitar rotação excessiva da cabeça, o que poderá colapsar a veia.
2. Aparamentar-se e degermar o local de punção, incluindo preferencialmente todo lado do pescoço onde o CVC será inserido, e também a área da clavícula e ombro (Figura 3.5).

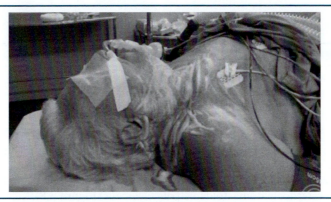

Figura 3.5 Degermação. A degermação deve ser ampla e compreender toda a área ao redor do sítio de punção, inclusive região da clavícula e ombro homolaterais.

3. Lavagem das mãos com degermante, colocação de avental estéril e luva estéril. Esterilizar o local da punção, em movimentos circulares, do centro para a periferia. Colocar os campos estéreis e organizar os materiais (Figura 3.6).

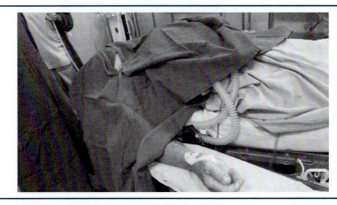

Figura 3.6 Campos estéreis. Os campos devem ser colocados de maneira a expor apenas o sítio de punção, mantendo-o estéril.

4. Preencha as vias do CVC com solução cristaloide. Prepare, também, o fio guia, retirando a capa do mesmo, testando-o e deixando a ponta pronta para ser inserida na agulha de punção (Figura 3.7).

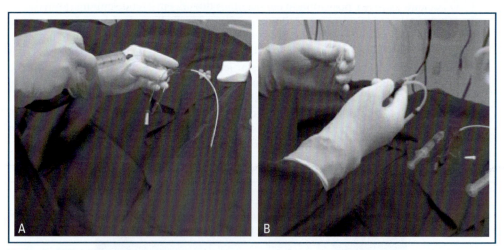

Figura 3.7A, B Preparo dos materiais. As vias do cateter devem ser preenchidas com solução cristaloide e o fio guia desencapado e testado.

5. Deve-se palpar e desviar medialmente a artéria carótida comum. Durante o procedimento, colocar o dedo indicador da mão não dominante na artéria carótida do paciente para diminuir o risco de punção inadvertida da artéria. A punção deve ser realizada no ápice do triângulo formado pelas porções esternal e clavicular do músculo esternocleidomastóideo e pela clavícula (Figura 3.8).

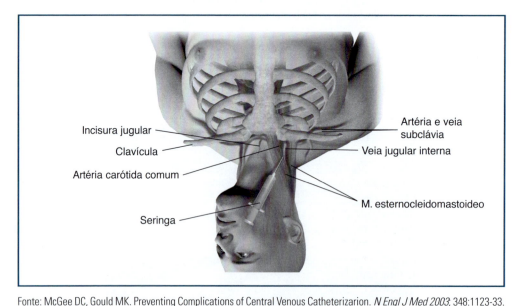

Fonte: McGee DC, Gould MK. Preventing Complications of Central Venous Catheterizarion. *N Engl J Med 2003*; 348:1123-33.

Figura 3.8 Local de punção pela via intermedia. A punção deve ser realizada no ápice do triângulo formado pelas cabeças do esternocleidomastoideo e a clavícula.

6. A anestesia deve ser feita no local da punção. Aspirar o anestésico com cuidado para que não haja entrada de ar. Ao aplicar o anestésico, fazer primeiro um botão de anestésico na pele. Após, aprofundar a agulha, injetando e aspirando repetidamente para evitar puncionar um vaso e instilar anestésico neste. Recomenda-se puncionar a veia jugular interna neste momento para se certificar de sua localização (Figura 3.9). Antes de se proceder a próxima etapa, certifique-se de que o equipo de soro e as vias do cateter estejam preenchidos completamente com solução salina, para evitar a injeção inadvertida de ar.

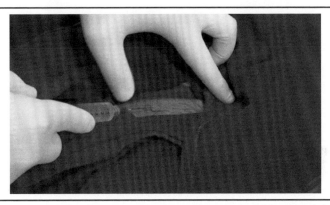

Figura 3.9 Anestesia local. Anestesiar a pele e o tecido celular subcutâneo. Lembre-se de realizar um botão anestésico na pele e sempre aspirar antes de injetar anestésico para evitar injeção em estruturas vasculares. Recomendamos puncionar a veia jugular interna para se certificar de sua localização.

7. Em seguida, acople a seringa de 5 mL na agulha de punção (18G). A agulha de punção deve ser introduzida em um ângulo de 30° a 45° com o plano da pele, inferiormente e lateralmente, em direção ao mamilo ipsilateral, aspirando até surgir refluxo de sangue (Figura 3.10). Lembre-se que, se a agulha da anestesia consegue alcançar a veia, esta não é profunda. Se você inserir além do comprimento da agulha de anestesia, você está errando e aumentando as chances de cometer iatrogenias.
Caso você não localize o vaso na primeira tentativa, não retire a agulha. Superficialize a agulha e repita o procedimento, sempre de lembrando de aspirar ao puncionar.
Lembre-se de manter o dedo indicador de sua mão não dominante na artéria carótida do paciente, para diminuir o risco de punção inadvertida da artéria. Se a punção da carótida acontecer, será observado um fluxo de sangue arterial intenso, pulsátil e espontâneo pela seringa (sem necessidade de aspiração). Retire imediatamente a agulha e comprima vigorosamente o local por pelo menos dez minutos. Observe a formação de hematomas progressivos, que podem indicar necessidade de abordagem cirúrgica.
8. Logo que se aspirar sangue venoso com um bom fluxo, desconectar a seringa. Alguns *kits* de CVC não necessitam que haja a desconexão da seringa por usarem agulha com dupla via. Parar e observar o fluxo que sai da agulha e sua coloração, que devem ser compatíveis com o sangue venoso. Inserir o fio guia por dentro da agulha. O fio deve ser inserido com delicadeza e não apresentar resistência durante sua introdução. A posição da mão deve idealmente ser fixa, apoiando-se no paciente. Caso haja resistência, rotacione o fio guia ou retire-o e tente uma nova passagem (Figura 3.11).
9. O ideal é inserir o cateter entre a marcação de 3 quadrados e 4 quadrados que pode ser vista no fio guia. O monitor cardíaco pode evidenciar espículas ou mudança de ritmo devido à passagem do fio guia no coração. Caso isso ocorra, puxe o fio até que o ritmo normalize (Figura 3.12).

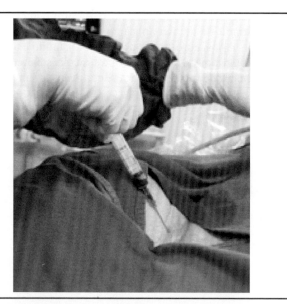

Figura 3.10 Punção da veia jugular interna. A punção deve ser realizada com a agulha de punção acoplada a uma seringa. Puncionar no ângulo entre as cabeças esternal e clavicular do músculo esternocleidomastoideo, com uma angulação de 30-45° em relação à pele, direcionando a agulha ao mamilo ipsilateral. Lembre-se de aspirar enquanto aprofunda a agulha.

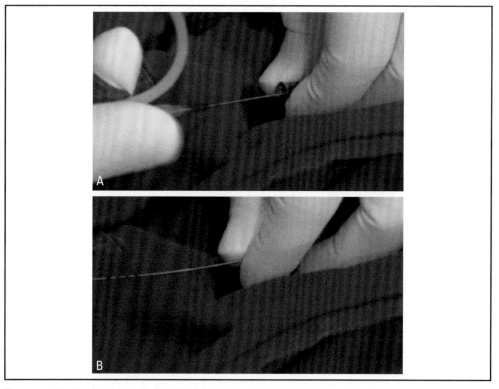

Figura 3.11A, B Passagem do fio guia pela agulha de punção e a marcação de 4 quadrados no fio guia. A passagem deve ser suave e sem resistência. Nunca force a passagem do fio guia contra uma resistência.

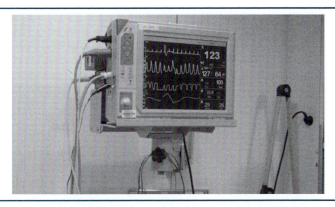

Figura 3.12 Monitorização cardíaca do paciente durante o procedimento, mostrando alteração de ritmo devido a passagem do fio guia pelo coração.

10. A pele no local da punção deve ser incisada em 0,5 cm com um bisturi. Em seguida, deve-se inserir o dilatador plástico semirrígido até atingir o local da veia puncionada de modo a dilatar o trajeto. Não solte o fio guia enquanto o dilatador está sendo inserido na pele. Não insira profundamente o dilatador, somente o suficiente para dilatar o trajeto. O dilatador deve ser retirado enquanto se comprime o sítio de punção.

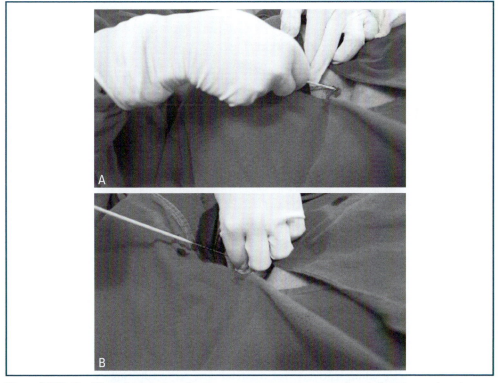

Figura 3.13A, B Dilatação do trajeto. Para que o cateter possa ser passado pelo fio guia, o trajeto deve ser dilatado com um dilatador plástico. Nunca soltar o fio guia durante o procedimento. Manter o sítio de punção comprimido enquanto o dilatador é retirado.

11. O cateter é introduzido enquanto se segura o fio guia. Assim que ele se exteriorizar por uma das vias, imediatamente segure o fio guia e somente depois introduza o cateter suavemente. Não deve haver resistência à passagem do cateter. Em caso de resistência, o cateter deve ser retirado e reintroduzido novamente, utilizando o fio guia, após a conferência de possíveis obstáculos na pele e no subcutâneo. O fio guia deve ficar sempre seguro durante o procedimento, para que não haja risco de embolização, devendo ser retirado apenas após a passagem do cateter. Pode-se recolher o fio guia encapando-o no mesmo recurso em que veio (Figura 3.14).

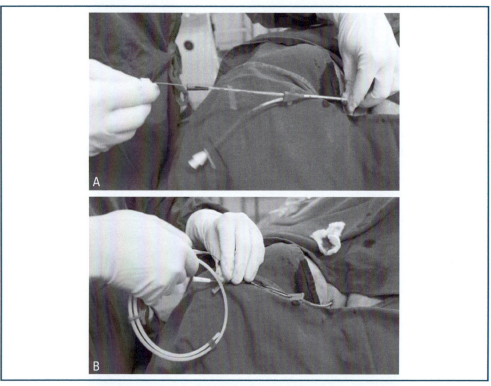

Figura 3.14A, B Passagem do cateter. O fio guia deve ser mantido seguro durante a passagem do cateter. Quando ele sair por uma das vias, imediatamente segure-o e só então empurre o cateter. O fio guia pode ser reencapado para facilitar o descarte e evitar acidentes.

12. O cateter deve ser conectado a um equipo de soro previamente preparado para se testar a infusão bem como o refluxo venoso, posicionando o soro abaixo do nível de decúbito do paciente. Pode-se simplificar este teste aspirando as vias com uma seringa para verificar se a patência está adequada (Figura 3.15A).
13. Após o teste, lave as vias do cateter com solução cristaloide para evitar trombos. Em seguida, antes de iniciar a fixação, sempre use as tampinhas para fechar as bocas das vias, evitando contaminação (Figura 3.15B).
14. Após o teste e salinização das vias, o cateter deve ser fixado. Sugerimos para o nível de fixação do cateter externamente: 15-17 cm à direita e 17-20 cm à esquerda. Há variações para a fixação do cateter. Pode-se usar a fixação em 4 pontos através da borboleta plástica acoplada, que tem o inconveniente de dificultar a limpeza da

porção externa do cateter, podendo acumular detritos. Lembre-se de fixar a borboleta proximal o mais próximo do local de punção da pele e com os pontos paralelos ao cateter, pois isto evita a saída momentânea do cateter do óstio (Figura 3.16).

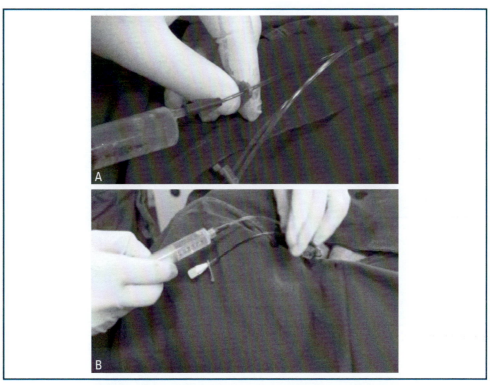

Figura 3.15A, B Teste do cateter e salinização das vias. A patência de todas as vias deve ser testada conectando-as a um equipo de soro ou aspirando com uma seringa. Após o teste, manter as vias preenchidas com solução cristaloide para evitar trombos.

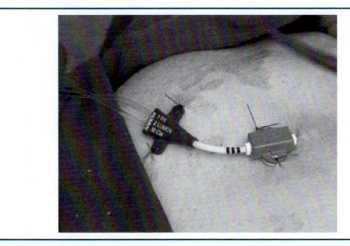

Figura 3.16 Fixação do cateter com borboleta. A borboleta plástica deve ser acoplada o mais próximo possível ao sítio de punção, com pontos paralelos em relação ao cateter.

Pode-se fixar suturando ao estilo bailarina, o que facilita a limpeza e o curativo do CVC, mas é tecnicamente mais complexo. Além disso, há risco de obstrução do cateter se os laços forem muito apertados. Para uma boa bailarina, devem-se deixar todos os nós próximos à base de inserção do CVC (Figuras 3.17 e 3.18).

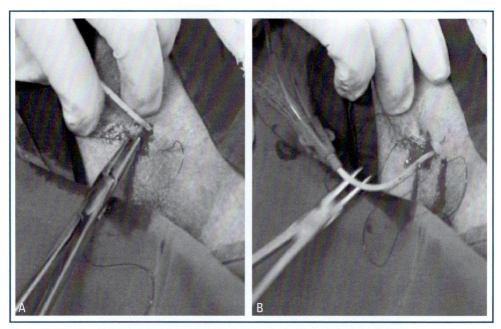

Figura 3.17A, B Fixação do cateter pelo método da bailarina I. A realização dos pontos para fixação do cateter pelo método da bailarina. Após esses pontos, corte a agulha para evitar acidentes.

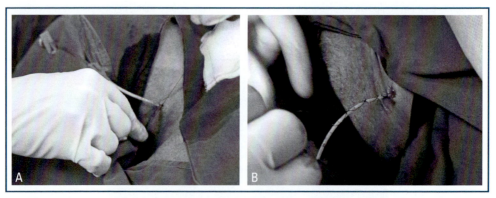

Figura 3.18A, B Fixação do cateter pelo método da bailarina II. As figuras mostram a realização do nó de ancoragem do cateter e a disposição trançada do fio característica do método da bailarina.

15. Faça um curativo estéril oclusivo (Figura 3.19).
16. Sugerimos realizar uma radiografia de tórax após o procedimento para se certificar do correto posicionamento do cateter antes de sua utilização. Idealmente, a extremidade do cateter deve estar localizada na junção atriocaval (Figura 3.20).

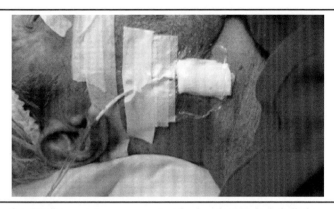

Figura 3.19 Curativo estéril em cateter venoso central fixado pelo método da bailarina.

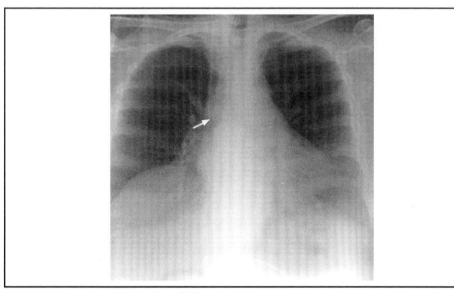

Fonte: https://psnet.ahrq.gov/webmm/case/51/crossing-the-line.

Figura 3.20 Radiografia de controle. Mostra um cateter venoso central em veia jugular interna direita corretamente locado. Observe que a ponta do cateter localiza-se na junção atriocaval.

Veia jugular interna – técnica posterior

A técnica é basicamente a mesma, apenas o item 5, que descreve o local de punção e os parâmetros anatômicos são diferentes.

A punção deve ser realizada na borda lateral do músculo esternocleidomastoideo, na junção entre suas porções média e distal, aproximadamente no cruzamento dele com a veia jugular externa (Figura 3.21). Em geral, esse ponto está no mesmo plano em que passa a cartilagem cricoide. A agulha de punção deve ser introduzida em um ângulo de 45° com o plano da pele, inferiormente e medialmente, em direção à incisura jugular, aspirando até surgir refluxo de sangue com facilidade.

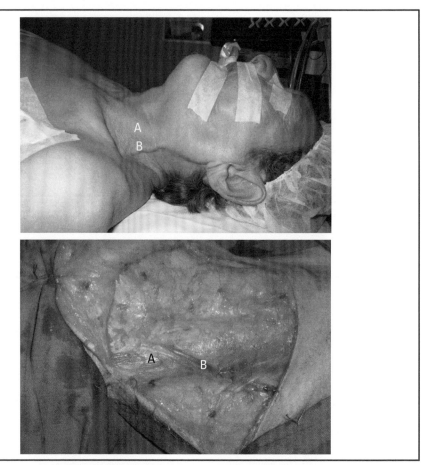

Figura 3.21 Veia jugular externa em evidência. As figuras mostram o cruzamento da veia jugular externa com o músculo esternocleidomastoideo. Na figura superior vemos os reparos na anatomia de superfície, enquanto na inferior as estruturas são evidenciadas em uma dissecção anatômica. (A) Músculo esternocleidomastóideo, (B) veia jugular externa. Na figura inferior, a cabeça está à esquerda.

Complicações

Complicações durante a inserção do cateter venoso central ocorrem em menos de 1% dos casos. A seguir, as causas das complicações.
1. Erros de técnica: são decorrentes do erro de punção: punção de artéria carótida, fístula arteriovenosa, perfuração de traqueia, pneumotórax, hemotórax, hemorragia e arritmias. O uso do ultrassom durante o procedimento parece aumentar a taxa de sucesso do posicionamento do cateter e diminuir o risco de complicações. Tanto a veia quanto a artéria aparecem com padrão anecoico, sendo a veia compressível quando submetida a leve pressão.
2. Obstrução: a obstrução do cateter pode ser por coágulos, medicamentos ou mecânica, sendo esta última mais comum. Suspeita-se de obstrução quando há dificuldade tanto para aspirar sangue quanto para infundir soluções. Nesses casos, não se deve tentar desobstruir o cateter com o fio guia, mas pode-se utilizar um agente antitrombótico ou ácido hidroclórico diluído.

Cateter Venoso Central em Veia Jugular Interna ■ **43**

3. Trombose: a própria inserção do cateter, ao lesar o vaso, propicia a formação de trombos. A remoção do cateter o mais rápido possível reduz esse risco.
4. Embolia gasosa: é uma complicação que pode ocorrer tanto no momento da punção quanto na retirada do cateter. Posição supina, hipovolemia, inspiração durante a instrumentação e descuido com o selamento do cateter aumentam o risco de embolia gasosa.
5. Infecção: há três mecanismos pelos quais um cateter pode ser infectado: infecção do local de punção, tanto pela flora presente na pele do paciente quanto pela presente nas mãos da pessoa que realiza o procedimento; contaminação do hub (junção do cateter com o tubo), seguida da infecção por via intraluminal; ou por disseminação hematogênica da infecção.
   A adequada higienização das mãos, uso das precauções máximas de barreira (máscaras, gorros), antissepsia com clorexidina, seleção de um local adequado de punção e remoção assim que o cateter não for mais necessário são medidas que efetivamente reduzem o risco de infecções.
6. Punção do ducto torácico: é uma complicação rara da passagem de cateter em veia jugular interna esquerda. Pode resultar tanto em drenagem de quilo pelo orifício de punção quanto em quilotórax. Em geral, a abordagem dessa complicação é conservadora, com elevação de decúbito e pressão local. No caso de quilotorax, a drenagem de tórax pode ser necessária. Caso não responda às medidas conservadoras, a correção cirúrgica está indicada.
7. Pneumotórax: complicação rara da passagem de cateter em veia jugular interna. Cuidado especial para os pacientes que estão em ventilação mecânica (pressão positiva), que devem ser desconectados do aparelho no momento da punção, para se evitar trauma no ápice pleural durante a fase inspiratória.
8. Complicações tardias: a médio e longo prazo, podem ocorrer reações inflamatórias e infecciosas, como reações alérgicas, flebite, osteomielite de clavícula, endocardite.

Cuidados com o cateter

Tão importante quanto saber passar o cateter venoso central é saber manipulá-lo de maneira adequada. As duas principais complicações associadas à falta dos cuidados com o cateter são a infecção (local e sistêmica) e a trombose das vias.

Apesar de o cateter estar fixado, é fundamental que a manipulação seja cuidadosa e realizada com extrema higiene. Não esquecer de higienizar as mãos antes e após a manipulação do cateter. Recomendamos a troca de curativo periodicamente, com marcação da data da troca. Recomendamos também a limpeza das bocas das vias com solução antisséptica (álcool 70% de preferência) sempre que forem manipuladas e o uso exclusivo de material estéril. Não recomendamos uso de antimicrobianos tópicos ao redor do cateter, já que esta prática está relacionada a uma maior taxa de colonização por fungos e aumento da resistência bacteriana, sem afetar o risco de infecções de corrente sanguínea relacionadas ao cateter. A probabilidade de colonização e infecção relacionada ao cateter aumenta com o tempo, por isso é fundamental que o cateter seja sacado assim que não for mais necessário.

Nos casos de suspeita de infecção sem outra fonte confirmada, sinais de sepse ou choque séptico, deve ser solicitado um par de hemoculturas periféricas e o cateter deve ser sacado, com a ponta enviada para análise de cultura para fungos e bactérias. Caso a cultura da ponta do cateter seja negativa, uma infecção relacionada ao cateter é improvável, e outras fontes de infecção devem continuar sendo investigadas. Caso a cultura da ponta seja positiva e as hemoculturas negativas, caracteriza-se colonização do cateter, estando indicada substituição do sítio. Neste caso não há indicação de uso de antibióticos. No entanto, se a cultura da ponta do cateter for positiva com hemoculturas positivas tem-se o diagnóstico de infecção de corrente sanguínea relacionada ao cateter, com indicação de substituição do sítio do cateter e antibioticoterapia sistêmica guiada pelo antibiograma. A qualquer momento, se houver a presença de sinais flogísticos no sítio de punção, o cateter deve ser sacado e o sítio trocado. Lembrar que sempre que um cateter for retirado definitivamente ou trocado, sua ponta deve ser enviada para análise de cultura para fungos e bactérias.

Após a introdução de medicações ou a retirada de sangue pelo cateter, suas vias devem ser lavadas cuidadosamente com solução salina para evitar obstrução do lúmen.

Algoritmo de Cateter Venoso Central em Veia Jugular Interna

Checar indicação de procedimento
- Administração de substâncias que podem provocar flebite (quimioterápicos, nutrição parenteral, vasopressores);
- acesso para terapia extracorpórea, como hemodiálise e plasmaférese;
- via para monitoração da pressão venosa central ou saturação venosa de hemoglobina;
- falha na obtenção de acesso venoso periférico.

Contraindicações
- Infecção no local de punção;
- lesões ou rafias vasculares proximal ao sítio de inserção;
- coagulopatias.

Checar materiais necessários
- EPIs (avental, máscara, touca e luvas estéreis);
- campo estéril;
- anestésico local – lidocaína 2%;
- 2 agulhas;
- 2 seringas;
- *kit* mínimo de cateter central: fio guia, dilatador, cateter central;
- bisturi;
- gaze;
- solução salina: soro fisiológico ou ringer lactato;
- porta-agulha;
- fio de sutura;
- curativo estéril.

Explicar o procedimento e obter o consentimento de paciente/familiares

Tornar o ambiente adequado para procedimento
- Garantir condições adequadas de iluminação no local da punção.

Posicionamento
- Posição em Trendelenburg;
- rotação da cabeça na direção contralateral ao acesso;
- paciente deve ser monitorizado, quando necessário.

Técnica asséptica
- Colocação de máscara e gorro;
- lavagem das mão;
- paramentação com avental e luvas estéreis;
- antissepsia e assepsia amplas do local.

continua

continuação

Teste do material
- Checar se as vias do cateter estão pérvias, preenchendo-as com solução salina.

Identificação de parâmetros anatômicos
- Triângulo formado pelas cabeças esternal e clavicular do musculo esternocleidomastoideo com a clavícula;
- mamilo ipsilateral;
- palpação do pulso carótico.

Anestesia
- Injeção do anestésico no sítio de punção, anestesiando pele e subcutâneo;
- não esquecer de sempre aspirar antes de injetar o anestésico.

Técnica
- Punção no encontro das cabeças esternal e clavicular do m. esternocleidomastoideo, lateral ao pulso jugular, em um angulo de 30-45° com a pele em direção ao mamilo ipsilateral;
- quando houver refluxo de sangue venoso, desconectar a seringa da agulha grossa;
- passagem do fio guia pela agulha grossa, não esquecer de nunca forçar o fio guia;
- dilatação do trajeto;
- passagem do cateter;
- remoção do fio guia.

Certificação de correta execução de procedimento
- Checar a patência das vias aspirando-as com uma seringa e observando se há um bom refluxo de sangue.

Fixação
- Pontos simples com fio de *nylon* em borboleta plástica ou técnica em bailarina.

Certificação de posicionamento do cateter
- Radiografia posteroanterior de tórax

Reavaliação de paciente/diagnóstico de complicações do procedimento
- Hemorragia e/ou hematoma;
- pneumotórax e/ou hemotórax;
- embolia aérea;
- arritmias;
- infecção.

BIBLIOGRAFIA

1. Meyer-Pflug A, Collet e Silva FS. Dissecção venosa e passagem de cateter venoso central. In: Utiyama EM. Cirurgia de emergência. São Paulo: Manole; 2012. p. 731-4.
2. Nunes A. Acessos venosos. In: Pohl FF, Petroianu A. Tubos, sondas e drenos. Rio de Janeiro: Guanabara Koogan; 2000. p. 389-95.
3. Moore KL. Pescoço. In: Moore KL. Anatomia orientada para a clínica. 6. ed. Rio de Janeiro: Guanabara Koogan; 2011. p. 971-1004.
4. Graham AS, Ozment C, Tegtmeyer K, Lai S, Braner DA. Central venous catheterization. N Engl J Med. 2007 May 24;356(21):e21.
5. Institute for Healthcare Improvement (IHI). Implement the Central Line Bundle. Cambridge, MA: IHI. (accessed 24 June 2014). Available from: http://www.ihi.org/resources/Pages/Tools/HowtoGuidePreventSurgicalSiteInfection.aspx.

6. Pereira PR, Tozzi F, Lorenzi F, Dos Santos VM, Escamilla-Garcia A, Cirino LMI, et al. Procedimentos cirúrgicos básicos. In: Tolosa EM. Manual de cirurgia do Hospital Universitário da USP: diagnóstico e tratamento. São Paulo: Atheneu; 2002. p. 51-69.

7. Roberts S, Johnson M, Davies S. Near-fatal air embolism: fibrin sheath as the portal of air entry. South Med J. 2003 Oct;96(10):1036-8.

8. Laskey AL, Dyer C, Tobias JD. Venous air embolism during home infusion therapy. Pediatrics. 2002 Jan;109(1):E15.

9. Kwon SS, Falk A, Mitty HA. Thoracic duct injury associated with left internal jugular vein catheterization: anatomic considerations. J Vasc Interv Radiol. 2002 Mar;13(3):337-9.

10. Shapey IM, Foster MA, Whitehouse T, Jumaa P, Bion JF. Central venous catheter-related bloodstream infections: improving post-insertion catheter care. J Hosp Infect. 2009;71(2):117.

11. Salzman MB, Isenberg HD, Rubin LG. Use of disinfectants to reduce microbial contamination of hubs of vascular catheters. J Clin Microbiol. 1993;31(3):475.

12. Netter FH. Section 1 – head and neck. In: Netter FH. Atlas of Human Anatomy. US: Elsevier; 2010. p. 34.

13. Netter FH, Hansen JT. Section 8 – head and neck. In: Netter FH, Hansen JT. Netter's Clinical Anatomy US: Saunders; 2014.

14. Gray H. Anatomy of the Human Body. Philadelphia: Lea & Febiger; 1918 (accessed Jul 22, 2016). Available from: http://www.bartleby.com/107.

15. McGee DC, Gould MK. Preventing complications of central venous catheterizarion. N Engl J Med. 2003; 348:1123-33.

CRICOTIREOIDOSTOMIA

4

BRAIAN LUCAS AGUIAR SOUSA

FIAMA KURODA OGATA

JÉSSICA KAZUMI OKUMA

MARÍLIA D´ELBOUX GUIMARÃES BRESCIA

PAULO FERNANDO GUIMARÃES MAZORCCHI TIERNO

FLÁVIO CARNEIRO HOJAIJ

Introdução

A cricotireoidostomia é um procedimento tecnicamente simples e rápido, de acesso emergencial à via aérea superior, que não exige materiais de sofisticados, sendo fundamental em situações de ameaça iminente à vida por obstrução de via aérea superior.

Indicações

A cricotireoidostomia tem por objetivo permeabilizar temporária e rapidamente a via aérea do paciente com obstrução ventilatória alta. Por vezes é realizada na emergência, em quadros de insuficiência respiratória grave – ou em *gasping* (próximo à parada respiratória) – e em que não é possível a obtenção de via ventilatória definitiva com intubação orotraqueal ou com traqueostomia. Por não requerer manipulação da coluna cervical, a cricotireoidostomia também é indicada em situações em que há suspeita ou risco de lesão da medula espinal, situação em que o movimento de hiperextensão cervical para intubação orotraqueal é proibitivo. Outra indicação é quando o paciente apresenta obstrução ou comprometimento traumático de vias aéreas, com impedimento de intubação oro ou nasotraqueal. De maneira pontual, as principais indicações de cricotireoidostomia são:

- traumas cervicais;
- traumas de face que dificultam a obtenção de via aérea definitiva através de intubação oro ou nasotraqueal;
- anafilaxia com edema de glote;
- tumores acima do nível da membrana cricotireóidea, que causem obstrução das vias respiratórias como de base de língua, por exemplo;
- infecções laríngeas obstrutivas.

Contraindicações

Não se recomenda a realização de cricotireoidostomia em:

- casos em que há impossibilidade de encontrar os pontos de referência anatômicos. Além de dificultar o sucesso da cricotireoidostomia, a falta de referência aumenta as chances de lesão de estruturas importantes da região anterior do pescoço;

- pacientes menores que 12 anos. Quanto mais jovem o paciente maior é o risco de estenose no local incisado, provocando dificuldades respiratórias. Nesses casos, realiza-se uma variação técnica chamada cricotireoidostomia por punção;
- trauma laríngeo: realizar o procedimento numa situação de trauma laríngeo pode agravar as lesões já existentes, sendo idealmente o tratamento deste através de traqueostomia de urgência. No entanto, em algumas situações, cricotireoidostomia pode ser a única opção em fraturas laríngeas traumáticas.

Os fatores que impedem ou dificultam a realização do procedimento incluem:
- agitação psicomotora;
- alterações na região da punção, como fraturas, queimaduras ou cirurgias prévias;
- ausência de profissional habilitado.

Anatomia

A cricotireoidostomia, assim como qualquer outro procedimento, deve ser feita apenas quando se conhece profundamente a anatomia local. Assim, destaca-se o conhecimento da anatomia da região anterior do pescoço, especificamente da região entre as cartilagens cricoide e tireoide.

À inspeção do pescoço, é necessário o reconhecimento da cartilagem tireoide. À palpação, a proeminência laríngea e a cartilagem cricoide devem ser reconhecidas.

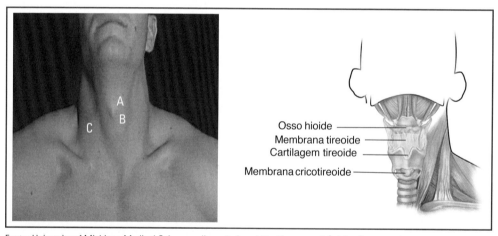

Fonte: University of Michigan Medical Sciences, disponível em http://www.med.umich.edu.

Figura 4.1 Anatomia de superfície do pescoço. Nas figuras estão destacados alguns reparos anatômicos do pescoço. Destaque para a proeminência laríngea da cartilagem tireoide, cuja identificação é fundamental à realização da cricotireoidostomia. (A) Proeminência laríngea da cartilagem tireoide, (B) cartilagem cricoide, (C) músculo esternocleidomastoideo.

Entre a pele e a laringe, além do tecido celular subcutâneo e do platisma, se localizam os músculos infra-hióideos (esterno-hióideo, esternotireóideo, tire-hióideo e omo-hióideo) e as veias jugulares anteriores. O músculo mais anterior e medial é o esterno-hióideo, que recobre o tireo-hióideo e o esternotireóideo, mais posteriores e laterais. Superficialmente aos músculos infra-hióideos, sobre a lâmina superficial da fáscia cervical profunda, correm as veias jugulares anteriores. Seu trajeto é medial às bordas mediais dos músculos omo-hióideos, indo de cranial para caudal e desembocando na veia jugular externa ou na veia subclávia. No caso de incisões transversais na pele, deve-se ter cuidado para não lesar essas veias. No caso de incisões longitudinais, o risco de hemorragia é menor, decorrente da lesão de vasos comunicantes ou perfurantes.

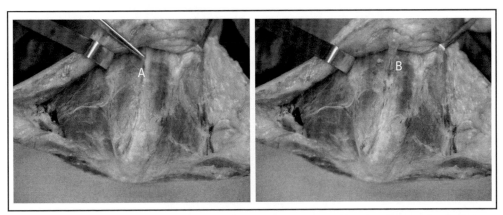

Figura 4.2 Incisão em colar na região cervical. Estão rebatidos a pele, tecido subcutâneo e músculo platisma, com exposição dos músculos infra-hióideos. (A) Veia jugular anterior, neste caso, há apenas uma, (B) membrana cricotireoide puncionada por uma agulha.

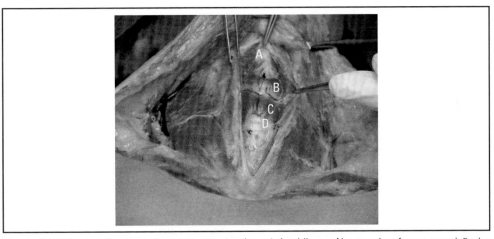

Figura 4.3 Abertura da rafe mediana entre os músculos pré-tireoidianos. Abertura da rafe com exposição das estruturas da via aérea: (A) cartilagem tireoide, (B) cartilagem cricoide recoberta pelos músculos cricotireóideos, (C) glândula tireoide, (D) primeiros anéis traqueais.

Os músculos cricotireóideos são inervados pela fibra externa do nervo laríngeo superior através de sua face anterior. Como ele é responsável por proporcionar a tensão das pregas vocais, caso haja lesão destes nervos, ocorrerá disfunção dos músculos e, consequentemente, disfonia. Por outro lado, o nervo laríngeo inferior (responsável pela inervação dos demais músculos intrínsecos da laringe) está localizado profundo e lateralmente às demais estruturas, no sulco traqueoesofágico; portanto, a chance de ele ser lesado neste procedimento é bem menor.

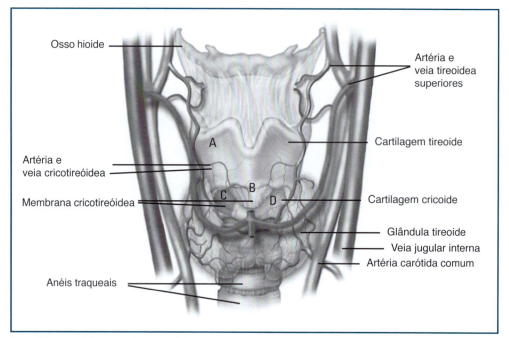

Fonte: Utiyama EM, Steinman E, Birolini D[13].

Figura 4.4 Anatomia da membrana cricotireóidea. Compare com a Figura 4.3 para visualização anatômica das estruturas destacadas. (A) Cartilagem tireoide, (B) membrana cricotireoide, (C) músculo cricotireoide – representado apenas o direito –, (D) cartilagem cricoide.

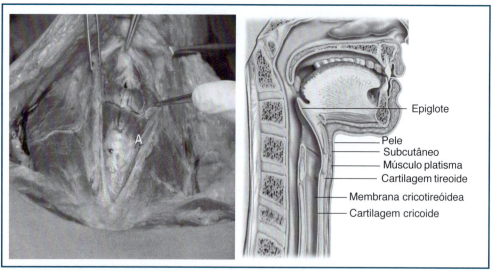

Fonte: Utiyama EM, Steinman E, Birolini D[13].

Figura 4.5 Punção na membrana cricotireoide e locais de acesso à via aérea. (A) Realizada punção na membrana cricotireoide, onde vê-se um orifício. Na figura ao lado, vê-se um corte sagital do segmento cefálico e cervical, destacando os principais locais de acesso a via aérea.

Cricotireoidostomia ■ 51

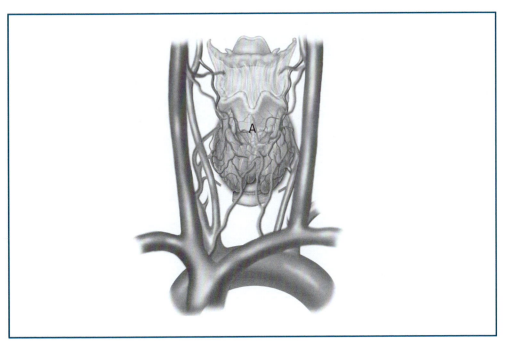

Fonte: Netter FH, Netter's Concise Radiologic Anatomy.

Figura 4.6 Lobo piramidal da glândula tireoide. (A) Lobo piramidal da glândula tireoide. O lobo piramidal projeta-se superiormente e pode cruzar a membrana cricotireoide, representando risco de hemorragia durante o procedimento.

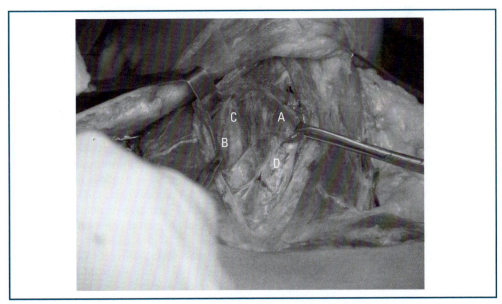

Figura 4.7 Grandes vasos do pescoço. (A) Lobo direito da glândula tireoide sendo tracionado medialmente, (B) veia jugular interna direita, (C) artéria carótida comum direita, (D) traqueia.

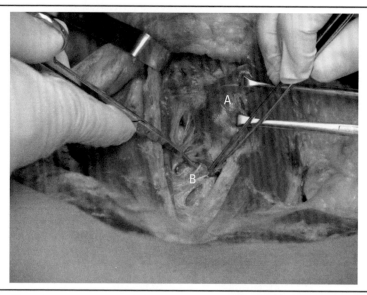

Figura 4.8 Nervo laríngeo recorrente. (A) Lobo direito da glândula tireoide sendo tracionado medialmente, (B) nervo laríngeo recorrente.

Materiais

- Paramentação: avental estéril, máscara, gorro, luvas estéreis, óculos de proteção.
- Técnica asséptica: solução degermante, solução alcoólica (clorexidina ou iodopolvidine), pacotes de gaze e campo estéril.
- Anestesia local: seringa (10 mL), agulha para aspiração (40/7) e agulha para anestesia (25G), anestésico local (lidocaína, 1% a 2%, bupivacaína, ropivacaína, dentre outros).
- Material cirúrgico: bisturi com cabo, pinça cirúrgica do tipo Kelly.
- Cânulas: cânula de traqueostomia (infantil ou adulto) e cadarço para fixação da cânula.
- Opcional: xilocaína gel ou spray para lubrificar a ponta da cânula de traqueostomia.

Técnica

É sabido que, em vista do ambiente de emergência intrínseco à cricotireoidostomia, alguns passos, principalmente a antissepsia, não são rigorosamente observados. Recomendamos que se siga cada passo da técnica ao máximo possível conforme a situação permitir.

Sempre que possível, antes de qualquer procedimento, deve-se explicar ao paciente o que irá se suceder e o porquê. Sempre que possível, chamar alguém habilitado para ajudar na abertura dos materiais e sua colocação em local estéril. Lembrar de avisar o paciente no momento da penetração da pele por agulhas, se o paciente estiver consciente. Isto pode evitar sustos e movimentação indesejada.

O procedimento consiste em uma abertura da membrana cricotireóidea, após incisão cutânea, tendo como ponto de referência a palpação das cartilagens cricoide e tireoide.

1. O paciente deve ser posicionado em decúbito dorsal. Se não houver suspeita de lesão cervical, a hiperextensão do pescoço facilita a visualização e exposição das estruturas a serem manipuladas.

Cricotireoidostomia ■ 53

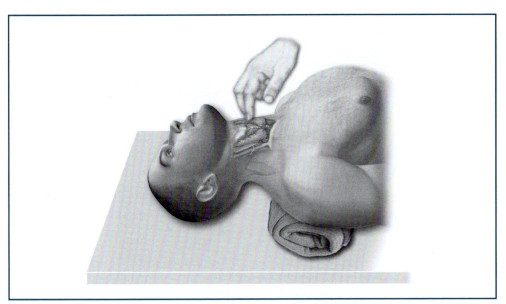

Fonte: Netter FH, Hansen JT. Netter's Clinical Anatomy.

Figura 4.9 Posicionamento do paciente. A hiperextensão do pescoço facilita a visualização dos reparos anatômicos de superfície e a manipulação durante o procedimento.

2. Devem ser identificados os reparos anatômicos que servem de guia para o procedimento: as cartilagens cricoide e tireoide e a membrana entre elas. Em alguns pacientes (indivíduos longilíneos e/ou emagrecidos) é possível a identificação visual. Já em outros, só se conseguem identificar as estruturas via palpação. Palpa-se a proeminência laríngea e desliza-se o dedo inferiormente pela borda da cartilagem tireóidea. Sente-se uma depressão, correspondente à membrana cricotireóidea, e logo em seguida uma elevação, correspondente à cartilagem cricoide. A incisão deverá ser realizada sobre a membrana cricotireóidea.
3. Após a identificação do local a ser incisado, deve-se realizar a assepsia e antissepsia. Podem ser utilizados álcool 70%, clorexidina ou outros antissépticos. Lembrar que a assepsia deve ser realizada em todo o entorno do local de incisão, e não apenas nas suas proximidades. Anestesia local deve ser realizada em seguida.
4. Fixando-se a laringe com a mão não dominante, realiza-se uma incisão longitudinal da cartilagem tireoide até a cricoide. As vantagens desta abordagem são a possibilidade de ampliação da incisão, caso seja feita na altura errada, e menor risco de lesão das veias jugulares anteriores, que correm próximas à região. A incisão transversa de aproximadamente 3 cm sobre a membrana cricotireóidea também é possível.
5. Após a incisão, o tecido celular subcutâneo e o platisma (este músculo somente se a incisão for transversal) devem ser rapidamente divulsionados com a pinça Kelly, até se atingir a membrana cricotireóidea.
6. Realiza-se a incisão transversal ou longitudinal da membrana cricotireóidea com o bisturi, o suficiente para introduzir a cânula. A incisão pode ser alargada com a Kelly ou até mesmo com a empunhadura do cabo do bisturi, inserindo-o e na incisão e rotacionando 90 graus.
A membrana é perfurada com a lamina de bisturi e o orifício é dilatado com a pinça de Kelly. A laringe deve ser mantida fixa durante essa etapa.

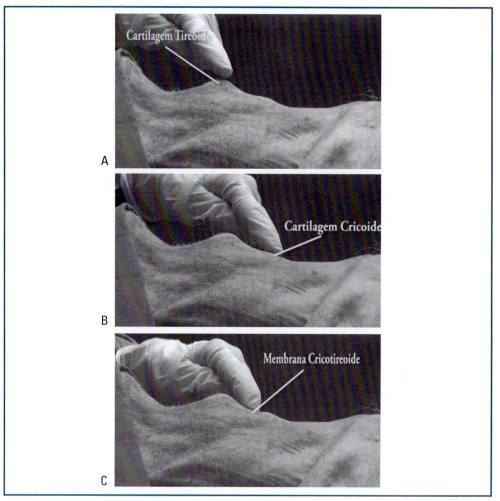

Figura 4.10 Reparos anatômicos de superfície. A localização dos reparos anatômicos destacados é fundamental para o sucesso do procedimento. Lembrando que a membrana cricotireoide (C) localiza-se entre a cartilagem tireoide (A) e a membrana cricoide (B).

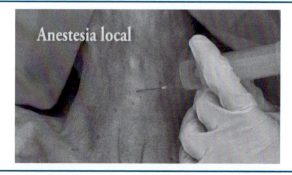

Figura 4.11 Anestesia local. A anestesia local deve ser realizada no local da incisão. Anestesiar pele e tecido celular subcutâneo, formando um botão anestésico.

Cricotireoidostomia ■ 55

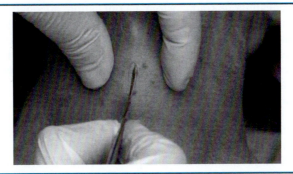

Figura 4.12 Incisão. A incisão em sentido longitudinal da cartilagem tireoide à cricoide. A laringe é mantida fixa com a mão não dominante.

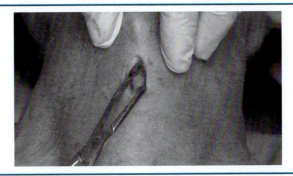

Figura 4.13 Divulsão com pinça de Kelly. Pele e tecido celular subcutâneo são divulsionados para expor a membrana cricotireoide.

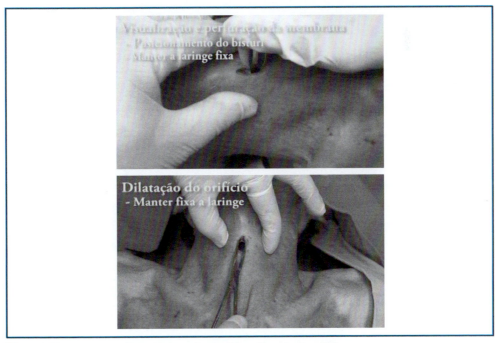

Figura 4.14 Perfuração da membrana cricotireoide e dilatação do orifício.

7. Introdução da cânula de traqueostomia, com calibre adequado ao orifício confeccionado na membrana cricotireoide e preferencialmente lubrificada com xilocaína gel. Posicionar a angulação da cânula para lateral e conforme é introduzida pelo orifício, rotacioná-la suavemente para a porção inferior. Verificar a ventilação do paciente; se esta não ocorrer, avaliar presença de falso trajeto. Não se deve forçar a entrada da cânula, sob risco de fratura da cartilagem cricoide.
8. Fixar com cadarço com um laço e curativo.
9. Ventilar e auscultar o tórax e observar a insuflação dos pulmões.
10. Aspiração das vias aéreas de secreções resultantes, aspiradas indevidamente ou retidas e ventilação do paciente.
11. Planejar uma traqueostomia cirúrgica para obtenção de via aérea definitiva.

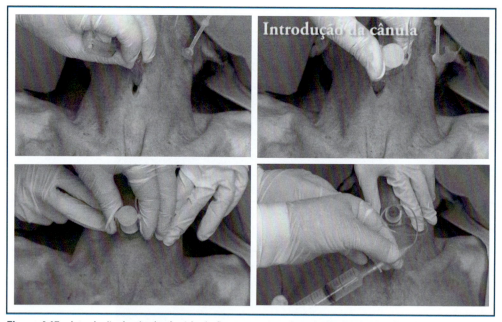

Figura 4.15 Introdução da cânula. A série de figuras mostra a introdução da cânula e insuflação do *cuff* com seringa.

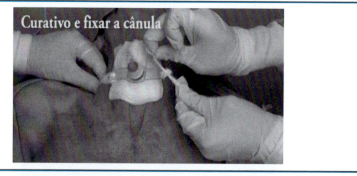

Figura 4.16 Fixação e curativo. Realizar curativo no local e fixar com cadarço (dar um laço).

Cricotireoidostomia por punção

A cricotireoidostomia por punção é um procedimento que possibilita o acesso à via aérea e a ventilação do paciente por um método ainda mais fácil e rápido que a cricotireoidostomia convencional. Consiste em puncionar com uma agulha calibrosa a membrana cricotireóidea, dispensando a realização de incisões. É indicada para pacientes menores que 12 anos, por diminuir os riscos de estenose tardia do local. A principal desvantagem da técnica é a impossibilidade de manter a ventilação do paciente por um tempo superior a 45 minutos, tempo em que deve ser providenciada uma via aérea definitiva. Os aspectos anatômicos são idênticos aos da cricotireoidostomia convencional.

Cricotireoidostomia por punção – técnica

A técnica é idêntica à da cricotireoidostomia tradicional até o passo 3.
1. Fixando-se a laringe, deve-se puncionar a membrana cricotireóidea com um Jelco (preferencialmente calibroso, como os de 12F e 14F para adultos e 16F e 18F para crianças), conectado a uma seringa, em direção caudal e mantendo um ângulo de 45° com a pele. Nesta técnica, o risco de perfuração esofágica é maior devido ao comprimento da agulha, portanto, deve-se estar atento ao momento em que a agulha atinge a traqueia.
2. A agulha deve ser introduzida sob aspiração contínua da seringa, interrompendo-se a introdução quando se aspirar ar (indício de penetração da via aérea).
3. Retira-se a agulha do Jelco, conectando-o a uma fonte de oxigênio. A ventilação é realizada com jato de ar a 12 L/min (ou 5-7 L/min nos casos de obstrução glótica), com desconexões intermitentes (3 segundos de desconexão a cada 1 segundo de ventilação), mantendo a relação fisiológica de 1:3 dos tempos inspiratório e expiratório.
4. Devido ao risco de retenção de gás carbônico, deve-se providenciar urgentemente a confecção de uma via aérea definitiva (no caso, traqueostomia).

Seguimento

É importante lembrar que a cricotireoidostomia é um procedimento emergencial e de caráter temporário (45 minutos a 1 hora para o procedimento por punção; 48 a 72 horas para o procedimento cirúrgico) e que não protege a via aérea contra a broncoaspiração, devendo-se providenciar rapidamente a obtenção de via aérea definitiva (preferencialmente traqueostomia).

Complicações

Várias complicações podem ocorrer durante e após a realização da cricotireoidostomia, principalmente se a técnica correta não é observada. A seguir, as principais complicações:
1. Enfisema de subcutâneo: se a cânula ou Jelco não forem ajustados corretamente, o ar pode vazar para fora da via aérea e se infiltrar no tecido celular subcutâneo.
2. Perfuração do esôfago: descuidos no momento da incisão na membrana cricotireóidea ou na colocação da cânula (ou do cateter no caso da cricotireoidostomia por punção) podem provocar perfuração da parede posterior da traqueia e do esôfago. Embora raro, em vista da parede anterior da traqueia distar ao redor de 2,5 cm da parede posterior, deve-se sempre tomar cuidado com esta complicação.
3. Hemorragia: lesões em estruturas vasculares na região podem levar a hemorragia. Atentar especialmente para as veias jugulares anteriores. No momento da lesão, pode-se usar compressão digital para conseguir finalizar o procedimento e depois tratar a lesão vascular com a devida ligadura.
4. Estenose laríngea: a cricotireoidostomia cirúrgica pode gerar esta complicação se permanecer por mais de 48-72 horas.

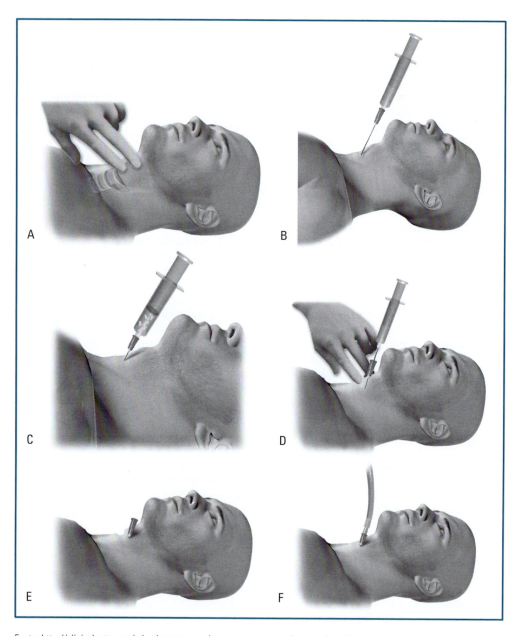

Fonte: http://clinicalgate.com/cricothyrotomy-and-percutaneous-translaryngeal-ventilation.

Figura 4.17 Cricotireoidostomia por punção. A série de figuras mostra as etapas da cricotireoidostomia por punção. É importante identificar prontamente a entrada da agulha na via aérea (borbulhar na seringa) para evitar transfixação da via aérea e lesão esofágica. (A) hiperextenda o pescoço do paciente se possível. Localize a membrana cricotireoide coma sua mão não dominante; (B) conecte um Jelco 14 a uma seringa preenchida com soro fisiológico. Introduza a agulha através da pele, tecido subcutâneo e membrana, direcionada a um ângulo de 30 a 45 graus caudalmente; (C) aspire com a seringa conforme você introduz a agulha; bolhas de ar serão vistas quando ela entrar na traqueia; (D) quando a traqueia for alcançada, introduza o cateter do Jelco sobre a agulha até que o conector esteja rente à pele; (E) remova a agulha; (F) conecte a fonte de oxigênio suplementar e comece a ventilar o paciente.

Cricotireoidostomia ■ 59

Algoritmo de Cricotireodostomia

Checar indicação de procedimento
- Traumas de coluna cervical;
- traumas de face que dificultam a intubação;
- anafilaxia com edema de glote;
- tumores acima do nível da membrana cricotireóidea, que estejam causando obstrução respiratória aguda;
- infecções laríngeas obstrutivas.

Checar contraindicações
- Absolutas
  - impossibilidade de encontrar os pontos de referência anatômicos;
  - pacientes menores que 12 anos;
  - trauma laríngeo.

- Relativa
  - agitação psicomotora;
  - alterações na região da punção, como fraturas, queimaduras ou cirurgias prévias;
  - ausência de profissional habilitado.

Checar materiais necessários
- Paramentação: avental estéril, máscara, gorro, luvas estéreis, óculos de proteção;
- técnica asséptica: solução degermante, solução alcoólica (clorexidina ou polvidine), pacotes de gazes e campo estéril;
- anestesia local: seringa (10 mL), agulha para aspiração (40/7) e agulha (25G) para anestesia, anestésico local (lidocaína, 1 ou 2%, bupivacaína);
- material cirúrgico: bisturi com cabo, pinça cirúrgica do tipo Kelly;
- cânulas: cânula de traqueostomia (infantil ou adulto) e cadarço para fixação da cânula;
- opcional: xilocaína gel ou *spray* para lubrificar a ponta da cânula de traqueostomia.

Explicar o procedimento e obter o consentimento de paciente/familiares

Tornar ambiente/transportar paciente a local adequado para procedimento

Posicionamento – decúbito dorsal. Hiperextensão do pescoço se não houver suspeita de lesão cervical

Técnica asséptica – colocação de máscara e gorro, lavagem das mãos, paramentação com avental e luvas estéreis, antissepsia e assepsia

Teste de material – checar se todos os materiais disponíveis

Identificação de parâmetros anatômicos – as cartilagens cricoide e tireoide e a membrana entre elas via palpação

Anestesia – local

Técnica
- Fixando-se a laringe com a mão esquerda, incisar longitudinalmente da cartilagem tireoide até a cricoide;
- divulsionar o tecido celular subcutâneo e o platisma com a pinça Kelly, até se atingir a membrana cricotireoide;
- incisionar longitudinalmente a membrana cricotireoide com o bisturi para se introduzir a cânula. Alargar com a Kelly ou até mesmo com o cabo do bisturi, se necessário;
- introduzir a cânula, de preferência com a ponta embebida em xilocaína gel, rodando a angulação de lateral para inferior.

continua

continuação

Certificação de correta execução de procedimento – checar ventilação. Se esta não ocorrer, verificar se houve falso pertuito

Fixação – fixar cânula com cadarço ou outro dispositivo

Reavaliação de paciente/diagnóstico de complicações de procedimento

Enfisema de subcutâneo
- Perfuração de esôfago;
- hemorragia;
- estenose laríngea (se permanência maior do que 48 a 72 horas);
- disfunção de pregas vocais.

BIBLIOGRAFIA

1. Moore KL. Pescoço. In: Moore KL. Anatomia orientada para a clínica. 6. ed. Rio de Janeiro: Guanabara Koogan; 2011. p. 971-1004.
2. Netter FH. Section 1 – head and neck. In: Netter FH. Atlas of Human Anatomy. Philadelphia: Elsevier; 2010.
3. Netter FH. Section 1 – head and neck. In: Netter FH. Netter's Concise Radiologic Anatomy. Philadelphia: Elsevier; 2014.
4. Netter FH, Hansen JT. Section 8 – head and neck. In: Netter FH, Hansen JT. Netter's Clinical Anatomy. US: Saunders; 2014.
5. Hsiao J, Pacheco-Fowler V. Cricothyroidotomy. N Engl J Med. 2008;358(22):e25.
6. Schroeder AA. Cricothyroidotomy: when, why, and why not? Am J Otolaryngol. 2000;21:195. Available from: http://www.uptodate.com/contents/emergency-surgical-cricothyrotomy-cricothyroidotomy/abstract/9.
7. Schaumann N, Lorenz V, Schellongowski P, et al. Evaluation of Seldinger technique emergency cricothyroidotomy versus standard surgical cricothyroidotomy in 200 cadavers. Anesthesiology. 2005;102:7.
8. McGill J, Clinton JE, Ruiz E. Cricothyrotomy in the emergency department. Ann Emerg Med. 1982 Jul;11(7):361-4.
9. Utiyama EM, Steinman E, Birolini D. Cirurgia de emergência. Rio de Janeiro: Atheneu; 2011. [Mori ND. Cap. 50, p. 377].

CATETER VENOSO CENTRAL SUBCLÁVIO

5

GUILHERME DIOGO SILVA
THIAGO MACHADO NOGUEIRA
MARCOS NAOYUKI SAMANO
FRANCISCO DE SALLES COLLET E SILVA
MAURO FIGUEIREDO CARVALHO DE ANDRADE
PAULO MANUEL PÊGO-FERNANDES

Introdução

Pela definição da American Society of Anesthesiologists, um acesso venoso central é o posicionamento de um cateter no interior de um grande vaso venoso, como a veia cava superior ou inferior[1]. Entre os princípios sítios de inserção do cateter, destacamos o jugular interno, subclávio e femoral. O texto, a seguir, focará no sítio subclávio.

Indicações[2-4]

As indicações de cateteres venosos centrais (CVC) podem ser agrupadas em inviabilidade do uso de veias periféricas, procedimentos e monitorização hemodinâmica central.

Em relação à escolha do sítio subclávio, o acesso subclávio tem a menor taxa de complicações, principalmente infecção da corrente sanguínea e trombose do sítio do cateter. Entretanto, essa via apresenta um risco aumentado de complicações mecânicas, com destaque ao pneumotórax[5]. Embora a escolha da veia central utilizada dependa da experiência do médico e deva ser individualizada entre os pacientes, por essas características, a veia subclávia é, para alguns autores, a via sugerida de cateter venoso central, excetuando situações como a hemodiálise e a presença de coagulopatias.

Inviabilidade do uso de veias periféricas

Na primeira situação, algumas medicações exigem infusão em via central, como drogas vasoativas (exemplo: noradrenalina), drogas hipertônicas (exemplo: cloreto de potássio em concentrações e velocidade elevadas), quimioterápicos e na nutrição parenteral. Da mesma forma, a falência/ausência de acessos periféricos é uma indicação do CVC.

Cabe lembrar que, em algumas situações, há superioridade do acesso periférico sobre o venoso, como no aporte de líquido para hipovolemia grave. Então, mesmo na vigência de um CVC, algumas drogas continuam com prioridade em veia periférica.

Procedimentos

Na segunda situação, o cateter central permite procedimentos terapêuticos como a hemodiálise/hemofiltração, a plasmaférese e o marca-passo transvenoso. Avaliação direta do leito venoso central e mobilização de grande fluxo de sangue explicam essas indicações.

Monitorização hemodinâmica central

No terceiro grupo de indicações, o CVC tem a finalidade de monitorizar a pressão venosa central, a gasometria venosa central/saturação venosa central e a monitorização com cateter na artéria pulmonar (Swan-Ganz).

Contraindicações[2-4]

São contraindicações gerais à passagem de cateter venoso central e possíveis maneiras de contorná-las:
- lesão ativa (infecção, queimadura) no trajeto da inserção: mudança de sítio;
- trombose do vaso a ser puncionado: mudança de sítio;
- coagulopatias: preferir sítios compressíveis (veia femoral ou jugular interna): corrigir coagulopatias;
- durante a parada cardiorrespiratória: não utilizar cateter venoso central.

Merecem destaque no sítio subclávio:
- coagulopatia, pois esse sítio gera hematoma não compressível pela presença da clavícula;
- fratura de clavícula ou da primeira costela por comprometer a anatomia;
- intubação orotraqueal. Nessa situação, deve-se desconectar ventilador no momento da punção para evitar pneumotórax.

Anatomia

Das estruturas vizinhas à veia subclávia, destacamos: anterossuperiormente (clavícula, fáscia clavipeitoral e músculo subclávio); posterosuperiormente (músculo escaleno anterior e nervo frênico, artéria subclávia); e, inferiormente, a primeira costela e a cúpula pleural. Pela proximidade, entendemos duas temidas complicações do procedimento: a punção da artéria subclávia, criando um hematoma não compressível pela presença da clavícula; e o pneumotórax, devido à punção pleural[6].

O reparo anatômico para a punção infraclavicular (técnica preferida pelos autores) é a transição entre o terço lateral e o terço médio da clavícula em direção à fúrcula esternal, em um sentido paralelo e posterior à clavícula[2,3,6,8]. A sequência de estruturas perfuradas por esse método é: pele, tecido celular subcutâneo, fáscia peitoral, músculo peitoral maior, fáscia clavipeitoral, músculo subclávio e, finalmente, a veia subclávia. É importante o sentido paralelo e posterior à clavícula, pois isso minimiza a lesão da artéria subclávia[1].

Gravações de residentes de cirurgia e serviços de emergência mostram que a maioria da dificuldade técnica da punção desse sítio decorre de uso inapropriado da anatomia: punção próxima demais da clavícula, passagem da agulha através do periósteo da clavícula, trajeto muito superficial abaixo da clavícula, falha da identificação na anatomia de superfície e orientação excessivamente cefálica, distante da fúrcula esternal[7,8].

Materiais necessários para a instalação do cateter-4

- Avental, máscara, gorro e luvas estéreis;
- solução degermante e alcóolica;
- campo estéril;
- lidocaína a 2% sem vasoconstritor;

- seringas e agulhas (Figura 5.1C);
- *kit* de cateter venoso central: cateter (Figura 5.1D), fio guia (Figura 5.1E), dilatador (Figura 5.1B), lâmina de bisturi e fixadores;
- solução salina e equipo;
- porta-agulha, tesoura e fio de sutura (Figura 5.1A) curativo estéril transparente.

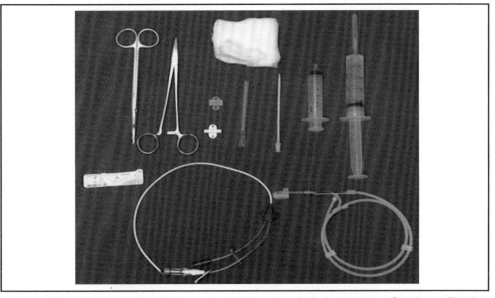

Figura 5.1 Materiais necessários. Destaque para os elementos principais: o cateter, o fio guia e o dilatador.

Técnica[2-4,9,10]

Cuidados gerais

Inicialmente, asseguramos a segurança do paciente identificando o paciente, os exames associados e a indicação do procedimento. A seguir, pelos princípios bioéticos, explicaremos o procedimento (idealmente com consentimento escrito) em relação à indicação, à natureza e às principais complicações.

A melhor posição é a de Tredelemburg (15°) com rotação da cabeça contralateral ao acesso, inturgescendo as veias subclávias e diminuindo o risco de embolia aérea[6]. Pelo risco de complicações graves como pneumotórax e arritmias, o paciente deve estar sob monitorização contínua.

Sendo um procedimento estéril, realizamos, nessa ordem: limpeza ampla com solução degermante, lavagem de mãos e paramentação, limpeza com solução alcóolica e colocação de campos cirúrgicos. Recomenda-se deixar sítio alternativo programado, assim, assepsia e antissepsia amplas, deixando preparados sítios subclávio e jugular interno.

O equipo do *kit* de CVC deve ser testado, colocando solução salina e todas as vias com fechamento das vias, exceto uma (marrom) que ficará aberta para saída do fio guia.

Por fim, a anestesia local deve ser feita com lidocaína a 2%, no trajeto da punção, com cuidados de retirada do ar da seringa e aspirar anestésico antes de injetá-lo para evitar complicações. A anestesia deve compreender não somente pele e subcutâneo, mas também o periósteo da clavícula.

Punção do acesso subclávio

A primeira etapa consiste em acessar a veia subclávia com agulha para permitir a técnica de Seldinger. O reparo anatômico desse sítio é a transição entre o terço lateral e o médio da clavícula, em direção à fúrcula. A punção é bem-sucedida ao aspirarmos sangue venoso, devendo estabilizar firmemente a agulha e desconectar a seringa nesse momento. Três problemas principais podem ocorrer nessa etapa: a não localização da veia subclávia, a punção da artéria subclávia e o pneumotórax.

Três medidas adicionais podem ser tomadas nesse momento para evitar essas dificuldades, respectivamente: uso da ultrassonografia para guiar o procedimento[9], manter a punção paralela e imediatamente posterior à clavícula (artéria é posterior à veia) e desligar ventilação mecânica no momento da punção, se o paciente estiver em intubação orotraqueal[3].

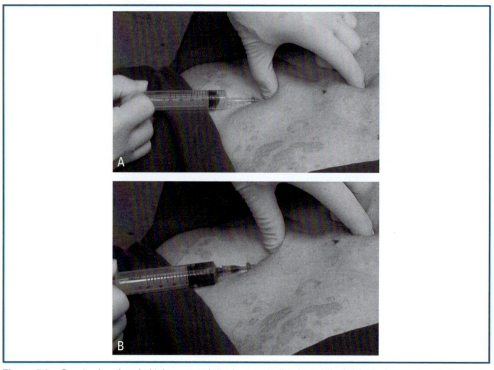

Figura 5.2 Punção da veia subclávia na transição dos terços distal e médio da clavícula, em direção à fúrcula.

Técnica de Seldinger

A técnica de Seldinger pode ser resumida em três etapas principais: passagem do fio guia, dilatação e passagem do cateter.

Mantendo a agulha em posição, introduzir 20-30 cm do fio guia, deslizando-o com o polegar. A passagem do fio guia deve ocorrer sem resistência e sem alterações eletrocardiográficas. Na presença de resistência, devemos tentar girar o fio guia ou reajustar a inclinação do bisel da agulha[4]. Se ainda persistir a dificuldade, devemos reconectar a seringa e aspirar para excluir perda da punção[3]. Alterações eletrocardiográficas requerem a retirada imediata do fio guia. Com o fio guia em posição, devemos retirar a agulha. O fio guia não deve ser solto em momento algum a partir dessa etapa, pelo risco de embolização pelo fio[11].

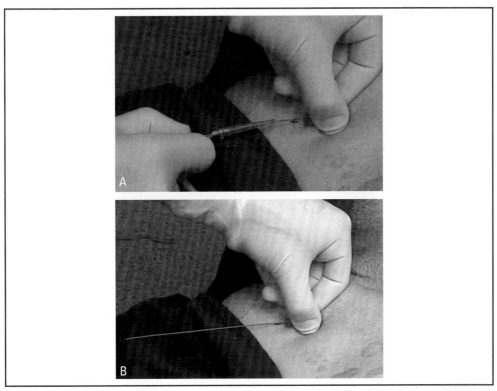

Figura 5.3 Fio guia – uma mão estabiliza a agulha, enquanto a outra progride o fio guia sem resistência.

A dilatação é feita com o bisturi e o dilatador. Usando uma lâmina de bisturi, corta-se pele e subcutâneo para facilitar a entrada do dilatador, com cuidado para não cortar o fio guia. Em movimento de rotação, amplia-se o trajeto com o dilatador para permitir a passagem do cateter. Se houver resistência importante à introdução do dilatador, devemos aumentar a incisão com o bisturi. Ao retirar o dilatador, pode haver sangramento, o qual pode ser controlado com compressão com gaze.

Utilizando o fio guia, introduzir o cateter até a marcação de 14-15 cm, embora o adequado posicionamento do CVC só seja observado na radiografia de tórax após o procedimento[12]. Durante a passagem do cateter, o fio guia sairá por uma das vias, no nosso *kit*, a via marrom. Nesse momento, o fio guia deve ser retirado.

Cuidados finais

Após a passagem do cateter, devemos tomar três cuidados principais: testar todas as vias, fixar o cateter e solicitar uma radiografia de tórax.

Cada uma das vias do cateter deve ser testada com uma seringa com soro fisiológico. Em cada via, uma a uma, devemos abrir a via, aspirar para observar o refluxo de sangue, injetar salina e fechar a via.

A fixação do cateter deve ser feita com pontos simples envolvendo os fixadores presentes no *kit*. A seguir, um curativo, preferencialmente transparente para observar sinais de infecção, deve ser colocado.

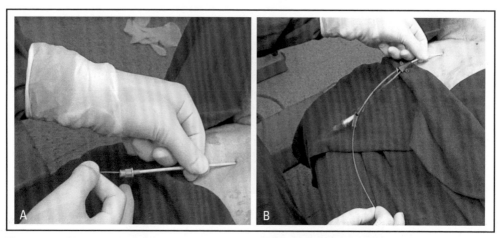

Figura 5.4 Dilatação e passagem do cateter. (A) Após realizar o corte da pele e do subcutâneo com o bisturi, introduz-se o dilatador; (B) a seguir, passa-se o cateter e observa-se a saída do fio guia pela via marrom.

Por fim, uma radiografia de tórax após o procedimento é fundamental para excluir mau posicionamento do cateter e pneumotórax. Deve-se aguardar a confirmação da posição do cateter antes de infundir a medicação.

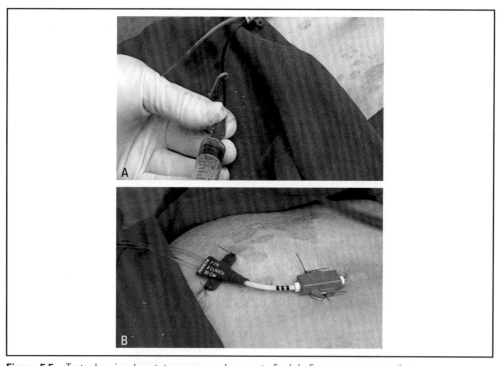

Figura 5.5 Teste das vias do cateter venoso e do aspecto final da fixacao, sem o curativo.

Complicações

Pneumotórax

Após ou durante a punção, devemos considerá-la no doente com dispneia. A percussão timpânica e redução do murmúrio vesicular em hemitórax reforçam a hipótese diagnóstica, o qual pode ser confirmado com a radiografia de tórax. O tratamento deve ser visto em Drenagem de Tórax. A prevenção desta complicação é feita com o posicionamento adequado do doente e ao desligar a ventilação mecânica no momento da punção.

Punção da artéria subclávia

A punção da artéria subclávia é marcada por sangue pulsátil e vermelho vivo na punção. Embora possa evoluir para hematoma, a conduta inicial é compressão direta. Pela clavícula, o hematoma pode não ser compressível, exigindo uma abordagem cirúrgica para a hemostasia. A prevenção desta complicação é feita com procedimento guiado por ultrassom e direcionamento adequado da punção posterior paralelo à clavícula.

Demais complicações do cateter venoso subclávio

- Mau posicionamento do cateter;
- embolias (aérea e de fio guia);
- trombose no local de acesso;
- infecção de cateter e de corrente sanguínea;
- arritmias.

Algoritmo do Cateter Venoso Central Subclávio

Checar indicação de procedimento

Checar contraindicações
- Infecção no local de punção;
- trombose da veia subclávia (ou de veias das quais ela é tributária);
- fratura de clavícula ou primeira costela ipsilateral.

Checar materiais necessários
- Avental, máscara, touca e luvas estéreis;
- campo estéril;
- anestésico local;
- 2 agulhas;
- 2 seringas;
- *kit* mínimo de cateter central: fio guia, dilatador, cateter central;
- bisturi;
- gaze;
- solução salina: soro fisiológico ou ringer lactato;
- porta-agulha;
- fio de sutura;
- curativo estéril;

continua

continuação

Explicar o procedimento e obter o consentimento de paciente/familiares

Tornar ambiente/transportar paciente a local adequado para procedimento

Posicionamento
- Posição em Trendelenburg;
- rotação da cabeça na direção contralateral ao acesso;
- paciente deve ser monitorizado, quando necessário.

Técnica asséptica
- Colocação de máscara e gorro;
- lavagem das mãos;
- paramentação com avental e luvas estéreis;
- antissepsia e assepsia;

Teste de material
- Verificar se todas vias estão pérvias preenchendo-as com solução salina.

Identificação de parâmetros anatômicos
- A transição entre terço médio e proximal da clavícula (ponto de angulação posterior do osso).

Anestesia
- Injeção de anestésico seguindo inferiormente à clavícula, na direção da fúrcula, atingindo a pele, o subcutâneo, o músculo e o periósteo.

Técnica
- Punção com seringa e agulha grossa na região inferiormente à transição entre terço médio e proximal da clavícula em direção à fúrcula esternal até aspiração de sangue.

Remoção da seringa mantendo agulha grossa
- Passagem do fio guia pela agulha grossa;
- dilatação;
- passagem do cateter;
- remoção do fio guia.

Certificação de correta execução de procedimento: verificação das luzes do cateter se estão pérvias

Fixação
- Pontos simples com fio de nylon.

Certificação de posicionamento: radiografia posteroanterior de tórax

Reavaliação de paciente/diagnóstico de complicações de procedimento

BIBLIOGRAFIA

1. Rupp SM, Apfelbaum JL, Blitt C, et al. Practice guidelines for central venous access: a report by the American Society of Anesthesiologists Task Force on Central Venous Access. Anesthesiology. 2012;116(3):539-73.
2. Braner DA, Lai S, Eman S, Tegtmeyer K. Central venous catheterization: subclavian vein. N Engl J Med. 2007; 357:e26.
3. Favarato MHS, Saad R, Morinaga CV, Ivanovic LF, Pavanel MC, Oliveira JC, et al. Manual do residente de clínica médica. Barueri: Manole; 2015. cap. 291, p. 1171-2.
4. Guimarães HP, Lopes RD, Lopes AC. Tratado de medicina de urgência e emergência: pronto-socorro e UTI. São Paulo: Atheneu; 2010. cap. 22, p. 237-42.
5. Parienti JJ, Mongardon N, Mégarbane B, et al. Intravascular complications of central venous catheterization by insertion site. N Engl J Med. 2015;373(13):1220-9.

6. Bannon MP, Heller SF, Rivera M. Anatomic considerations for central venous cannulation. Risk Manag Healthc Policy. 2011;4:27-39.

7. von Goedecke A, Keller C, Moriggl B, et al. An anatomic landmark to simplify subclavian vein cannulation: the "deltoid tuberosity". Anesth Analg. 2005;100(3):623-8, table of contents.

8. Kilbourne MJ, Bochicchio GV, Scalea T, Xiao Y. Avoiding common technical errors in subclavian central venous catheter placement. J Am Coll Surg. 2009;208:104-9.

9. Utiyama E, Steinman E. Cirurgia de emergência. Rio de Janeiro: Atheneu; 2001. cap. 83, p. 731.

10. Tozzi FL, Tokeshi F, Alcântara PS, Sanzovo PM, Tolosa EM, Reina Neto JH. Manual de cirurgia do Hospital Universitário – USP. Rio de Janeiro: Atheneu; 2002. cap. 7, p. 51.

11. Brass P, Hellmich M, Kolodziej L, Schick G, Smith AF. Ultrasound guidance versus anatomical landmarks for subclavian or femoral vein catheterization. Cochrane Database Syst Rev. 2015;1:CD011447.

12. Narendra H. Guide-wire embolism during subclavian vein catheterization by Seldinger techinique. IJCCM. 2006;10(4):257-9.

13. Kim WY, Lee CW, Sohn CH, et al. Optimal insertion depth of central venous catheters – is a formula required? A prospective cohort study. Injury. 2012;43(1):38-41.

TORACOCENTESE

6

THIAGO MACHADO NOGUEIRA
GUILHERME DIOGO SILVA
MARCOS NAOYUKI SAMANO
FRANCISCO DE SALLES COLLET E SILVA
MAURO FIGUEIREDO CARVALHO DE ANDRADE
PAULO MANUEL PÊGO-FERNANDES

Introdução

Toracocentese ou punção pleural consiste na introdução de uma agulha no espaço pleural para a retirada de fluido (liquido ou ar). Realizada para fins diagnósticos ou terapêuticos, a toracocentese é um procedimento importante que pode trazer conforto para o paciente e contribuir decisivamente para seu tratamento, sendo seu conhecimento importante para o profissional da saúde.

Achados clínicos como história de tosse, febre, dispneia e dor torácica ventilatório-dependente associada a redução da ausculta da voz, murmúrio vesicular diminuído, macicez à percussão e egofonia no exame físico, e radiografia com velamento de seio costo-frênico sugerem a presença de derrame pleural. A indicação de realização de toracocentese nesses casos dependerá do contexto clínico.

Indicações

As indicações para a toracocentese se dividem basicamente em fins diagnósticos e terapêuticos.

Toracocentese diagnóstica

A toracocentese diagnóstica é um procedimento importante que permite análises bioquímicas, citológicas e microbiológicas do fluido acumulado no espaço pleural, estando indicada em pacientes com derrames pleurais de origem desconhecida ou na suspeita de complicações de derrames pleurais prévios[1]. As principais causas de derrame pleural no Brasil são insuficiência cardíaca, pneumonia, neoplasias, embolia pulmonar e tuberculose[1].

A amostragem de derrames pleurais permite sua classificação em transudato ou exsudato, de acordo com os Critérios de Light[2], Tabela 6.1. Um critério positivo já é suficiente para classificar o derrame como exsudato.

72 ■ MANUAL BÁSICO DE PROCEDIMENTOS MÉDICOS HOSPITALARES

Tabela 6.1 Critério de Light.

Tipo de derrame pleural	Transudatos	Exsudatos
Relação entre a proteína no derrame e a proteína sérica	< 0,5	> 0,5
Relação da DHL no derrame e DHL sérico	< 0,6	> 0,6
Relação entre o DHL no derrame e o limite superior do DHL sérico	< 3/4	> 3/4
DHL total	< 200 mg/dL	> 200 mg/dL

A diferenciação entre "transudato" e "exsudato" é o primeiro passo da investigação diagnóstica de derrames pleurais indeterminados, pois auxilia na definição da fisiopatologia do derrame[1,3]. Transudatos são decorrentes do aumento da pressão hidrostática ou da diminuição da pressão coloidosmótica (sugerindo afecção sistêmica), enquanto os exsudatos estão relacionados ao aumento da permeabilidade vascular da pleura ou diminuição da drenagem linfática pleural (sugerindo uma afecção pleural) tendo como etiologia um processo inflamatório e/ou infeccioso. Dessa forma, a constatação de um transudato descarta a necessidade de investigação com exames invasivos como a biópsia pleural. Já o achado de um exsudato pode indicar a necessidade de biópsia – quando a análise do derrame, o quadro clínico e outros exames não permitem o estabelecimento de um diagnóstico.

As causas de transudatos e exsudatos pleurais estão elencados na Tabela 6.2.

Tabela 6.2 Causas de transudatos e exsudatos pleurais.

Frequência	Transudatos	Exsudatos
Causas mais comuns	• Insuficiência cardíaca (> 90% dos casos) • Síndrome nefrótica • Doença hepática crônica	• Derrame parapneumônico • Malignidade • Embolia pulmonar • Colagenoses • Pancreatite • Tuberculose • Trauma • Artrite reumatoide
Causas menos comuns	• Diálise peritoneal • Urinotórax • Atelectasia • Síndrome da veia cava superior • Mixedema	• Quilotórax • Uremia • Perfuração esofágica • Asbestose • Reações à drogas • Infecção viral • Sarcoidose

Além da classificação do derrame em transudato e exsudato, a toracocentese permite muitas outras análises, Tabela 6.3.

Entre as causas mais comuns de derrames pleurais sem causas evidentes em que a toracocentese diagnóstica tem papel essencial tem-se os derrames parapneumônicos, a tuberculose pleural e os derrames malignos (secundários às metástases pleurais ou à neoplasia pleural primária).

Tabela 6.3 Testes laboratoriais para análise do derrame pleural.

TESTES LABORATORIAIS		
Em todos os derrames	**Nos exsudatos**	**Outros testes**
• Proteínas • Desidrogenase lática (DHL) • Glicose • pH	• Contagem celular e diferencial • Citologia oncótica • Coloração de Gram e cultura • Coloração para fungos e cultura • Coloração para BAAR, cultura e ADA	• Amilase • Titulo de fator antinúcleo • Hematócrito • Triglicérides • Creatinina • Albumina

Derrame parapneumônico

A toracocentese em pacientes com pneumonias associadas a derrame pleural é essencial para a definição da conduta terapêutica adequada. A radiografia de tórax é frequentemente utilizada para a identificação de consolidações e complicações da pneumonia, como o derrame pleural. A radiografia de tórax em decúbito lateral com raios horizontais é um exame importante nesse sentido, uma vez que permite estimar o volume do derrame pleural bem como evidenciar se o líquido está livre na cavidade e sem sinais de septações, determinando os próximos passos na investigação. Para derrames moderados ou volumosos, isto é, que levam à formação de lâmina de líquido maior que 10 mm entre as pleuras parietal e visceral na radiografia de tórax em decúbito lateral, indica-se toracocentese diagnóstica. Derrames pleurais mínimos ou pequenos e que formam uma lâmina menor que 10 mm costumam ser reabsorvidos mediante o tratamento do quadro pneumônico com antibioticoterapia sistêmica, devendo ser observados até seu completo desaparecimento[4]. Em alguns casos, a ultrassonografia à beira do leito pode ser útil na identificação de derrames pleurais e pode contribuir para o manejo clínico inicial.

Em caso de derrames com indicação de toracocentese, o líquido retirado é submetido à análise que permite a sua classificação em derrame parapneumônico não complicado ou complicado. Pode ainda ser classificado como empiema caso se observe a presença de pus no derrame. Derrames não complicados não necessitam de drenagem, e provavelmente serão reabsorvidos com o tratamento da pneumonia, enquanto derrames complicados e empiemas não loculados têm indicação de drenagem. A Tabela 6.4 resume as características desses tipos de derrames pleurais e as indicações para drenagem pleural.

Tabela 6.4 Características macroscópicas e quimiocitológicas dos derrames pleurais de acordo com seu estágio.

Estágio	Aspecto do líquido	Resultado da análise do líquido proveniente da toracocentese
Derrame parapneumônico não complicado	Claro	pH > 7,20; DHL < 1000 UI/L e glicose > 40 mg/dL; sem presença de bactérias à colocação de Gram e cultura negativa
Derrame parapneumônico complicado	Claro ou turvo	pH < 7,20; DHL > 1000 UI/L e glicose < 40 mg/dL; com presença de bactérias à colocação de Gram e/ou cultura positiva
Empiema	Purulento	Independe dos achados laboratoriais

Derrame neoplásico

Cânceres de pulmão e mama junto a linfomas e leucemias são as principais causas de derrame pleural maligno, sendo um importante diagnóstico diferencial no contexto dos derrames sem causa conhecida. Neoplasias primárias da pleura são muito raras e representam uma parcela muito menos significativa entre as causas de derrame pleural neoplásicos. Os derrames malignos são exsudatos, nos quais predominam linfócitos e que apresentam citologia positiva para células tumorais. Podem ter aspecto hemorrágico devido à invasão de vasos pleurais e à angiogênese promovida pelas metástases pleurais. A presença desse tipo de derrame sinaliza um mau prognóstico, uma vez que indica a existência de malignidade em estágio avançado (presença de metástases).

Derrame tuberculoso

O derrame pleural tuberculoso é uma das principais causas de derrame pleural de causa não conhecida junto do derrame parapneumônico e o secundário à malignidade. A tuberculose extrapulmonar é a apresentação inicial em 25% dos casos de tuberculose, sendo o derrame pleural tuberculoso responsável por grande parte desses casos. A análise do derrame pleural obtido por toracocentese frequentemente permite o diagnóstico presuntivo de derrame pleural tuberculoso. À análise bioquímica e citológica, o derrame pleural tuberculoso costuma se apresentar como um exsudato com predominância de linfócitos e níveis de adenosina deaminase (ADA) superiores a 40 U/L. A dosagem da ADA no derrame pleural é um teste valioso no diagnóstico de tuberculose, apresentando sensibilidade e especificidade superiores a 90%. Contudo, deve ser analisado junto aos demais achados clínicos e laboratoriais. O empiema também cursa com ADA elevada, de forma que na presença de derrame purulento um nível elevado pode não ter valor diagnóstico para tuberculose. A análise do escarro, o teste cutâneo com tuberculina e a biópsia pleural ajudam a confirmar o diagnóstico de tuberculose pleural em pacientes com derrames suspeitos. A confirmação do diagnóstico de tuberculose pleural indica antibioticoterapia idêntica àquela utilizada para casos de tuberculose pulmonar. A Figura 6.1A indica a conduta em casos suspeitos de tuberculose pleural.

Em resumo, as indicações para realização da toracocentese diagnóstica e as condutas frente aos possíveis achados clínicos são apresentadas na Figura 6.1B.

Toracocentese terapêutica

A toracocentese terapêutica é um procedimento que consiste na introdução de uma agulha no espaço pleural para seu esvaziamento com a finalidade de reduzir o desconforto respiratório causado pela sua presença. Tendo em vista seu objetivo de esvaziar a cavidade pleural, a quantidade de fluido retirada em uma toracocentese terapêutica é, em geral, muito maior do que aquele retirado em um procedimento com fins diagnósticos.

Entre as indicações para a realização de toracocentese terapêutica temos:

- toracocentese de alívio em pacientes com pneumotórax hipertensivo, devendo ser realizada antes da drenagem de tórax como abordagem inicial do choque obstrutivo;
- remoção de derrames volumosos e sintomáticos em pacientes em que outros métodos terapêuticos (drenagem de tórax e pleurodese) falharam ou em pacientes oncológicos terminais em que não se justifica a realização de outro procedimento mais invasivo;

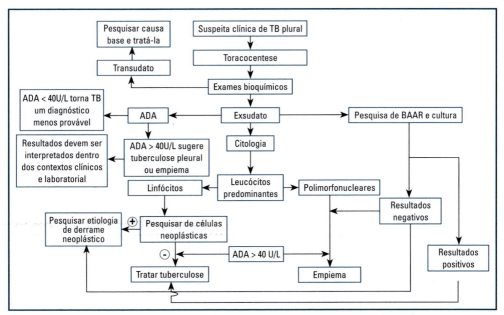

Figura 6.1A Indicação para realização da toracocentese diagnóstica e as condutas frente aos possíveis achados clínicos.

Siglas: ADA: adenosina deaminase.

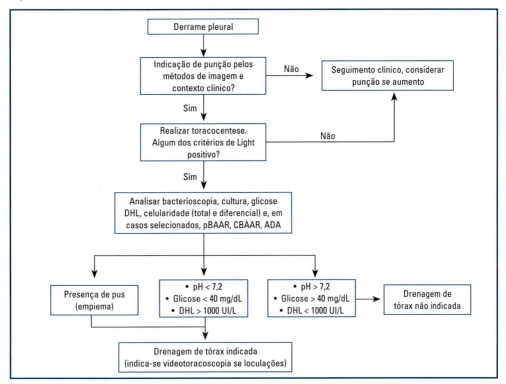

Figura 6.1B Indicação de toracocentese diagnóstica e conduta frente aos possíveis achados.

Siglas: DHL: desidrogenase láctica, PBAAR: pesquisa de bacilo álcool-ácido resistente, CBAAR: cultura para bacilo álcool-ácido resistente, ADA: adenosina deaminase, ADA: adenosina deaminase.

- pacientes com derrames transudativos grandes e sintomáticos secundários a doença sistêmica ainda não compensada ou em descompensação.

Deve-se limitar o esvaziamento da cavidade pleural a aproximadamente 1,5 L para se evitar o risco de edema pulmonar de reexpansão. Também não se deve realizar esvaziamentos repetitivos de derrames quilosos, visto que essa prática pode levar o paciente a desnutrição. Por fim, deve-se priorizar o tratamento da causa base em pacientes com derrames transudativos secundários a doenças sistêmicas (como ICC, insuficiência renal e insuficiência hepática), de forma que a toracocentese terapêutica só deve ser realizada em casos sintomáticos em que a causa base ainda não foi compensada ou esteja apresentando uma descompensação causando desconforto respiratório importante.

Contraindicações

A toracocentese está contraindicada em[2]:
- pacientes com coagulopatias não compensadas (contagem de plaquetas inferior a 25.000 plaquetas por microlitro ou tempo de pró-trombina igual a 1,5 vezes acima do normal);
- situações em que haja infecções (como herpes e celulite) no trajeto da punção planejada;
- derrames pequenos ou não sintomáticos em pacientes que apresentem causas transudativas óbvias (deve-se priorizar o tratamento da causa base).

Não há contraindicação para a realização de toracocentese em pacientes que estejam recebendo suporte ventilatório mecânico e em casos de derrames loculados (cuja localização e acesso às cegas podem ser difíceis). Nesses casos, preconiza-se o auxílio com métodos de imagens (como ultrassonografia) para se localizar o acúmulo de fluido a ser drenado e evitar lesão do parênquima pulmonar[2].

Fisiologia pleural e mecanismos de formação do acúmulo de fluidos no espaço pleural

A cavidade pleural corresponde a um espaço virtual delimitada pelos seus folhetos visceral e parietal. Em condições normais, há cerca de 10-20 mL de fluido nessa cavidade, sendo esse volume mantido pelo equilíbrio dinâmico da formação e reabsorção do líquido pleural. O fluido pleural normal é produzido pela filtração nos capilares da pleura parietal, sendo reabsorvido pelos estomas do sistema linfático, presentes entre as células mesoteliais que compõem o folheto parietal da pleural[5]. A Figura 6.2 demonstra a anatomia da cavidade pleural e das estruturas adjacentes a ela.

Com o depósito de fluido na cavidade em diversas condições patológicas, o espaço pleural deixa de ser virtual e pode ser visualizado em exames de imagem, caracterizando a formação do derrame pleural (se há acumulo de líquido) ou pneumotórax (se houver acúmulo de ar), podendo se manifestar com desconforto respiratório, dor pleurítica, tosse e até choque (no caso de pneumotórax hipertensivo).

Vários mecanismos podem explicar o acúmulo de fluidos na cavidade pleural. O Quadro 6.1 elenca as principais causas envolvidas na gênese do acúmulo de fluido no espaço pleural[5].

Toracocentese ■ 77

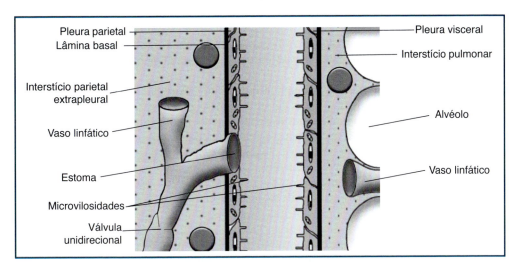

Figura 6.2 Representação esquemática de estruturas anatômicas envolvidas na fisiologia da formação e drenagem do líquido pleural e sua drenagem.

Quadro 6.1 Causas envolvidas na gênese do acúmulo de fluido no espaço pleural.

TRANSUDATOS	
Causas	**Exemplos**
Aumento da pressão hidrostática dos capilares pleurais	Insuficiência cardíaca congestiva e síndrome da veia cava superior
Diminuição da pressão coloidosmótica	Hipoproteinemia (como na insuficiência hepática e na síndrome nefrótica)
Passagem transdiafragmática de líquido da cavidade abdominal para o espaço pleural	Ascite secundária à cirrose hepática
EXSUDATOS	
Causas	**Exemplos**
Aumento da permeabilidade da superfície pleural por inflamação	Infecção (tuberculose, pneumonia), TEP, doenças do tecido conectivo (lúpus e artrite reumatoide), doença subdiafragmática adjacente (pancreatite)
Aumento da permeabilidade da pleura e/ou diminuição da drenagem linfática pleural secundária a malignidade	Implantações pleurais de neoplasias metastáticas (principalmente cânceres de pulmão e mama, além de linfomas e leucemias)
CAUSAS NÃO EXSUDATIVAS E NÃO TRANSUDATIVAS	
Causas	**Exemplos**
Lesão pulmonar ou de estruturas adjacentes levando a hemotórax e/ou pneumotórax	Lesão traumática (lesão pulmonar, cardíaca, dos grandes vasos ou parede torácica) ou iatrogênica (secundária a procedimentos como drenagem de tórax e passagem de cateter venoso central)
Acúmulo de ar na cavidade pleural sem causa evidente ou secundário a outras condições	Pneumotórax espontâneo primário (sem causa evidente) e secundário (em pacientes com doenças como enfisema bolhoso e outras)
Lesão de ducto torácico ou de seus vasos linfáticos tributários	Quilotórax traumático ou iatrogênico (após cirurgias cardiotorácicas, por exemplo)

Anatomia

O local escolhido para a realização da toracocentese está diretamente relacionado à natureza do fluido, ao posicionamento do mesmo na cavidade pleural e às peculiaridades anatômicas do tórax.

Em relação à natureza e ao posicionamento do fluido acumulado, ocorre variação entre o local da inserção da agulha nos casos de pneumotórax hipertensivo e de derrames líquidos. Visto que o pneumotórax costuma se posicionar na porção apical do espaço pleural (na posição ortostática), é possível realizar a toracocentese no segundo espaço intercostal, tendo como referência a linha hemiclavicular. Já no caso de derrames líquidos com indicação para toracocentese, prefere-se o acesso posterior, inserindo-se a agulha um espaço intercostal abaixo do ângulo inferior da escápula, uma vez que pela ação gravitacional esse tipo de derrame tende a se situar na porção basal do espaço pleural com o paciente sentado. A abordagem posterior é indicada pelo fato de o diafragma se inserir em níveis mais baixos na sua porção posterior, de forma que o líquido tende a se acumular nesta parte do espaço pleural, Figura 6.3. Deve-se ter atenção para não se inserir a agulha em níveis muito baixos, pelo risco de lesão de órgãos abdominais e de laceração do diafragma.

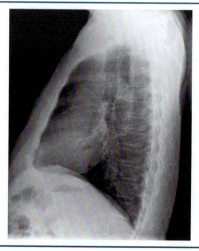

Figura 6.3 Radiografia de tórax em perfil ilustrando a inserção mais baixa das cúpulas diafragmáticas nas suas porções posteriores. Esse fato justifica o acúmulo de derrames pleurais líquidos na região basal posterior do espaço pleural com o paciente sentado.

O ângulo esternal (de Louis), o processo xifoide e o ângulo da escápula são reparos anatômicos importantes para a realização da toracocentese. O ângulo esternal (de Louis) permite fácil localização do segundo espaço intercostal para a realização da toracocentese de alívio nos casos de pneumotórax hipertensivo. O do processo xifoide indica o plano mais baixo em que se pode realizar punções anteriores, visto que o diafragma se insere no nível do processo xifoide e punções em regiões mais caudais poderiam lesar este músculo e/ou estruturas intra-abdominais. O ângulo da escápula, por sua vez, é uma boa referência para punções posteriores, pois contraindica-se a realização de toracocentese a mais de dois espaços intercostais abaixo dele, pois dessa forma se ultrapassaria o limite de segurança referente ao nono espaço intercostal, aumentando o risco de lesão do diafragma e de vísceras abdominais.

Além disso, a realização de exames de radiografia de tórax em incidências posteroanterior e perfil é imprescindível para a correta localização do derrame e para a avaliação de possíveis aderências e loculações. A inserção da agulha sempre é feita na borda superior da costela para que se evite a lesão do feixe vásculo-nervoso que cursa em sua borda inferior.

A localização dos espaços intercostais para a realização da toracocentese deve ser realizada a partir da contagem, tomando como referência a relação entre o ângulo esternal (de Louis) e o segundo espaço intercostal.

Em relação à estratigrafia das camadas transpassadas pela agulha na toracocentese realizada anteriormente, na interseção da linha hemiclavicular e o segundo espaço intercostal, tem-se:

- pele;
- tecido celular subcutâneo;
- fáscia profunda;
- músculo peitoral maior;
- músculos intercostal externo;
- músculo intercostal interno;
- músculo intercostal íntimo;
- fáscia endotorácica;
- gordura extrapleural;
- pleura parietal;
- cavidade pleural.

Já em relação ao acesso posterior abaixo do ângulo da escápula, tem-se a seguinte estratigrafia:

- pele;
- tecido celular subcutâneo;
- fáscia profunda;
- músculo latíssimo do dorso;
- músculo iliocostal;
- músculos intercostal externo;
- músculo intercostal interno;
- músculo intercostal íntimo;
- fáscia endotorácica;
- gordura extrapleural;
- pleura parietal;
- cavidade pleural.

As Figuras 6.4 e 6.5 ilustram a estratigrafia e as relações anatômicas dos locais de realização da toracocentese e apresentam a dissecção dos planos anatômicos envolvidos na punção posterior.

Materiais necessários para a toracocentese

A lista de materiais necessários para a realização da toracocentese é a seguinte:
- campo estéril;
- solução antisséptica (clorexidina ou povidina);
- lidocaína 2% (sem vasoconstritor);
- material de proteção: luvas estéreis, touca, máscara – avental é opcional;
- gaze;
- agulha fina (de 22 a 25G) para realização da anestesia local;
- agulha grossa (18G) para aspirar anestésico;
- seringas de 20 mL;
- Jelco 14-20Fr;
- equipo de macrogotas;

- torneira de três vias;
- tubos e frascos para a exames laboratoriais:
    - material básico: tubo seco, tubo com EDTA (roxo), tubo seco estéril (para bacterioscopia), frascos para cultura aeróbia e anaeróbia e outros frascos para outros exames eventualmente necessários.
- micropore ou esparadrapo, tubos estéreis para exames laboratoriais;
- ultrassonografia, idealmente, principalmente se derrame loculado.

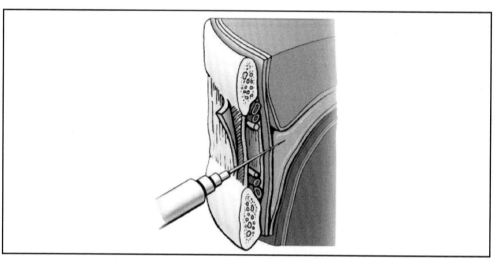

Figura 6.4 Anatomia do espaço intercostal. as relações anatômicas entre o derrame pleural e as estruturas presentes no intercosto são importantes para evitar lesões iatrogênicas durante a toracocentese.

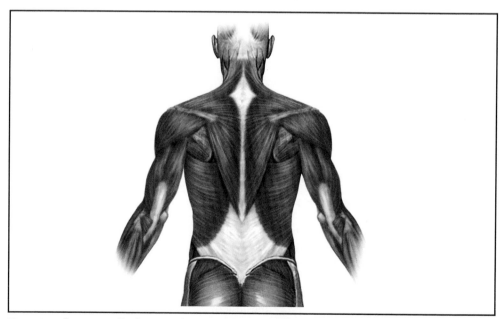

Figura 6.5 Representação da anatomia do dorso. A punção posterior tem como referência importante o ângulo da escápula e envolve a passagem da agulha pelo músculos latíssimo do dorso, iliocostal e intercostais externo, interno e íntimo.

Técnica

O seguimento dos preceitos técnicos nas diversas etapas da toracocentese é essencial para se obter êxito no procedimento e evitar complicações. Há pequenas variações no que se refere à localização do ponto de inserção da agulha de acordo que com as diferentes indicações de toracocentese. Inicialmente, será abordada a drenagem de derrames líquidos e, depois, as particularidades referentes à toracocentese no contexto do pneumotórax hipertensivo.

Obtenção de consentimento e preparação e posicionamento do paciente

O procedimento deve ser realizado, preferencialmente, em uma sala tranquila em que o paciente se sinta confortável. O primeiro passo para a realização da toracocentese consiste na confirmação da identificação correta do paciente, explicação do procedimento e sua indicação seguida da obtenção do consentimento para a sua realização. Deve-se salientar a importância de não se movimentar durante a punção para que se evite lesões pleurais ou pulmonares. Higieniza-se as mãos e calça-se as luvas. Para a remoção de derrames líquidos, utiliza-se o acesso posterior, devendo-se se posicionar o paciente sentado sobre o leito com o tórax inclinado para frente e os braços apoiados em um travesseiro sobre uma mesa com altura apropriada.

A Figura 6.6 ilustra a forma apropriada para o posicionamento e o parâmetro anatômico utilizado para identificação do local de punção.

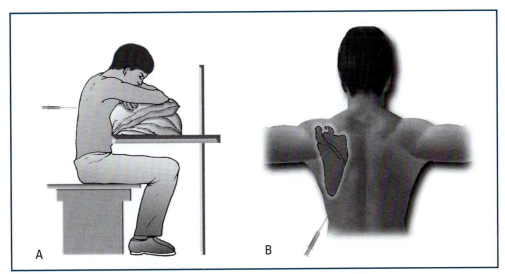

Figura 6.6 (A) Posicionamento adequado do paciente para realização de toracocentese por punção posterior – representação da posição do ângulo inferior da escápula; (B) parâmetro anatômico para identificação do local de punção.

Localização do ponto de inserção da agulha

A realização do exame físico e do exame de imagem (no mínimo, radiografia de tórax nas incidências posteroanterior e perfil) auxilia a localização do acúmulo de fluido na cavidade pleural.

Para punção de derrames líquidos pelo acesso posterior, após determinação do lado a ser puncionado, utiliza-se o ângulo da escápula como referência, devendo o ponto de inserção da agulha se localizar em espaço intercostal abaixo do ângulo. O ponto de inserção da agulha deve sempre se posicionar na borda superior da costela e sugere-se que ele seja marcado com caneta apropriada para facilitar sua localização após a realização da antissepsia.

Antissepsia, assepsia e anestesia

A solução antisséptica é aplicada sobre o local do procedimento promovendo uma cobertura ampla. Posteriormente, posiciona-se o campo estéril, isolando-se a região a ser abordada. Com a agulha fina acoplada à seringa com anestésico, perfura-se o ponto de punção de forma perpendicular à pele e cria-se o botão anestésico (Figura 6.7A). Exercendo-se aspiração contínua, deve-se avançar a agulha contínua e cautelosamente em direção ao espaço pleural. Interrompe-se o movimento de inserção quando houver aspiração de líquido proveniente do derrame (de acordo com o tipo de fluido acumulado a ser drenado), o que indica a chegada da extremidade da agulha ao espaço pleural (figura 6.7B). Em seguida, deve-se retroceder a agulha de forma a anestesiar os planos profundos até que a extremidade da agulha retorne ao plano da pele. A aspiração de sangue pode indicar punção de vaso (contraindicando-se a injeção do anestésico) ou presença de hemotórax.

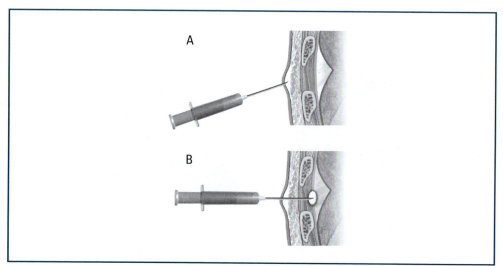

Figura 6.7 Técnica de anestesia para toracocentese. (A) Inicialmente forma-se o botão anestésico supercial, devendo-se avançar a agulha com aspiração contínua sobre a borda superior da costela até atingir derrame; (B) em seguida, retrocede-se agulha promovendo anetesia dos planos profundos.

Punção

A punção é feita com o uso do Jelco calibroso (14-20Fr) no local de punção identificado (Figura 6.8). Sua introdução é feita perpendicularmente à pele, devendo-se interromper a inserção ao se observar presença de líquido dentro do Jelco (Figura 6.9B). A punção pode ainda ser realizada com o Jelco conectado à seringa, e introduzido continuamente sob aspiração, evitando-se a entrada de ar para dentro da cavidade pleural. Dessa forma, evita-se lesão do folheto visceral da pleura ou do parênquima pulmonar. O uso de ultrassom pode auxiliar na localização e punção de derrames loculados.

Após posicionamento adequado do Jelco, deve-se orientar o paciente a realizar a manobra de Valsalva (ou contar até 10 em voz alta) para que se produza pressão positiva no espaço pleural, evitando-se a formação de pneumotórax iatrogênico ao retirar a agulha (Figura 6.10A). Ensaiar a manobra antes da realização da punção pode ser útil para diminuir o risco da entrada de ar pelo Jelco. Após remoção completa da agulha, o Jelco deve ser ocluído com o dedo (Figura 6.10B) até a inserção da torneira de três vias ou seringa, sendo sempre necessário promover pressão positiva na cavidade pleural enquanto o Jelco não estiver ocluído.

Após desacoplamento da agulha, deve-se acoplar a torneira de três vias rapidamente e posicioná-la na posição fechada em caso de derrame líquido. Acopla-se a seringa para retirada de amostras, se necessário, devendo-se abrir a torneira em sua direção. Na terceira saída da torneira, pode-se acoplar o sistema de drenagem (macrogotas e frasco) caso se planeje a retirada maior de quantidade de fluido. Alternativamente, caso a seringa de três vias não esteja disponível, pode-se conectar a seringa diretamente no Jelco (Figura 6.11A e 6.11B) seguida do equipo de soro sempre observando-se os cuidados para não formar pneumotórax iatrogênico.

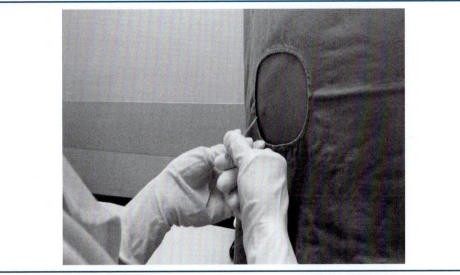

Figura 6.8 Local de punção previamente idetificado e marcado pela presença do botão anestésico, utiliza-se Jelco calibroso com punção perpendicular à pele sobre a borda superior da costela.

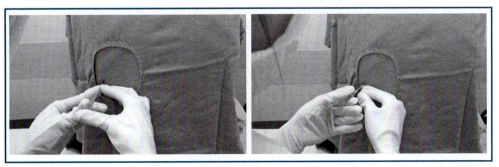

Figura 6.9 Progressão do Jelco sobre a borda superior da costela até observação de líquido dentro do Jelco, indicando a chegada da agulha ao derrame contido no espaço pleural.

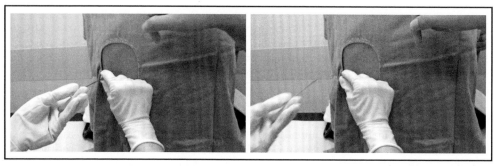

Figura 6.10 Após chegada da extremidade do Jelco ao derrame, deve-se orientar o paciente a realizar manobra de valsalva (contar até 10 em voz alta) para que se obtenha pressão positiva na cavidade pleural e se evite pneumotórax iatrogênico ao se remover a agulha.

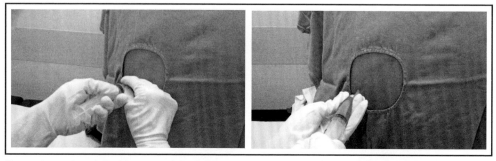

Figura 6.11 A seringa deve ser conectada para obtenção de material para análise, em seguida, o material deve ser transferido para os tubos e frascos adequados. Após coleta suficiente para amostras, pode-se realizar o esvaziamento do derrame.

Esvaziamento

Após a remoção das amostras necessárias com a seringa deve-se transferir o material para os frascos e tubos apropriados. Caso o paciente apresente sinais de desconforto ventilatório, pode-se realizar uma toracocentese terapêutica, removendo mais volume de derrame líquido. Nesse último caso, deve-se limitar a drenagem a, no máximo, 1500 mL, para que se evite edema pulmonar de reexpansão após o procedimento. Caso o paciente apresente agravamento do desconforto respiratório tornando-se muito intenso, deve-se interromper o esvaziamento. O material coletado deve ser enviado para investigação laboratorial o mais rápido possível.

Não há indicação para realização de radiografia de tórax após toracocentese sem complicações. A radiografia de tórax em incidências posterolateral e perfil está indicada em caso houver aspiração de ar durante a realização do procedimento, dor torácica, dispneia, hipoxemia, múltiplas punções ou quando o procedimento for realizado em paciente estado crítico ou submetido a ventilação mecânica.

Após finalização do esvaziamento, retira-se a agulha e o sistema de drenagem e, rapidamente, comprime-se o local de punção com gaze. Em seguida, confecciona-se um curativo com micropore sobre a gaze (Figuras 6.12 e 6.13).

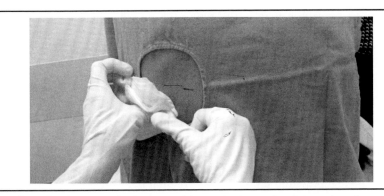

Figura 6.12 O curativo deve se realizado com posicinamento de gaze imediatamente após remoção do Jelco e com pressão intrapleural positiva. Mantém-se a gaze pressionada sobre o local de punção e aplica-se micropore sobre a mesma para fixação do curativo.

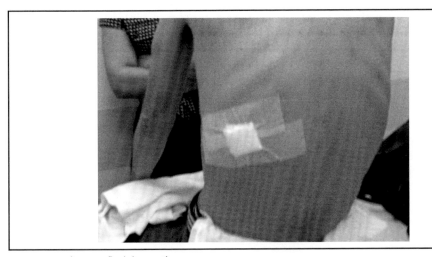

Figura 6.13 Aspecto final do curativo.

Pneumotórax hipertensivo

O pneumotórax hipertensivo é uma das indicações para a realização de toracocentese de alívio. A punção pleural precede a drenagem torácica com o objetivo de diminuir o risco iminente de morte do paciente devido ao desvio do mediastino e a possibilidade de choque obstrutivo.

Há algumas diferenças na realização da toracocentese para pneumotórax hipertensivo em relação ao procedimento realizado para a remoção de derrames líquidos. Tendo em vista o caráter emergencial do procedimento, a preparação, a explicação do procedimento e a obtenção de consentimento devem ser feitas de maneira mais breve possível. O paciente é posicionado deitado, e o local de punção preconizado para a toracocentese de alívio é o segundo espaço intercostal, na sua interseção com a linha hemiclavicular. O segundo espaço intercostal pode ser facilmente localizado pela sua relação com o ângulo esternal (de Louis). Na fase de introdução da agulha e do Jelco, respectivamente para a anestesia ou para a punção, é a aspiração de ar que indica que a cavidade pleural foi alcançada pela extremidade do instrumento. No pneumotórax hipertensivo, o simples posicionamento da agulha no espaço pleural com pressão positiva leva a drenagem do acúmulo aéreo sob tensão, podendo-se retirar a seringa e prosseguir para a vedação com gaze.

Complicações

É essencial que o profissional médico esteja habilitado a suspeitar, reconhecer e investigar as possíveis complicações da toracocentese, tendo em vista a ampla utilização desse procedimento e a importância do rápido diagnóstico[6]. Visto que algumas das complicações do procedimento podem ameaçar a vida do paciente, a possibilidade de intervir precocemente pode representar a diferença entre uma boa e uma má evolução.

Dor e tosse

- Diagnóstico: queixa de dor ou tosse (causada pela reexpansão pulmonar após o procedimento) geralmente de caráter autolimitado.
- Tratamento: medicação sintomática para a dor (como analgésicos simples, anti-inflamatórios não esteroidais e opioides, de acordo com a escala de intensidade da dor). O paciente deve ser orientado sobre o curso autolimitado da tosse após o procedimento, não sendo necessário tratamento específico usualmente.

Pneumotórax (laceração pulmonar, entrada de ar pelo cateter)

- Diagnóstico: dispneia, hipertimpanismo e redução dos murmúrios vesiculares em campos pulmonares acometidos. Ao raio-X, linha da pleura visceral e ausência de trama distal a ela (Figura 6.14), podendo haver atelectasia associada.
- Tratamento: se pequeno, deve-se observar e realizar analgesia se o paciente tiver dor. Se o pneumotórax for grande, deve-se drená-lo.

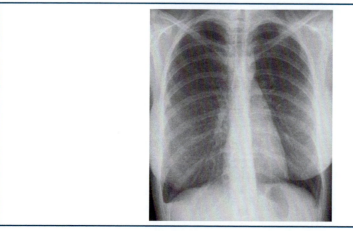

Figura 6.14 Presença de linha de pleura e ausência de trama vasobrônquica periférica observados no lado direito nesta radiografia de tórax permite o diagnóstico de pneumotórax.

Edema pulmonar de reexpansão

- Diagnóstico: dispneia, dessaturação, macicez e estertorações no campo recém-expandido. Associado à alta velocidade de expansão para grandes volumes (maior que 1,5 L). O diagnóstico pode ser confirmado com radiografia de tórax que pode apontar aparecimento de infiltrado de padrão alveolar após o procedimento (Figura 6.15).
- Tratamento: suporte com decúbito sobre lado acometido, uso de diuréticos, oxigenoterapia e ventilação não invasiva ou ventilação mecânica se necessário[7].

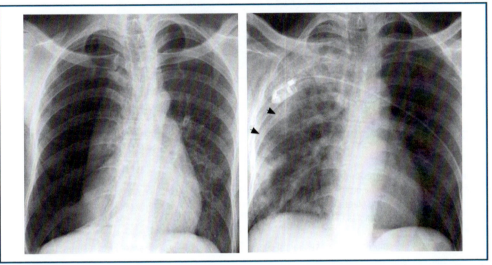

Figura 6.15 Aparecimento de infiltrado padrão alveolar após realização de drenagem de pneumotórax de grande volume sugere ocorrência de edema agudo de reexpansão.

Infecções (pleurite, celulite)

- Diagnóstico
  - pleurite: dor torácica ventilatório-dependente (pior ao tossir e ao inspirar profundamente), febre, atrito pleural;
  - celulite: eritema, edema e calor em pele próximo da punção.
- Tratamento: antibioticoterapia adequada.

Hemotórax (lesão do feixe intercostal, paciente com coagulopatias)

- Diagnóstico: manutenção da dispneia, derrame pleural ao exame físico e radiografia de tórax (sinal do menisco) ou tomografia computadorizada de tórax (Figura 6.16).
- Tratamento: drenagem.

Outras complicações

- Reflexo vagal;
- laceração de vísceras intra-abdominais.

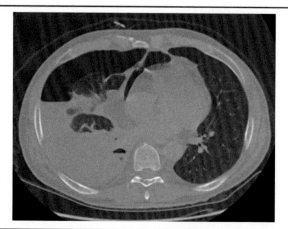

Figura 6.16 Presença de material com atenuação de líquido/partes moles. Está associada à presença de gás na cavidade pleural, e sugere a presença de hemopneumotórax em contextos clínicos que envolvam lesão pulmonar.

Algoritmo do Toracocentese

Checar indicação de procedimento
- Diagnóstica: procedimento que permite análises bioquímicas, citológicas e microbiológicas do fluido acumulado no espaço pleural, estando indicada em pacientes com derrames pleurais de origem desconhecida ou derrames prévios complicados.
- terapêutica:
  - consiste na remoção de derrame pleural com a finalidade de reduzir o desconforto respiratório causado pela sua presença;
  - a quantidade de fluido retirada é, em geral, muito maior do que aquele retirado em procedimento com fins diagnósticos e deve ser limitado a 1,5 L para evitar edema agudo de reexpansão.

Checar contraindicações
- Coagulopatias não compensadas;
- infecções no trajeto da punção;
- derrames pequenos, não sintomáticos e com causas transudativas óbvias (tratar causa de base).
Observação: em pacientes em ventilação mecânica ou e em derrames loculados a toracocentese é mais desafiadora, mas não é contraindicada de forma absoluta, podendo ser realizada com auxílio de métodos de imagem para localizar o derrame e evitar lesões ao parênquima pulmonar.

Checar materiais necessários
- Campo estéril;
- solução antisséptica (clorexidina ou povidina);
- lidocaína (sem vasoconstritor);
- material de proteção: luvas estéreis, touca, máscara – avental é opcional;
- gaze;
- agulha fina (de 22 a 25G) para realização da anestesia local;
- agulha grossa (18G) para aspirar anestésico;
- seringas de 20 mL;
- Jelco 14-20Fr;
- equipo de macrogotas;
- torneira de três vias;
- tubos e frascos para a exames laboratoriais:
  - material básico: tubo seco, tubo com EDTA (roxo), tubo seco estéril (para bacterioscopia), frascos para cultura aeróbia e anaeróbia e outros frascos para outros exames eventualmente necessários.

continua

continuação

- micropore ou esparadrapo, tubos estéreis para exames laboratoriais;
- ultrassonografia, idealmente, principalmente se derrame loculado.

Explicar o procedimento e obter o consentimento de paciente/familiares
- Obter consentimento informado assinado pelo paciente ou seu representante legal em situações que não envolvam risco de morte iminente;
- deve-se orienta ao paciente que ele não se mova durante o procedimento devido ao risco de lesões pleurais ou pulmonares.

Tornar o ambiente em que o paciente se encontra adequado ou transportá-lo para sala de procedimentos apropriada para procedimento

Posicionamento e localização do ponto inserção da agulha
- Acesso posterior: posicionar o paciente sentado sobre o leito com o tórax inclinado para frente e os braços apoiados em um travesseiro sobre uma mesa com altura apropriada. O ponto de inserção da agulha indicado se localiza em espaço intercostal abaixo do ângulo da escápula;
- acesso anterior (punção de alívio para pneumotórax hipertensivo): o paciente é posicionado deitado, com a cabeceira elevada a 30° a 45° podendo-se manter os braços abduzidos sobre a cabeça. O ponto de inserção da agulha é o segundo espaço intercostal, na sua interseção com a linha hemiclavicular.

Antissepsia e técnica asséptica
- A solução antisséptica é aplicada sobre o local do procedimento de com cobertura ampla;
- calçar luvas estéreis;
- posicionar campo estéril isolando local de punção.

Anestesia
- Anestesia (pode-se utilizar lidocaína sem vasoconstritor):
  - iniciar com criação de botão anestésico superficial;
  - avançar a agulha pelo espaço intercostal, usando-se como referência a borda superior da costela e realizando-se aspiração contínua;
  - ao se aspirar ar ou líquido do derrame (indicando chegada da extremidade da agulha ao espaço pleural), deve-se retroceder a agulha e injetar o anestésico de forma a anestesiar os planos profundos).

Técnica
- Orientar o paciente a realizar a manobra de Valsalva (ou contar até 10 em voz alta) para que se produza pressão positiva no espaço pleural, evitando-se a formação de pneumotórax iatrogênico ao se desacoplar a agulha do Jelco – ensaiar a manobra antes da realização da punção pode ser útil para diminuir o risco da entrada de ar pela agulha;
- a punção é feita com o uso do Jelco de 14-20Fr devendo ser introduzido perpendicularmente à pele. Confirma-se a chegada da extremidade do Jelco após a observação do líquido dentro do Jelco, devendo-se interromper a progressão do mesmo para que se evite lesão pulmonar; Observação: o uso de ultrassom pode auxiliar na localização e punção de derrames loculados.
- remove-se a agulha com o paciente realizando Valsalva e oclui-se o Jelco com o dedo;
- acopla-se a torneira de três vias rapidamente em posição fechada;
- acopla-se a seringa para retirada de material para amostras, se necessário, devendo-se abrir a torneira em sua direção;
- na terceira saída da torneira, pode-se acoplar o sistema de drenagem (macrogotas conectado ao frasco) e abrir a torneira em sua direção, caso se planeje retirar maior quantidade de fluido.

Esvaziamento
- Após a remoção das amostras necessárias com a seringa e os frascos e tubos apropriados, pode-se concluir a remoção de todo o derrame líquido (caso o paciente apresente sinais de desconforto ventilatório devido à presença do mesmo);
- deve-se limitar a drenagem a, no máximo, 1500 mL, para que se evite edema pulmonar de reexpansão após o procedimento e, caso o paciente apresente agravamento do desconforto respiratório, também se indica interromper o esvaziamento;

continua

MANUAL BÁSICO DE PROCEDIMENTOS MÉDICOS HOSPITALARES

continuação

- o material coletado deve ser enviado para investigação laboratorial o mais rápido possível;
- quando o procedimento for concluído, deve-se remover o Jelco enquanto o paciente estiver realizando Valsalva, deve-se cobrir o local com curativo oclusivo e limpar resíduos de solução antisséptica da pele, além de descartar a agulha do Jelco em recipiente adequado para pérfuro-cortantes;
- controle radiográfico não é necessário em toracocentese sem complicações. A radiografia de tórax em incidências posterolateral e perfil está indicada em caso em que houver aspiração de ar durante a realização do procedimento, dor torácica, dispneia, hipoxemia, múltiplas punções ou quando o procedimento for realizado em paciente estado crítico ou submetido a ventilação mecânica.

Caso ocorram complicações, avaliar a ocorrência e tomar as condutas adequadas

BIBLIOGRAFIA

1. Martins HS, Aguiar FJ. Derrame pleural no departamento de emergência. Medicina de Emergência – Abordagem prática. Barueri: Manole; 2015.
2. Light RW. Clinical practice. Pleural effusion. N Engl J Med. 2002 Jun 20;346(25):1971-7.
3. Thomsen TW, DeLaPena J, Setnik GS. Videos in clinical medicine. Thoracentesis. N Engl J Med. 2006 Oct 12;355(15):e16.
4. Skouras V, Awdankiewicz A, Light RW. What size parapneumonic effusions should be sampled? Thorax. 2010 Jan;65(1):91.
5. Antunes G, Neville E, Duffy J, Ali N; Pleural Diseases Group, Standards of Care Committee, British Thoracic Society. BTS guidelines for the management of malignant pleural effusions. Thorax. 2003 May;58 (Suppl 2):ii29-38.
6. Heffner JE. Diagnostic thoracentesis. In: UpToDate. Broaddus VC, Finlay G. (Ed), UpToDate, Waltham, MA. (Accessed on August 19, 2016.) Available from: http://www.uptodate.com/contents/diagnostic-thoracentesis#references.
7. Heffner JE. Patient information: Thoracentesis (Beyond the Basics). In: UpToDate. Broaddus VC, Hollingsworth H. (Ed), UpToDate, Waltham, MA. (Accessed on August 19, 2016.) Available from: http://www.uptodate.com/contents/thoracentesis-beyond-the-basics?source=search_result&search=Patient+information%3A+Thoracentesis+%28Beyond+the+Basics%29&selectedTitle=1~99.
8. Dias OM, Teixeira LR, Vargas FS. Reexpansion pulmonary edema after therapeutic thoracentesis. Clinics (Sao Paulo). 2010;65(12):1387-9.
9. Marchi E, Lundgren F, Mussi R. Derrame pleural parapneumônico e empiema. J Bras Pneumol. 2006 Aug;32(Suppl 4).
10. Yataco JC, Dweik RA. Pleural effusions: evaluation and management. Cleve Clin J Med. 2005 Oct;72(10):854-6, 858, 862-4 passim.
11. Pego-Fernandes PM, Samano MN, Jatene FB. Manual de cirurgia torácica básica. Barueri: Manole; 2011.

PERICARDIOCENTESE DE EMERGÊNCIA

GUILHERME DIOGO SILVA
THIAGO MACHADO NOGUEIRA
MARCOS NAOYUKI SAMANO
FRANCISCO DE SALLES COLLET E SILVA
MAURO FIGUEIREDO CARVALHO DE ANDRADE
PAULO MANUEL PÊGO-FERNANDES

Introdução

Pericardiocentese é a punção do saco pericárdico através da pele, com o objetivo de remoção de fluidos[1].

Indicações

A indicação da pericardiocentese de emergência é no tamponamento cardíaco, com o objetivo de estabilização hemodinâmica[2,3].

O acúmulo de líquido no saco pericárdico aumenta a pressão intrapericárdica até igualar-se com a pressão ventricular distalólica, momento no qual há prejuízo do enchimento das câmaras e do débito cardíaco. Esse fenômeno, conhecido como tamponamento cardíaco, tem diagnóstico clínico pela tríade de Beck – estase jugular, hipofonese de bulhas cardíacas e hipotensão. Outros achados como o pulso paradoxal, o sinal de Kussmaul ou o ECG com baixa voltagem e alternância elétrica reforçam o diagnóstico[2]. Com o ultrassom de emergência a beira-leito, o diagnóstico de tamponamento cardíaco pode ser realizado também pela presença de líquido pericárdico com colabamento diastólico do átrio ou ventrículo direitos[4-7].

Contraindicações

A pericardiocentese de emergência visa estabilidade hemodinâmica no tamponamento cardíaco. Entretanto, não é o procedimento de escolha para investigação etiológica de derrames pericárdicos, uma vez que acessos cirúrgicos ao pericárdio (janela pericárdica aberta ou por videotoracoscopia) podem ser realizados fora da emergência, com possibilidade de biopsia pericárdica, pericardioscopia e melhor drenagem[3,10,14].

No trauma, a pericardiocentese de emergência deve ser compreendida somente como medida temporária para estabilização hemodinâmica, dado que sem a toracotomia de emergência haverá novo acúmulo de sangue no saco pericárdico[3].

A principal contraindicação da pericardiocentese é a dissecção aguda de aorta, situação em que o procedimento é associado com alta mortalidade e demanda cirurgia imediata[8,9]. Em um contexto de emergência, com instabilidade hemodinâmica por tamponamento cardíaco, outras contraindicações à pericardiocentese, por exemplo a coagulopatia, não devem ser consideradas[3].

Anatomia

O pericárdio é composto de duas camadas, o pericárdio fibroso e o pericárdio seroso (este se subdivide em laminas parietal e visceral) que revestem o coração e a base dos grandes vasos localizada no mediastino médio. Quando há derrame pericárdico ou tamponamento cardíaco, o líquido é acumulado entre as lâminas parietal e visceral do pericárdio seroso, ou seja, na cavidade pericárdica. Os limites do pericárdio são: lateralmente, os campos pleuropulmonares; inferiormente, o centro tendíneo do diafragma; anteriormente, ligado ao esterno pelos ligamentos esternopericárdicos; posteriormente ligado ao tecido conjuntivo frouxo do mediastino anterior e superiormente é contínuo com a adventícia dos grandes vasos[12].

Assim, a punção subxifoide, punção de Marfan, que visa o esvaziamento do saco pericárdico em uma situação de emergência, terá como planos anatômicos as seguintes estruturas: pele, tecido celular subcutâneo, fáscia profunda, bainha anterior do músculo reto abdominal, músculo reto abdominal esquerdo, bainha posterior do reto abdominal, cúpula do diafragma, pericárdio fibroso e lamina parietal do pericárdio seroso, atingindo a cavidade pericárdica pelo limite inferior[13]. Esta punção é realizada entre o apêndice xifoide do esterno e a margem costal esquerda, em direção ao ombro esquerdo, passando pelas estruturas mencionadas. Com esse trajeto, o acesso subxifoide tem menor número de lesões pulmonares das artérias coronárias e da artéria torácica interna, sendo a via mais utilizada[9-12].

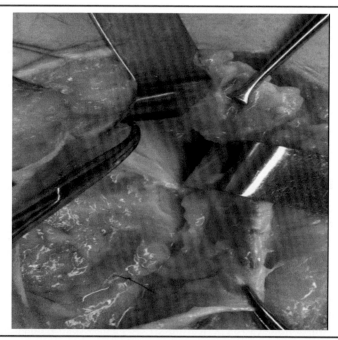

Figura 7.1 Estratigrafia do acesso subxifoide: pele, tecido celular subcutâneo, fáscia profunda, bainha anterior do reto, reto abdominal, bainha posterior, abertura do diafragma, exposição do pericardio fibroso.

Materiais necessários[3,9,11,14]

- Máscara, gorro, óculos, avental e luvas estéreis;
- solução degermante, solução alcóolica e campos cirúrgicos;
- agulha de pericardiocentese estéril (alternativa: de punção espinhal, 18G) com seringas de 20 mL e torneira de três vias;
- material para guiar procedimento: ultrassom a beira leito ou transdutor de eletrocardiograma;
- considerar: cateter *pigtail*, fio guia flexível, dilatador e lamina de bisturi.

Técnica[3,9,11,14]

Cuidados gerais

Após confirmar o tamponamento cardíaco, o paciente deve ser informado sobre a indicação, natureza e complicações do procedimento.

Pelo risco de arritmias graves, como a fibrilação ventricular, o paciente deve estar em monitorização contínua (ECG, PA e $SatO_2$), com um acesso venoso periférico e com material para parada cardiorrespiratória (desfibrilador e drogas) preparados.

O posicionamento é decúbito dorsal com tórax elevado 30-45 graus em relação ao leito para acumular líquido na porção inferior do saco pericárdico.

O procedimento deve ser, idealmente, realizado com técnica estéril – limpeza com solução degermante, lavagem de mãos e paramentação, limpeza com solução alcóolica e colocação de campos cirúrgicos. Devido à rápida deterioração clínica no tamponamento cardíaco a anestesia geral ou sedação não são realizadas rotineiramente em sala de emergência[3].

Um método auxiliar deve ser escolhido para guiar o procedimento, preferencialmente o ultrassom a beira-leito. Na ausência desse, um transdutor de eletrocardiograma deve ser ligado a agulha na derivação V. A pericardiocentese às cegas apresenta taxa de complicação de 20%, enquanto com o uso do ultrassom a beira leito é de 1,6%, com profissionais experientes[14].

Pericardiocentese subxifoide (Marfan)

Acopla-se a agulha de 18G a uma torneira de três vias e seringa de 20 mL. A punção deve ser realizada entre o apêndice xifoide e a margem costal esquerda, em direção ao ombro esquerdo ou escápula esquerda, com angulação de 30-45 graus em relação ao plano da pele. A retirada do líquido pericárdico pode ser controlada com o uso de uma torneira de três vias, ideal se for usado como ponte para um procedimento breve, por exemplo a toracotomia de emergência no trauma[2,14]. Entretanto, como dificilmente o derrame pericárdico esvazia com a punção, a reicidiva é frequente e para minimizar o risco de lesão miocárdica com a manutenção da agulha, alguns autores defendem a passagem de um fio guia, dilatação com bisturi e dilatador e passagem de cateter *pigtail*[9,11,14].

Duas complicações técnicas nessa etapa são a lesão miocárdica e a dilatação aguda de ventrículo direito. A primeira é minimizada com o uso de ultrassonografia ou transdutor eletrocardiográfico, tracionar a agulha se apresentar supradesnivelamento de ST e entrar em outra direção, para guiar o procedimento. A segunda é prevenida não se retirando todo o líquido de uma vez, não devendo se retirar mais de um litro por vez.

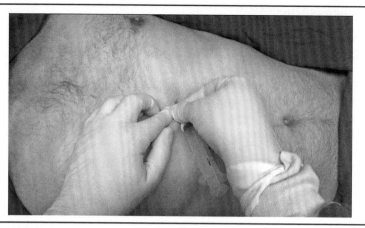

Figura 7.2 Pericardiocentese. Punção realizada entre o processo xifoide e a margem costal esquerda, em direção ao ombro esquerdo.

Cuidados finais[14]

Como a pericardiocentese de emergência é uma medida temporária para corrigir a instabilidade hemodinâmica do tamponamento cardíaco, é necessário seguir com o procedimento definitivo para o derrame pericárdico como a toracotomia de emergência – trauma – ou a drenagem cirúrgica – janela pericárdica ou acesso por videocirurgia – dependendo da etiologia.

São exames indicados de controle pós-punção: eletrocardiograma de 12 derivações, radiografia de tórax, troponina e CKMB e hemograma.

Se for optado pela manutenção de cateter, ele pode eventualmente permanecer em sistema de pressão negativa por até 72 horas, ou preferencialmente sob drenagem em selo d'água. Um débito menor que 25 mL em 24 horas permite a retirada desse cateter.

Complicações[3,9,11,14]

Laceração de artérias coronárias

A lesão das coronárias durante a pericardiocentese pode cursar com uma síndrome coronariana aguda e novo tamponamento cardíaco. O acesso subxifoide é associado com menor incidência dessa complicação do que outras vias. Uma possibilidade de tratamento é com cateterismo de emergência para angioplastia do local da laceração.

Lesão miocárdica

A manifestação clínica da lesão miocárdica pode ser silenciosa, dor torácica típica ou tamponamento cardíaco. Sangramentos pequenos são autolimitados, sem necessidade de cuidados específicos. Nos casos mais graves, geralmente mais associados ao ventrículo esquerdo que ao direito, a cirurgia cardíaca de emergência pode ser necessária. A prevenção é realizada com a utilização da ultrassonografia ou do transdutor eletrocardiográfico para guiar o procedimento.

Outras complicações

- Reicidiva;
- arritmias;

- pneumotórax;
- laceração hepática, laceração esplênica e perfuração gástrica;
- punção da artéria torácica interna;
- infecção.

Algoritmo da Pericardiocentese

Confirmar indicação de procedimento
- Tamponamento cardíaco traumático, percebido na avaliação inicial por:
  - hipofonese de bulhas cardíacas;
  - turgência jugular (principal causa de estase jugular com MV presentes no trauma);
  - hipotensão arterial (choque obstrutivo).

Observação: na avaliação do paciente instável, o FAST pode mostrar líquido em saco pericárdio (derrame pericárdico), mas a configuração do tamponamento cardíaco é somente pela clínica.

Excluir contraindicações
- Estabilidade de sinais vitais.

Observação: o objetivo é estabilizar o doente até a toracotomia de urgência, indicada no tamponamento cardíaco traumático.

Explicar procedimento para o paciente e obter o consentimento

Checar materiais necessários
- Proteção individual: luvas estéreis + toucas, máscara e avental (proteção com líquidos corporais);
- materiais para antissepsia da pele (degermante, solução alcóolica);
- manter monitorização (cardioscópio, PA não invasiva e oxímetro da sala de emergência);
- equipamento da ressuscitação cardíaca disponível (inclusive atropina).
- Se o procedimento não for às cegas, guiar com auxílio de ultrassonografia ou "jacaré" para buscar alterações do segmento ST na lesão do miocárdio:
  - agulha de 18G;
  - seringa de 20 mL;
  - torneira de três vias.

Posicionar o paciente em decúbito dorsal com tórax elevado 30-45 graus (acumular líquido no saco pericárdico inferior)

Manter o paciente sob monitorização contínua (cardioscopio, PA não invasiva e oxímetro) e com acesso venoso periférico

Lavar as mãos
- Realizar a antissepsia e paramentação:
  - degermação ampla do tórax anterior;
  - colocação de aventais não estéreis, máscara, touca e óculos e luva estéril;
  - limpeza com clorexidina alcóolica;
  - colocação de campos cirúrgicos;

Dado a urgência do procedimento, a anestesia geralmente não é realizada

Localizar o ponto entre o apêndice xifoide e a margem costal esquerda

Se disponível, usar ultrassonografia ou conectar o "jacaré" na agulha da punção para guiar procedimento. Procedimento às cegas tem maior morbimortalidade

Conectar agulha de 18G na seringa e entrar aspirando em direção ao ombro esquerdo ou à escápula ipsilateral

---

continua

96 ■ MANUAL BÁSICO DE PROCEDIMENTOS MÉDICOS HOSPITALARES

continuação

> **Aspirar até ocorrer estabilização hemodinâmica ou parada da drenagem de líquido. Pode-se usar a torneira de três vias para facilitar a aspiração de volume**
>
> **Pós-procedimento**
> * Correção de complicações associadas (exemplo: arritmias segundo ACLS);
> * realização da toracotomia de urgência.

BIBLIOGRAFIA

1. Zeller JL, Lynm C, Glass RM. JAMA patient page. Pericardial effusion. JAMA. 2007;297(16): 1844.
2. Loukas M, Walters A, Boon JM, Welch TP, Meiring JH, Abrahams PH. Pericardiocentesis: a clinical anatomy review. Clin Anat. 2012;25(7):872-81.
3. Fitch MT, Nicks BA, Pariyadath MM. Emergency pericardiocentesis. N Engl J Med. 2012; 366:e17.
4. Roy CL, Minor MA, Brookhart MA, Choudhry NK. Does this patient with a pericardial effusion have cardiac tamponade? JAMA. 2007;297:1810-8.
5. Spodick DH. Acute cardiac tamponade. N Engl J Med. 2003;349:684-90.
6. Cooper JP, Oliver RM, Currie P, Walker JM, Swanton RH. How do the clinical findings in patients with pericardial effusions influence the success of aspiration? Br Heart J. 1995;73:351-4.
7. Pepi M, Muratori M. Echocardiography in the diagnosis and management of pericardial disease. J Cardiovasc Med (Hagerstown). 2006;7:533-44.
8. Isselbacher EM, Cigarroa JE, Eagle KA. Cardiac tamponade complicating proximal aortic dissection. Is pericardiocentesis harmful? Circulation. 1994;90(5):2375-8.
9. Martins HS, Neto RAB, Velasco IT. Medicina de emergências: abordagem prática. Barueri: Manole; 2016. cap. 53, p. 255.
10. Campione A, Cacchiarelli M, Ghiribelli C, Caloni V, D'Agata A, Gotti G. Which treatment in pericardial effusion? J Cardiovasc Surg (Torino). 2002;43(5):735-9.
11. Favarato MHS, Saad R, Morinaga CV, Ivanovic LF, Pavanel MC, Oliveira JC, et al. Manual do residente de clínica médica. Barueri: Manole; 2015. cap. 303, p. 1195-6.
12. Moore KL, Agur AM. Clinically oriented anatomy. 6th ed. Philadelphia: Lippincott Williams & Wilkins; 2010.
13. Abrahams PH, Webb PJ. Clinical anatomy of practical procedures. London: Pitman Medical; 1975. p. 24.
14. Guimarães HP, Lopes RD, Lopes AC. Tratado de medicina de urgência e emergência: pronto--socorro e UTI. São Paulo: Atheneu; 2010. cap. 22, p. 237-42.
15. Moscucci M. Grossman & Baim's cardiac catheterization, angiography, and intervention. Philadelphia: Lippincott Williams; 2013. chapter 32. p. 731.

Drenagem de Tórax

8

THIAGO MACHADO NOGUEIRA
GUILHERME DIOGO SILVA
MARCOS NAOYUKI SAMANO
FRANCISCO DE SALLES COLLET E SILVA
MAURO FIGUEIREDO CARVALHO DE ANDRADE
PAULO MANUEL PÊGO-FERNANDES

Introdução

Drenagem de tórax, toracostomia ou toracostomia de drenagem fechada consiste na criação de uma comunicação entre a cavidade pleural e o exterior por meio de um dreno visando à remoção de um fluido (ar ou líquido).

A drenagem de tórax pode ser realizada em uma ampla gama de situações, podendo ser eletiva ou de emergência, e o conhecimento da anatomia torácica se mostra essencial para que se obtenha êxito nesse procedimento e para que se evitem possíveis complicações. A familiarização com os materiais utilizados e o reconhecimento e tratamento de eventuais complicações são também fundamentais na capacitação do profissional para a realização desse procedimento.

Indicações

As indicações[1] para a drenagem torácica podem ser divididas de acordo com a natureza da coleção a ser drenada. Para cada uma delas há particularidades a serem observadas para a definição da conduta ideal.

Pneumotórax

O pneumotórax se apresenta ao exame físico por hipertimpanismo e redução dos murmúrios vesiculares nos campos pulmonares afetados. São indicações de drenagem:
- pneumotórax espontâneo de grande volume (ocupando mais que 20% dos campos pulmonares) ou sintomático (dispneia ou dor torácica);
- pneumotórax hipertensivo (pneumotórax associado a instabilidade hemodinâmica por choque obstrutivo) deve ser drenado após toracocentese de alívio;
- paciente clinicamente instáveis;
- pneumotórax recorrente;
- pneumotórax secundário a trauma;
- pneumotórax iatrogênio, em caso de grande volume ou com repercussões clínicas.

Derrames pleurais

Os derrames pleurais se apresentam no exame físico por macicez à percussão e murmúrios vesiculares reduzidos e têm diversas naturezas e causas. A indicação para sua drenagem varia de acordo com o contexto clínico em que se apresentam e das suas características bioquímicas. A avaliação do derrame pleural deve ser feita por toracocentese diagnóstica quando houver indicação, sendo possível classificar o derrame em exsudatos e transudatos de acordo com os critérios de Light.

Critérios de Light		
Tipo de derrame pleural	**Transudatos**	**Exsudatos**
Relação entre a proteína no derrame e a proteína sérica	< 0,5	> 0,5
Relação da DHL no derrame e DHL sérico	< 0,6	> 0,6
Relação entre o DHL no derrame e o limite superior do DHL sérico	< ⅔	> ⅔
DHL total	< 200 mg/dL	> 200 mg/dL

Exsudatos devem ser drenados na maior parte das situações. Como exemplos de exsudatos que devem ser drenados tem-se: hemotórax, empiema não loculado, derrame secundário a tuberculose ou neoplasias e derrame de origem abdominal associados a trauma.

Os empiemas apresentam uma particularidade no que se refere às suas diferentes fases[2], que têm implicações diretas na conduta terapêutica a ser adotada. Em sua fase inicial (exsudativa) o empiema se apresenta como um derrame pleural livre de aspecto seroso, sendo indicada a drenagem simples. Na fase fibrinopurulenta há formação de pus e deposição de fibrina que levam a loculação do empiema tornando a drenagem de tórax simples potencialmente ineficaz. Nesse caso, a videotoracoscopia para debridamento das aderências é a modalidade terapêutica de escolha. Em sua fase final (organização), observa-se encarceramento pulmonar associado ao empiema muito espesso, de forma que há necessidade de decorticação pulmonar para resolução do quadro e, em algumas situações, toracostomia para drenagem aberta – a drenagem torácica simples é contraindicada nesses casos.

Derrames pleurais com causas transudativas óbvias (insuficiência cardíaca, insuficiência renal e insuficiência hepática) classificados como transudato por avaliação bioquímica por toracocentese prévia não devem ser drenados. Nesses casos, a causa base deve ser tratada.

Outras situações particulares incluem o derrame parapneumônico não complicado e o quilotórax:

- o derrame parapneumômico não complicado caracteriza-se por derrame pleural presente em um paciente com quadro de pneumonia e se encaixa nos seguintes critérios: pH maior que 7,2, glicose superior a 40 mg/dL, DHL inferior a 1.000 mg/dL e ausência de bactérias à coloração de Gram. O tratamento do derrame parapneumônico não complicado é expectante (geralmente ocorre reabsorção), devendo-se instituir antibioticoterapia adequada para o quadro de pneumonia de base. A toracocentese esvaziadora pode ser realizada no momento da análise do líquido, sendo importante fator contribuinte para evitar a progressão do derrame parapneumônico para empiema;
- o quilotórax (derrame linfático na cavidade pleural) apresenta-se como um líquido esbranquiçado na toracocentese com presença de triglicerídeos na análise bioquímica. A avaliação da equipe de cirurgia torácica é necessária nos casos de quilotórax, uma vez que pode ser necessária a intervenção cirúrgica para correção de possíveis lesões de estruturas linfáticas como o ducto torácico. Inicialmente o tratamento é clínico por meio de jejum ou dieta rica em triglicerídeos de cadeia média que diminuem a quantidade de gordura absorvida no intestino e permitindo o fechamento espontâneo da fístula em casos específicos. A drenagem prolongada de quilotórax apresenta risco de desnutrição do paciente.

Cuidado pós-cirúrgico

A drenagem de tórax está indicada no cuidado pós-operatório de cirurgias com toracotomia como via de acesso e nas violação de pleuras que podem ocorrer em cirurgias cardíacas.

Contraindicações

As contraindicações para a realização da drenagem de tórax podem ser divididas em absolutas e relativas[1,2].

As contraindicações absolutas são situações em que há aderência completa do pulmão à parede torácica, entre elas se encontram:
- pleurodese;
- empiema organizado.

As contraindicações relativas são:
- coagulopatias (devem ser corrigidas adequadamente antes da realização do procedimento devido ao risco de sangramento);
- efusões pleurais transudativas secundárias a doenças sistêmicas (o tratamento da causa base deve ser priorizado em relação à remoção do derrame por toracocentese);
- pneumotórax pequeno, ocupando menos que 20% do espaço pleural (nesse caso a toracocentese é indicada);
- empiema loculado (é indicada a realização de toracoscopia para debridamento das loculações);
- quilotórax (há risco de desnutrição secundária à drenagem prolongada do derrame quiloso);
- toracotomias prévias.

Anatomia

O conhecimento anatômico é essencial para o posicionamento adequado de drenos torácicos. Geralmente, o chamado "triângulo de segurança" é utilizado como ponto de referência para a inserção do dreno para minimizar os riscos do procedimento e obter-se uma drenagem adequada em grande parte dos casos. A inserção do dreno nessa região diminui o risco de introdução do dreno na cavidade abdominal e evita a lesão da artéria torácica interna e das mamas. O triângulo é delimitado pela linha axilar média, a borda lateral do músculo peitoral maior e a projeção da linha intermamilar como ilustrado na Figura 8.1.

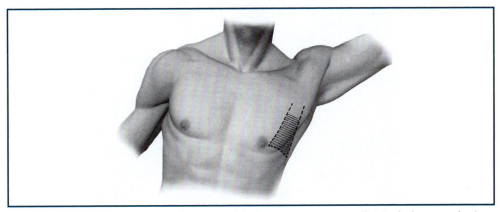

Figura 8.1 Representação esquemática do triângulo de segurança para a realização de drenagem de tórax.

O acesso pelo triângulo de segurança apresenta a seguinte estratigrafia entre a pele e a cavidade pleural:
- pele;
- tecido celular subcutâneo;
- fáscia profunda;
- músculo serrátil anterior;
- músculos intercostal externo;
- músculo intercostal interno;
- músculo intercostal íntimo;
- fáscia endotorácica;
- gordura extrapleural;
- pleura parietal;
- cavidade pleural.

As Figuras 8.2, 8.3, 8.4, 8.5, 8.6 e 8.7 ilustram a dissecção por planos da parede torácica e expõe a estratigrafia da região de inserção do dreno de tórax.

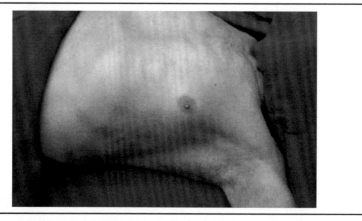

Figura 8.2 Aspecto inicial da parede torácica de um paciente posicionado para inserção de dreno de tórax.

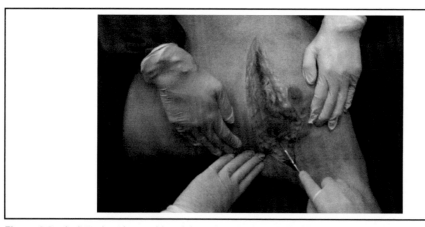

Figura 8.3 Incisão da pele e tecido celular subcutâneo expondo fáscias profunda e camada muscular.

Drenagem de Tórax ■ 101

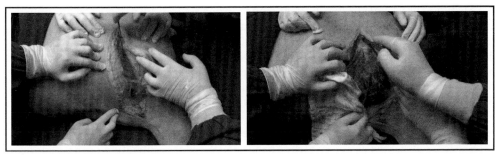

Figura 8.4 Secção dos múculos peitoral maior e serrátil anterior com exposição do M. peitoral menor, gradeado costal e musculatura intercostal.

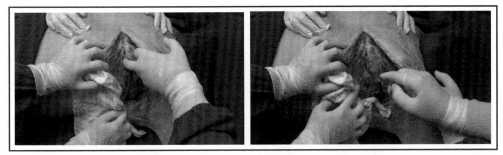

Figura 8.5 Indicação do local de passagem do dreno de tórax na borda superior do arco costal, evitando-se a lesão do feixe vásculo-nervoso subcostal.

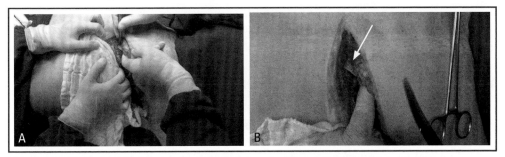

Figura 8.6 (A) Exploração digital do intercosto seccionado, (B) perfuração da pleura parietal.

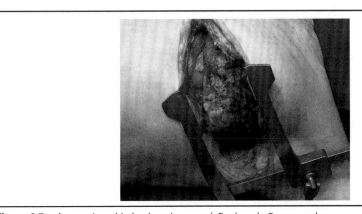

Figura 8.7 Acesso à cavidade pleural e exposição do pulmão esquerdo.

Além do conhecimento das diversas camadas que serão transpassadas pelo dreno em sua inserção é importante conhecer estruturas anatômicas importantes que existem na topografia do triângulo de segurança. A existência destas estruturas justificam a necessidade de promover anestesia local e compensar distúrbios da coagulação antes de realizar o procedimento a fim de evitar possíveis complicações. Superficialmente, ocorre a passagem dos nervos cutâneos laterais e torácicos laterais e da veia toracoepigástrica. Mais profundamente, cursam as artérias toracodorsal e a torácica lateral (também denominada artéria mamária externa). Também profundamente, se encontram o nervo torácico longo (cuja lesão leva à ocorrência da "escápula alada") e o feixe neurovascular intercostal.

Existem outras vias de acesso menos habituais descritas na literatura para a realização da inserção de drenos de tórax. Como exemplo, tem-se o acesso pelo segundo espaço intercostal em sua interseção com a linha hemiclavicular que pode ser usado para a drenagem de pneumotórax apical.

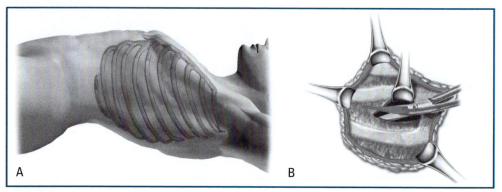

Figura 8.8 (A) Representação da disposição do gradeado costal em relação aos parâmetros anatômicos superficiais do tórax, (B) representação da dissecção da musculatura intercostal.

Materiais necessários para a drenagem

Para a realização da drenagem de tórax, se faz necessária a utilização de material apropriado que deve ser do conhecimento do profissional capacitado para realizar esse procedimento.

- Material para proteção pessoal: gorro, máscara, óculos de proteção, luvas e aventais e campos estéreis;
- povidine ou clorexidine para antissepsia local e outros materiais para antissepsia;
- anestésico local;
- seringa de 10 a 20 mL
- agulha de 18 a 21G (para aspirar anestésico);
- agulha 25G;
- bisturi (sugestão: lâminas 10 ou 11);
- tesoura reta;
- Kelly curvo (em número de dois, no mínimo);
- tubo de drenagem (caso se opte pelo *pigtail*, deve-se contar com o *kit* apropriado, composto por fio guia, dilatador, introdutor e cateter);
- fio 1.0 não absorvível (seda ou nylon);
- porta-agulha;
- gazes e material para curativo;
- sistema de drenagem.

Além do conhecimento dos equipamentos utilizados na drenagem é também essencial a familiarização com os diversos tipos e particularidades de alguns materiais-chave (como drenos e sistemas de drenagem) existentes.

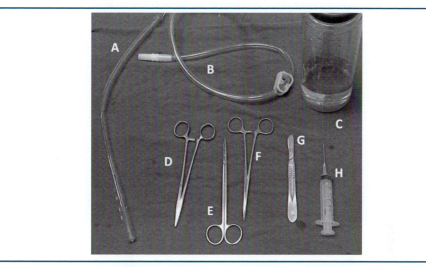

Figura 8.9 Instrumental cirúrgico básico para inserção de dreno tubular multiperfurado: (A) dreno, (B) sistema de drenagem, (C) selo d'água, (D) porta agulha, (E) tesoura de metzenbaum, (F) pinça Kelly, (G) bisturi, (H) seringa e agulha para anestesia.

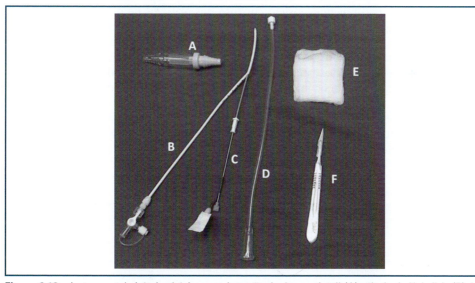

Figura 8.10 Instrumental cirúrgico básico para inserção de dreno *pigtail*: (A) válvula de Heimlich, (B) dreno *pigtail*, (C) introdutor, (D) sistema de drenagem, (E) gaze, (F) bisturi.

Drenos

Os drenos de tórax existem em diversos tipos e tamanhos. A escolha do dreno ideal para cada situação se baseia em diversos fatores como características e quantidade do material a ser drenado, capacidade e área de drenagem, risco de obstrução do dreno, tempo de internação, conforto do paciente, possibilidade de deambulação precoce e mobilidade.

Os drenos são compostos de materiais como silicone e PVC e apresentam uma linha radiopaca, que possibilita sua localização em exames de imagem. Entre os drenos utilizados figuram os drenos do tipo *pigtail*, tubular multiperfurado, Blake, Malecot e Pezzer.

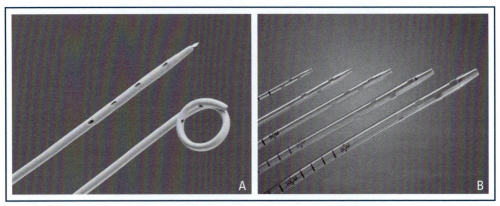

Figura 8.11 (A) Representação da disposição do gradeado costal em relação aos parâmetros anatômicos superficiais do tórax; (B) representação da dissecção da musculatura intercostal.

Marcações ao longo do dreno são úteis para auxiliar na inserção pois permitem maior controle da porção introduzida, diminuindo a ocorrência de complicações como enfisema de subcutâneo por mal-posicionamento dos orifícios de drenagem – contudo, a realização de controle radiológico para checar o posicionamento é indispensável, visto que a espessura do tecido celular subcutâneo é muito variável (como ocorre com, por eexemplo, os dos pacientes obesos).

O calibre do dreno de tórax é definido de acordo com a viscosidade do material a ser drenado de forma que os drenos mais calibrosos são utilizados para drenagem de hemotóraxes e empiema (mais viscosos), enquanto aqueles de menor calibre são empregados em casos de pneumotórax e efusões pleurais malignas (derrames com menor viscosidade). Na literatura descreve-se o uso de drenos com calibres entre 10 e 38Fr (sendo 1mm de diâmetro correspondente a 3Fr). A Tabela 8.1 indica os calibres dos drenos recomendados em cada situação.

Tabela 8.1 Relação entre indicações e calibres dos drenos.

Indicação	Calibre do dreno
Pneumotórax espontâneo ou iatrogênico	8 a 14Fr
Pneumotórax com fístula broncopleural	20 a 28Fr
Pneumotórax associado a trauma (possibilidade de hemotórax concomitante)	36 a 40Fr
Pneumotórax hipertensivo	24 a 28Fr (após realização de toracocentese de alívio)
Hemotórax	36 a 40Fr
Efusão secundária a malignidade	8 a 14Fr
Efusão parapneumônica	10 a a 24Fr (de acordo com viscosidade)
Empiema não loculado	superior a 28Fr

Os drenos do tipo *pigtail* são mais finos e têm extremidade em cauda, aumentando a superfície de drenagem, além de apresentarem maior facilidade de introdução e causarem menor desconforto e dor para o paciente, sendo preferidos nas drenagens eletivas de pneumotóraxes.

Quando a capacidade máxima de drenagem de um dreno for insuficiente para uma drenagem eficaz de um hemitórax, pode-se considerar a inserção de um segundo dreno para a remoção dos fluidos armazenados na cavidade pleural.

Em situações de loculação pode haver dificuldade de drenagem e a equipe de cirurgia torácica deve ser contatada para que seja feita uma avaliação da necessidade de intervenção cirúrgica

Sistemas de drenagem

Existem variações dos sistemas de drenagem que apresentam diferentes mecanismos e que têm implicações, por exemplo, na mobilidade do paciente.

O sistema de drenagem em selo d'água é amplamente utilizado em ambiente hospitalar e permite a drenagem de diferentes tipos de coleções pleurais, sendo muitas vezes utilizados em situações de emergência e no trauma em associação com o dreno multiperfurado. O selo d'água é composto por um recipiente com água no qual o nível da água fica a 2 cm acima da extremidade do sistema de drenagem conectado ao dreno. Além disso, há também um outro orifício na tampa do recipiente que permite o escape do ar drenado para o ambiente (em caso de drenagem de pneumotórax). Dessa forma, ocorre drenagem do fluido de forma unidirecional. O recipiente com água deve sempre ser mantido abaixo do nível de inserção do dreno para permitir a drenagem e impedir o refluxo da água para a cavidade pleural do paciente.

A válvula unidirecional de Heimlich é um dispositivo frequentemente associado ao dreno do tipo *pigtail* e permite maior mobilidade e conforto ao paciente, sendo usado em pacientes com pneumotórax de drenagem eletiva. Ela não deve ser usada para drenagem de líquidos, pois tende a se obstruir com esse tipo de drenado. Esse sistema apresenta vantagens em relação ao selo d'água pois permite mobilização e alta precoces.

Também é descrito o uso de frascos com selo d'água em série, bombas de sucção ativa e pequenas bolsas coletoras como sistema de drenagem.

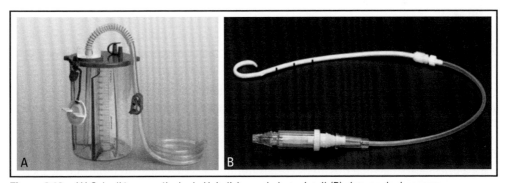

Figura 8.12 (A) Selo d'água e válvula de Heimlich acoplada a *pigtail*; (B) sistema de drenagem.

Técnica

A realização da drenagem de tórax apresenta variações de acordo com a natureza do fluido a ser drenado e, consequentemente, com o tipo de dreno a ser introduzido. Os passos para esse procedimento vão desde a obtenção do consentimento e posicionamento do paciente até a remoção do dreno e devem ser executados com observância dos preceitos técnicos de forma a evitar eventuais complicações.

Obtenção de consentimento e preparação e posicionamento do paciente

Inicialmente, caso o paciente esteja consciente, não esteja em risco de morte e o procedimento não seja emergencial, deve-se explicar o procedimento e obter o consentimento para sua realização. Em caso de pacientes vítimas de trauma, há evidências que indicam que a realização de antibioticoterapia profilática pode diminuir a ocorrência de complicações relacionadas ao risco de infecção elevado nesses casos.

Após obtenção do consentimento do paciente, deve-se realizar degermação inicial da pele com esponja embebida em antisséptico, higienizar as mãos, preparar o material necessário e posicionar o paciente adequadamente. O posicionamento mais adequado para a inserção do dreno consiste no paciente em decúbito dorsal horizontal, com o braço do lado a ser drenado abduzido e posicionado atrás da cabeça, de forma a expor a região axilar como demonstrado na Figura 8.13.

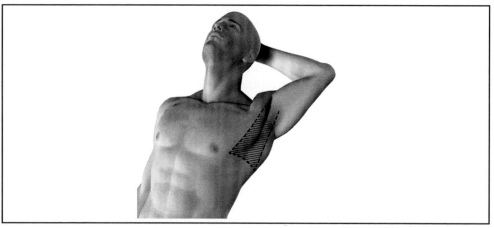

Figura 8.13 Posicionamento do paciente para inserção de dreno de tórax e indicação da região do triângulo de segurança.

Localização do ponto de incisão

O ponto de incisão é determinado a partir do "triângulo de segurança" (delimitado pelas linhas axilar média, intermamilar e borda lateral do peitoral maior).

O quinto espaço intercostal deve ser palpado dentro da região do triângulo e, posteriormente, deve ser marcado para indicar o local de realização da incisão. A identificação do quinto espaço intercostal deve ser feita a partir da contagem dos espaços, usando como referência o ângulo de Louis (que corresponde ao segundo espaço intercostal). Deve-se atentar para a orientação diagonal dos arcos costais durante a contagem e no momento de incisão para a inserção dos drenos. A linha intermamilar é uma referência que permite uma rápida localização do plano mais baixo para a realização da inserção do dreno de forma segura.

Antissepsia, assepsia e anestesia

Após a marcação e limpeza inicial com esponja e antisséptico do local de incisão, deve-se calçar as luvas e realizar antissepsia ampla da região na qual o procedimento será realizado com movimentos circulares centrífugos (pode-se utilizar Cheron e gazes embebidas em antisséptico). Os campos estéreis devem ser posicionados de forma a expor apenas o triângulo no local onde a incisão será realizada.

Para a anestesia, inicia-se com a criação do botão anestésico no plano da pele. Em seguida, deve-se avançar a agulha pelo espaço intercostal, usando-se como referência a borda superior da costela (evitando-se a lesão do feixe vasculonervoso intercostal), realizando-se aspiração contínua. Ao se aspirar ar ou líquido do derrame (indicando chegada da extremidade da agulha ao espaço pleural), deve-se retroceder a agulha e injetar o anestésico de promovendo a anestesia dos planos profundos (periósteo e pleura parietal), Figura 8.14.

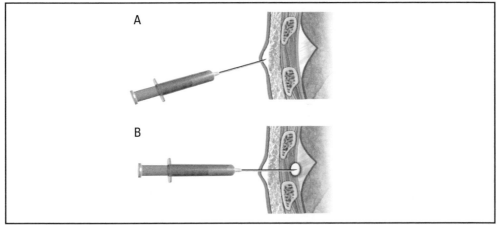

Figura 8.14 (A) Técnica de anestesia com composição de botão anestésico superficial e anestesia de planos profundos com inserção da agulha com aspiração contínua, (B) injeção de anestésico ao retroceder agulha.

Incisão, posicionamento e fixação do dreno de tórax

O passo seguinte consiste na introdução do dreno na posição de incisão marcada previamente. Nesse ponto há variação de acordo com o tipo de dreno a ser introduzido (devido às diferenças das suas respectivas indicações). Dessa forma, serão descritas as técnicas para cada umas dessas situações.

Drenos de pequeno diâmetro (exemplo: *pigtail*)

Para a inserção de drenos de pequeno diâmetro não se utiliza a dissecção romba. Uma técnica rápida para inserção do dreno *pigtail* sem o uso de fio guia, utilizada na rotina pelo Departamento de Cirurgia Torácica do HC-FMUSP, pode ser realizada:
- com o bisturi, incisa-se o intercosto até o plano muscular com um movimento de perfuração único;

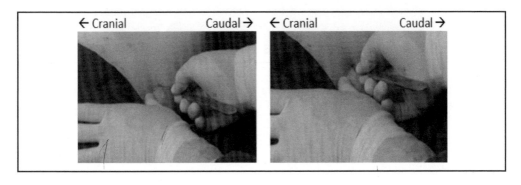

- insere-se o *pigtail* acoplado ao introdutor, perfurando-se a camada muscular;

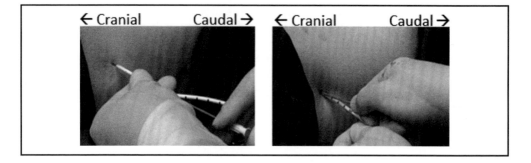

- com a mão esquerda fixa-se o *pigtail* e com a direita remove-se o introdutor, acoplando-se o dreno ao sistema de drenagem (tubos de conexão e válvula de drenagem);

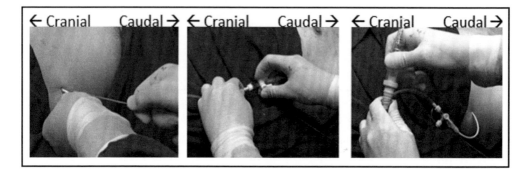

- testa-se a drenagem realizada pelo sistema e corrige-se o direcionamento do dreno se necessário;
- fixa-se o sistema de drenagem com sutura "em bailarina", sugere-se que se confeccione curativo "em meso" para garantir a não remoção do dreno;

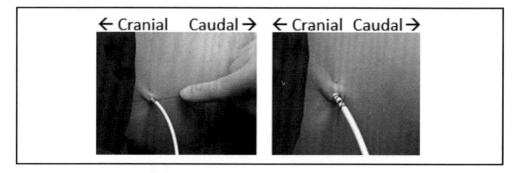

- realiza-se o controle radiológico para se certificar do posicionamento correto do dreno *pigtail*.

Drenagem de Tórax ■ 109

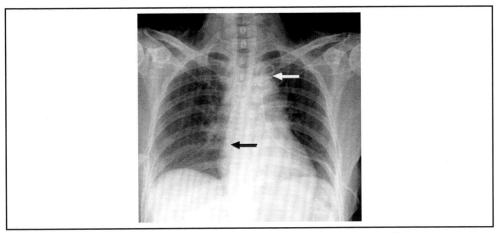

Figura 8.15 Radiografia de tórax indicando posicionamento adequado do dreno *pigtail* (seta branca). observa-se também a presença de um cateter venoso central subclávio (seta preta).

Uma técnica alternativa se baseia na utilização da técnica de Seldinger para a introdução do dreno do tipo *pigtail*, Figura 8.16. A seguir, os passos necessários:
- após a abertura do *kit*, deve-se introduzir o introdutor dentro do cateter de forma a retificar a extremidade curva do mesmo para prepará-lo para a inserção;
- a agulha utilizada para a introdução deve ser posicionada dentro do espaço pleural por meio da técnica de aspiração contínua (interrompendo-se a aspiração ao aspirar ar ou líquido do derrame). O trajeto da agulha deve ser feito sobre a borda superior para evitar lesão do feixe vasculonervoso intercostal;
- o fio guia deve ser introduzido por dentro da agulha de forma que uma porção razoável fique dentro do espaço pleural;
- em seguida, a agulha deve ser retirada e um pequeno corte deve ser feito próximo a ao local de entrada do fio guia na pele com uma lâmina de bisturi nas camadas superficiais de forma a facilitar a passagem do dilatador;
- o dilatador deve ser introduzido sobre o fio guia até atingir o espaço pleural;
- após a dilatação do trajeto de introdução, o dilatador deve ser removido e o cateter *pigtail* deve ser posicionado sobre o fio guia para a introdução;
- deve-se certificar que a porção distal do fio guia ultrapasse a porção distal do *pigtail* antes da introdução do mesmo, visto que esse posicionamento garante a possibilidade de tracioná-lo após a inserção;
- o introdutor e o fio guia devem ser removidos em conjunto e a válvula na extremidade distal do cateter *pigtail* deve ser fechada;
- o cateter deve ser fixado à pele por meio de sutura apropriada (sutura "em bailarina" ou "em colchão") e composição de curativo "em meso" (impede acotovelamento e tensão no dreno);
- após a fixação, o cateter deve ser conectado ao sistema de drenagem (válvula unidirecional de Heimlich ou selo d'água);
- deve ser realizado o controle radiográfico (pode ser feito com radiografia de tórax simples) após a introdução do *pigtail* para checagem do posicionamento adequado.

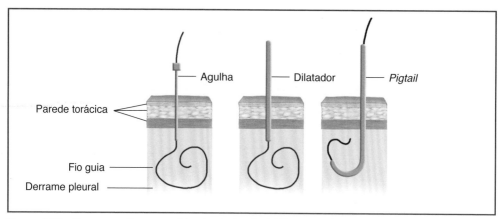

Figura 8.16 Representação esquemática da técnica de Seldinger para inserção de cateter do tipo *pigtail*.

Drenos de grande diâmetro (exemplo: dreno multiperfurado)

O posicionamento de drenos de grande diâmetro é realizado para a drenagem de coleções mais viscosas (por exemplo, hemotórax em pacientes vítimas de trauma). Os passos para a realização desse tipo de drenagem são descritos a seguir:

- deve-se realizar uma incisão com bisturi (com dimensões aproximadamente iguais ao calibre do diâmetro do dreno e de forma a permitir a exploração digital – incisões de 2 a 2,5 cm geralmente são adequadas), com orientação paralela ao gradeado costal na borda superior da costela incisando apenas a pele;

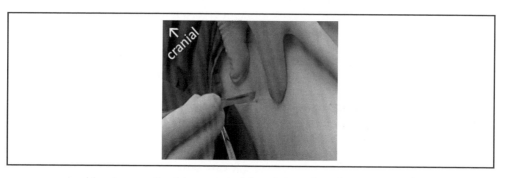

- em seguida, deve-se divulsionar o tecido celular subcutâneo e muscular com o Kelly curvo (dissecção romba) até que se atinja a borda superior da costela, atingindo-se a pleura parietal;

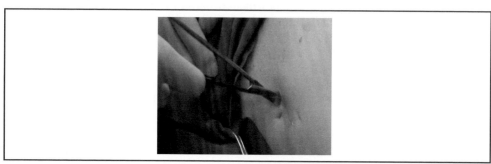

- a pleura pode ser perfurada com o dedo ou com a utilização do Kelly sendo segurado perto de sua ponta para que ele não adentre exageradamente a cavidade pleural, situação em que lesões poderiam ser causadas;

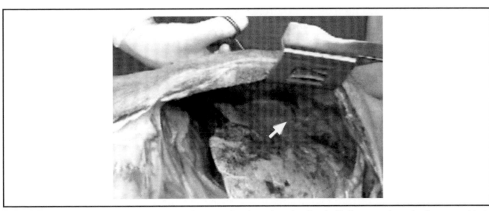

Figura 8.17 Dissecção mostrando a perfuração da pleural parietal pelo Kelly e sua introdução na cavidade pleural (seta).

- em seguida, pode-se explorar com o dedo a região para se certificar da ausência de aderências pleuropulmonares e de órgãos abdominais, principalmente em pacientes traumatizados (devido ao risco de rotura diafragmática);

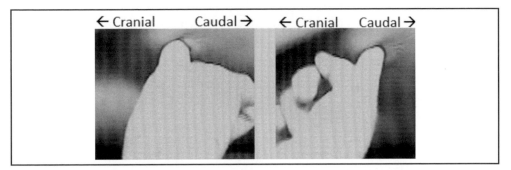

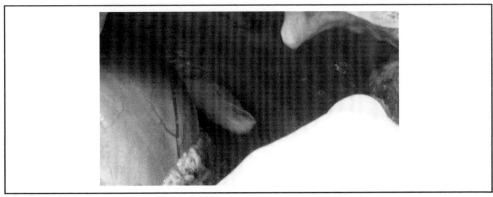

Figura 8.18 Vista interna da exploração digital da cavidade pleural após perfuração da pleura parietal. Observa-se o dedo do cirurgião passando próximo a borda superior da costela e o diafragma.

- antes da introdução do dreno, deve-se medir a porção do dreno a ser introduzida (do local de incisão planejado até a fúrcula) e amarrar um fio de algodão 1,0 a 2 cm do fim da porção a ser introduzida, de forma a se ter uma referência que garanta o posicionamento adequado dos orifícios de drenagem na cavidade pleural. Esse fio será também útil na fixação do dreno de tórax;

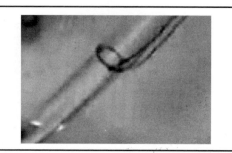

- ainda antes da introdução do dreno, deve-se obstruir a porção distal do tubo com um Kelly curvo para que se evite a entrada de ar na cavidade pleural pelo tubo antes da conexão do mesmo ao sistema de drenagem;

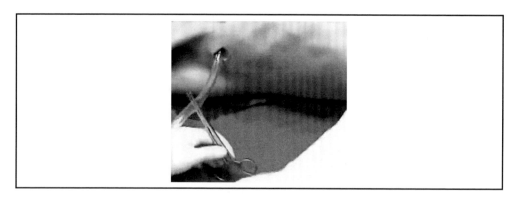

- para a introdução do dreno, deve-se pinçar a extremidade do mesmo com o Kelly curvo, tracionar o dreno ao longo da pinça;

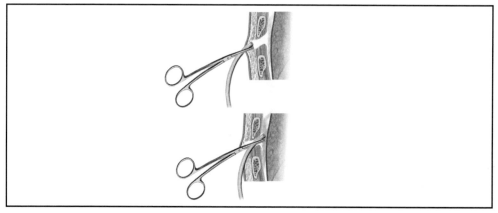

Figura 8.19 Técnica de inserção de dreno de tórax multiperfurado com auxílio de pinça Kelly.

- drenos multiperfurados devem entrar em direção cranial e posterior de forma a abranger mais níveis para serem drenados;
- após introdução do conjunto da extremidade do dreno dentro da cavidade pleural, este deve ser solto e o Kelly curvo, utilizado na sua introdução, deve ser retirado (mantendo-se a pinça utilizada para ocluir o dreno distalmente);

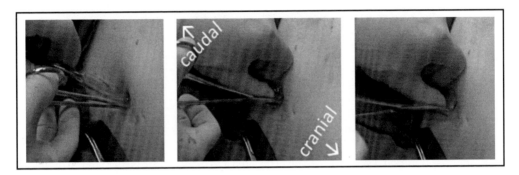

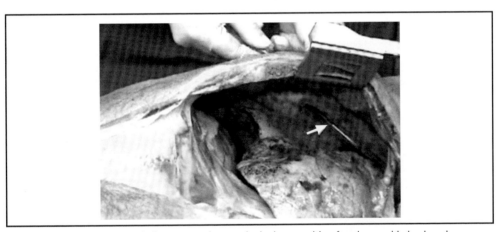

Figura 8.20 Dissecção anatômica mostrando entrada do dreno multiperfurado a cavidade pleural.

- deve-se concluir a introdução do dreno de forma que todos os orifícios de drenagem fiquem dentro da cavidade pleural e o direcionamento desejado seja obtido;

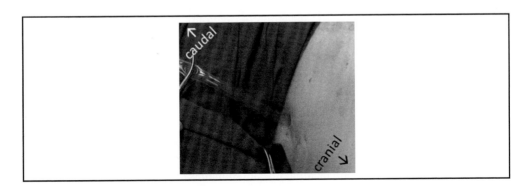

- conecta-se o dreno ao sistema de drenagem e retira-se o Kelly curvo posicionado na porção distal que impedia a entrada de ar na cavidade pleural de forma a testar a drenagem do sistema;

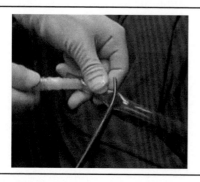
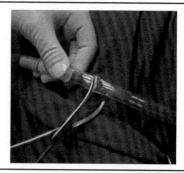

- deve-se observar a oscilação do nível da água e as características do material drenado;
- fixa-se o dreno com o fio de algodão previamente posicionado por meio de sutura e amarradura "em bailarina" e composição de "gravata" com gaze seca, devendo-se, também, compor fixação com esparadrapos "em meso";

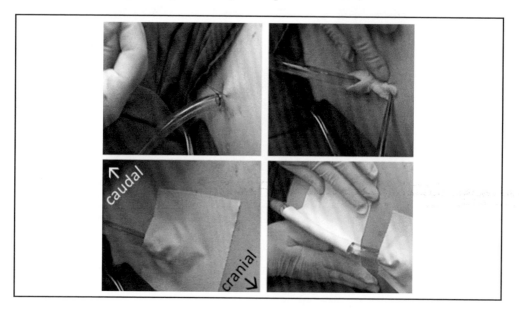

- o controle radiográfico (pode ser feito com radiografia de tórax simples) deve ser realizado após a inserção do dreno para avaliar o posicionamento do mesmo na cavidade pleural.

Deve-se ter atenção para o posicionamento adequado dos orifícios do dreno multiperfurado para que se evite complicações como o enfisema de subcutâneo após o procedimento. Todos os orifícios de drenagem devem estar localizados dentro da cavidade pleural e o dreno deve estar direcionado cranial, posterior e medialmente, sem acotovelamentos que bloqueiem a drenagem. Não se deve, contudo, avançar o dreno caso seja constatada a localização inadequada de uma das perfurações no espaço subcutâneo, uma vez que isso pode introduzir porções potencialmente contaminadas do dreno na cavidade pleural.

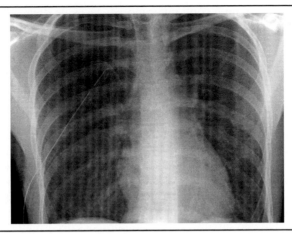

Figura 8.21 Radiografia de tórax mostrando o dreno bem posicinado em hemitórax direito – linha radiopaca do dreno que facilita a sua visualização aos métodos de imagem.

Manutenção do dreno de tórax

Após a inserção do dreno de tórax, além de se observar o aspecto do fluido drenado, é necessário que se atente para alguns aspectos importantes para que a manutenção do dreno seja adequada. A equipe de enfermagem desempenha um papel importante nessa fase, uma vez que observa e documenta a evolução da drenagem e acompanha de perto a evolução do paciente.

Além da necessidade de realização do controle radiográfico para checagem do posicionamento do dreno na cavidade pleural, é necessário que se observe regularmente a variação do volume no recipiente coletor em caso de drenagem de líquido podendo-se, dessa forma, avaliar a quantidade de líquido drenada e checar se a drenagem continua.

Além disso, deve-se evitar drenagens de grandes volumes em pequenos intervalos de tempo pois, caso contrário, o paciente pode sofrer edema pulmonar de reexpansão (uma complicação potencialmente fatal). Advoga-se a drenagem de no máximo 1,5 L por drenagem e a taxa de drenagem de, no máximo, 500 mL por hora.

Outro ponto crítico se refere à necessidade de checar a perviedade do dreno, no mínimo, a cada seis horas. A obstrução do dreno é uma das complicações mais comuns e é observada, principalmente, quando o liquido drenado é muito viscoso ou o calibre do dreno não é adequado para a viscosidade do material drenado. Para essa checagem, a observação da oscilação do nível da água no recipiente coletor é muito útil, pois, além de indicar que o dreno está patente, também certifica que os orifícios de drenagem estão adequadamente posicionados dentro da cavidade pleural. Em caso de drenagem de empiema, o dreno pode ser obstruído por pus e nesse caso pode-se administrar jatos de 20 a 50 mL de solução salina no dreno para remover a obstrução. Se a drenagem continuar abaixo do esperado, pode-se realizar radiografia de tórax para avaliar posicionamento do dreno e verificar se ocorreu acotovelamento do mesmo dentro da cavidade pleural ou a presença de loculações (cujo diagnóstico pode exigir realização de tomografia computadorizada em alguns casos).

O recipiente utilizado para composição do selo d'água deve ser mantido abaixo do nível de entrada do dreno no tórax para se evitar refluxo do líquido para dentro da cavidade pleural. Para se evitar que haja formação de bolhas no selo d'água que possam refluir pelo dreno, pode-se adicionar dimeticona na água dentro do recipiente utilizado no sistema de drenagem.

Para o controle da dor mantém-se o paciente com analgesia (geralmente com anti-inflamatórios não esteroidais e opioides fracos). Os drenos tubulares exigem observação do paciente em regime de internação, enquanto os pacientes que recebem drenos do tipo *pigtail* podem ter alta no mesmo dia e serem reavaliados após 48 horas.

O clampeamento do dreno é contraindicado em casos de drenagem de pneumotórax (sob risco de promover a formação de pneumotórax hipertensivo). Para drenagem de fluidos líquidos é discutível o uso dessa técnica, sendo necessário o auxílio de uma equipe de enfermagem capacitada e devidamente orientada a desclampear o dreno em caso de piora clínica.

O acompanhamento com radiografias de tórax da evolução da drenagem é de grande utilidade, uma vez que auxilia na definição da efetividade do tratamento, na identificação de possíveis complicações (como pneumotórax e enfisema de subcutâneo) e na determinação do tempo certo para a retirada do dreno.

Em pacientes traumatizados, sugere-se a utilização de de oximetria de pulso para avaliar a melhora da ventilação e oxigenação do paciente com a realização da drenagem.

Os pacientes com drenos de tórax sendo acompanhados em regime não hospitalar devem ser instruídos sobre os cuidados a serem tomados com o sistema de drenagem e a procurarem a equipe médica caso alguma problema ocorra (como deslocamento ou mudança de posição do dreno no local de inserção).

Existe a possibilidade de surgimento de complicações decorrentes do procedimento e sua identificação e tratamento serão abordados posteriormente neste capítulo.

Retirada do dreno de tórax

A retirada do dreno é uma etapa importante no contexto da drenagem de tórax. Mais uma vez, o emprego de uma técnica adequada é crucial para evitar complicações como o pneumotórax. Os critérios para retirada do dreno variam com a indicação inicial para drenagem e serão abordados separadamente nesta sessão[1,3].

• Indicações para retirada de dreno torácico introduzido por pneumotórax.

A retirada do dreno de tórax em pacientes drenados por pneumotórax está indicada quando a saída de bolhas de ar pelo dreno cessar e a radiografia de tórax não mostrar mais ar na cavidade pleural, estando o pulmão completamente expandido. Alguns autores sugerem que deve-se esperar de 12 a 24 horas após a finalização da drenagem do ar para que se retire o dreno.

• Indicações para retirada de dreno torácico introduzido para coleções líquidas.

A retirada do dreno de tórax em pacientes com derrames líquidos devem ser retirados quando a drenagem atingir níveis inferiores a 150 mL/dia e o pulmão se apresentar completamente reexpandido à radiografia de tórax e ao exame clínico. Além disso, aspecto purulento do material drenado é uma contraindicação à retirada do dreno.

• Orientações gerais para a retirada do dreno de tórax.

Não há evidências de que o clampeamento do dreno em sua retirada vantajoso e sugere-se que essa manobra não seja realizada em casos de pneumotórax. Em pacientes que com drenos posicionados para a realização de pleurodese, o dreno pode ser clampeado por até uma hora após a administração de agentes esclerosantes para evitar que os mesmos refluam pelo dreno – sugere-se que nesses pacientes o dreno seja removido entre 12 e 72 horas após a injeção dos agentes esclerosantes.

O paciente deve ser orientado sobre o procedimento e esclarecido sobre o desconforto e a dor que podem ser causas pelo procedimento, uma vez que a cooperação do paciente é crucial para garantir o êxito na retirada do dreno e diminuir o risco de iatrogenias.

Por ser uma manobra dolorosa, o paciente pode receber anestesia local para a retirada do dreno de tórax. O movimento de remoção deve ser efetuado enquanto o paciente realiza manobra de Valsalva ou uma expiração forçada mantida de forma a diminuir o risco de pneumotórax iatrogênico. A manobra de aumento de pressão intrapleural deve ser praticada pelo paciente antes da remoção para minimizar os riscos. Caso o paciente esteja em suporte ventilatório mecânico, deve-se pausar o ciclo ventilatório em inspiração para aumentar a pressão intrapleural.

A sutura de fixação deve ser cortada e o dreno deve ser retirado com um movimento firme e único. O assistente deve imediatamente ocluir o orifício deixado pelo dreno após sua retirada com material impermeável ao ar e fixá-la fortemente. Se a retirada for realizada por apenas um profissional, sugere-se que o dreno seja removido com a mão não dominante e a que a vedação do orifício seja realizada com a mão de maior habilidade. As aberturas deixadas pelos drenos tubulares geralmente requerem sutura, enquanto os orifícios menores deixados pelo *pigtail* não. O curativo não deve ser removido antes de 24 horas após sua confecção. Caso o paciente receba alta com o curativo oclusivo, ele deve ser orientado a não molhar o curativo, devendo ser agendado retorno para acompanhar a cicatrização do orifício. Também é necessário orientar o paciente a procurar ajuda médica caso a cicatriz fique hiperemiada ou apresente sinais de infecção.

Há na literatura fontes que sugerem que o dreno deve ser removido após 10 dias, mesmo quando a intercorrência que motivou sua colocação não tenha sido resolvida. Isso se justifica pelo fato de que a manutenção da dreno se torna fútil, visto que o pulmão se manteve colabado por um período tão longo que o surfactante – que garante a expansibilidade pulmonar – já foi amplamente consumido (o pulmão não voltará a se reexpandir). Caso o paciente não apresente a melhora clínica esperada com a drenagem, deve-se chamar a equipe da cirurgia torácica para avaliação do quadro.

Não há consenso sobre a necessidade de manutenção do dreno em pacientes em ventilação mecânica em que já haja reexpansão completa do pulmão e ausência de ar residual na cavidade pleural.

Complicações

A drenagem de tórax apresenta complicações que devem ser do conhecimento do profissional da saúde. Diagnosticar e tratar adequadamente estas complicações é essencial para a evolução favorável do paciente. A seguir constam as complicações mais frequentes decorrentes da drenagem de tórax, a forma como são diagnosticadas e o seu tratamento[4].

Celulite

- Diagnóstico: essencialmente clínico (eritema, calor e edema próximo da incisão). Está associado com más condições de assepsia e antissepsia.
- Tratamento: antibioticoterapia é efetiva em mais de 90% dos casos, contudo, em caso de formação de abcesso a drenagem está indicada, independente do agente etiológico. Celulites não complicadas podem ser tratadas com penicilinas semissintéticas, cefalosporinas de primeira geração ou clindamicina[5]. Há, porém, celulites causadas por bactérias multirresistentes que podem ser refratárias ao tratamento convencional.

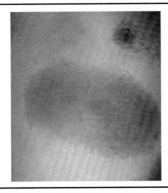

Figura 8.22 Sinais flogísticos locais e febre sugerem celulite.

Hematoma local

- Diagnóstico: coleção de sangue próximo a incisão, associado com lesão vascular.
- Tratamento: geralmente apresentam reabsorção espontânea sendo possível tratamento expectante. Em caso de infecção pode ser necessário drenar o hematoma.

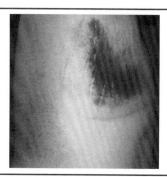

Figura 8.23 Hematoma pós-drenagem de tórax.

Enfisema de subcutâneo

- Diagnóstico:
  - clínica: dor, crepitação ("em plástico bolha") à digitopressão;
  - radiografia de tórax: ar livre em subcutâneo, trajeto das fibras musculares. Associado com abertura do dreno em contato com subcutâneo (mau posicionamento).
- Tratamento: reabsorção espontânea (observar) após remover o dreno. Há estudos com drenagem de subcutâneo para alívio sintomático rápido em enfisemas de subcutâneo maciços, porém raramente é realizada.

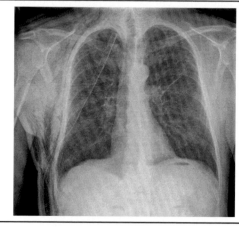

Figura 8.24 Presença de gás em tecido celular subcutâneo associado a drenagem torácica em radiografia de tórax.

Enfisema de mediastino

- Diagnóstico:
  - dor torácica intensa, predominando na porção central do tórax, dispneia, alterações na voz, enfisema de subcutâneo;
  - o sinal de Hamman, caracterizado por ausculta do precórdio com crepitações sincrônicas com os batimentos cardíacos;
  - exames de imagem (Rx de tórax, TC de tórax) podem indicar a presença de ar no mediastino.
- Tratamento:
  - a maioria dos enfisemas de mediastino podem ser tratados conservadoramente, uma vez que usualmente ocorre reabsorção espontânea;
  - em caso de compressão cardíaca (simulando tamponamento cardíaco) pode ser necessário realizar pericardiocentese para drenagem do ar acumulado;
  - em caso de colapso pulmonar, é importante que o paciente seja posicionado em decúbito lateral sobre o lado afetado, uma vez que, apesar da dor, esse posicionamento permitirá a expansão do pulmão não afetado.

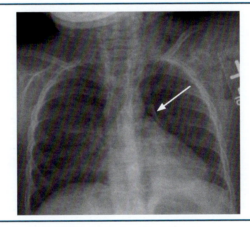

Figura 8.25   Presença de gás em mediastino na radiografia de tórax.

Pneumotórax

- Diagnóstico:
  - dispneia com hipertimpanismo e redução dos MV ipsilteral;
  - radiografia de tórax: sinal da pleura visceral, ausência da trama além da linha da pleura;
  - avaliar sinais de pneumotórax hipertensivo (desvio de traqueia e desvio de mediastino).
- Tratamento: drenagem.

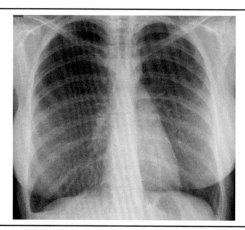

Figura 8.26 Presença de linha de pleura e ausência de trama vasobrônquica periférica observados no lado direito nesta radiografia de tórax. permite o diagnóstico de pneumotórax.

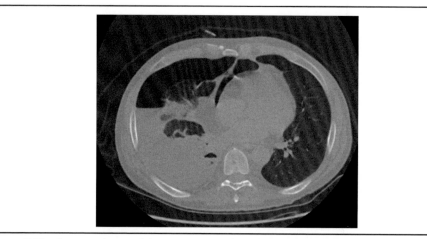

Figura 8.27 Presença de material com atenuação de líquido/partes moles, associada a presença de gás na cavidade pleural, sugerem a presença de hemopneumotórax em contextos clínicos que envolvam lesão pulmonar.

Hemopneumotórax

- Diagnóstico:
  - dispneia com nível de hipertimpanismo acima e macicez abaixo com diminuição do MV em todo hemicampo;
  - raio X: nível hidroaéreo com atelectasia pulmonar.
- Tratamento: drenagem.

Lesão de órgãos intra-abdominais

- Diagnóstico: exploração digital da cavidade após realização da incisão para posicionamento do dreno de tórax (pode indicar abertura intrabdominal ou presença de hérnia diafragmática se houver vísceras abdominais palpáveis – consistência distinta do parênquima pulmonar), posicionamento baixo do dreno, ausência de

drenagem ou drenagem de sangue vivo, exame de imagem indicando posição intra-abdominal do dreno de tórax.
- Tratamento: remoção do dreno e correção cirúrgica das lesões causadas.

Obstrução do dreno

- Diagnóstico: ausência de oscilação da água pelo dreno com a respiração, ausência ou interrupção da drenagem, parada na melhora da dispneia ou piora.
- Tratamento: ordenha do dreno manual ou com pinça.

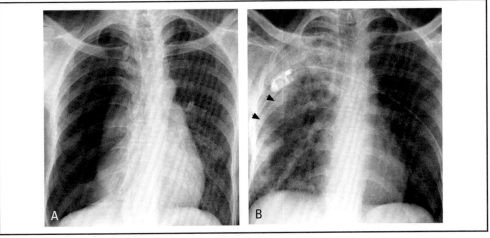

Figura 8.28 (A) Aparecimento de padrão de infiltrado alveolar após a realização de drenagem de pneumotórax de grande volume, (B) sugere ocorrência de edema agudo de reexpansão.

Edema agudo de reexpansão

- Diagnóstico: dispneia, dessaturação, macicez e estertorações no campo recém-expandido. Associado à alta velocidade de expansão para grandes volumes (maior que 1,5 L).
- Tratamento: suporte com decúbito sobre lado acometido, uso de diuréticos, oxigenoterapia e ventilação não invasiva ou ventilação mecânica se necessário[6.]

Reação alérgica ou anafilática aos produtos de antissepsia ou anestesia

- Diagnóstico: angioedema, urticária, broncoespasmo (sibilo e piora da dispneia) e hipotensão.
- Tratamento: protocolo para anafilaxia.

Pneumonia e empiema

- Diagnóstico:
  - febre, tosse, dispneia, condensação pulmonar (pneumonia) ou derrame pleural (empiema);
  - ao raio X, há uma condenção (opacidade sem sinais de perda de volume) na pnemonia e um derrame pleural (velamento do seio costofrênico com sinal do menisco e efeito posicional) no empiema.

122 ■ MANUAL BÁSICO DE PROCEDIMENTOS MÉDICOS HOSPITALARES

- Tratamento:
  - se for pneumonia – antibioticoterapia;
  - se for empiema não loculado – drenagem.

Outras complicações incomuns

- Escápula alada (lesão de nervo torácico longo);
- perfuração cardíaca;
- perfuração de aorta ou subclávia.

Algoritmo do Drenagem de Tórax

Checar indicação de procedimento
- Pneumotórax (exceto pneumotórax espontâneo de pequeno volume);
- Hemotórax;
- Empiema não loculado;
- Derrame pleural associado a tuberculose;
- Derrame pleural de origem neoplásica;
- Derrame de origem abdominal associados a trauma;
- Cuidado pós-cirúrgico em toracotomias com violação das pleuras.

Checar contraindicações
- Absolutas:
  - aderência completa do pulmão à parede torácica (infecções ou pleurodese);
  - empiema organizado;
  - cirurgias torácicas anteriores (devido ao risco de aderências).
- Relativas:
  - coagulopatias (devem ser corrigidas antes da realização do procedimento);
  - derrames pleurais transudativos secundários a doenças sistêmicas (deve-se tratar a causa de base nesses casos);
  - pneumotórax espontâneo pequeno (ocupando menos que 1/3 dos espaço pleural (nesse caso indica-se toracocentese);
  - empiema loculado (indicada toracoscopia para debridamento das loculações);
  - quilotórax (devido ao risco de desnutrição em caso de drenagem prolongada).

Checar materiais necessários
- Material para proteção pessoal: gorro, máscara, óculos de proteção, luvas e aventais e campos estéreis;
- Povidine ou clorexidine para antissepsia local e outros materiais para antissepsia;
- Anestésico local: xilocaína ou lidocaína a 1 ou 2%;
- Seringa de 10 a 20 mL;
- Agulha de 18 a 21G (para anestesia);
- Agulha 25G;
- Bisturi (sugestão: lâminas 10 ou 11);
- Tesoura reta;
- Kelly curvo (em número de dois, no mínimo);
- Tubo de drenagem (caso se opte pelo *pigtail*, deve-se contar com o *kit* apropriado, composto por fio guia, dilatador, introdutor e cateter);
- Fio 1.0 não absorvível (seda ou nylon);
- Porta-agulha;
- Gazes;
- Sistema de drenagem.

continua

Drenagem de Tórax ■ **123**

continuação

Tubos indicados em calibres para diferentes indicações de drenagem
- Pneumotórax espontâneo ou iatrogênico: 8 a 14Fr;
- Pneumotórax com fístula broncopleural: 20 a 28Fr;
- Pneumotórax associado a trauma (possibilidade de hemotórax concomitante): 36 a 40Fr;
- Pneumotórax hipertensivo: 24 a 28Fr (após realização de toracocentese de alívio);
- Hemotórax: 36 a 40Fr;
- Efusão secundária a malignidade: 8 a 14Fr;
- Efusão parapneumônica: 10 a 14Fr ou 16 a 24Fr (se material mais viscoso);
- Empiema não loculado: > 28Fr.

Explicar o procedimento e obter o consentimento de paciente/familiares. Obter consentimento informado assinado pelo paciente ou seu representante legal em situações que não envolvam risco de morte iminente

Tornar o ambiente em que o paciente se encontra adequado ou transportá-lo para sala de procedimentos apropriada para procedimento

Posicionamento e localização do ponto de drenagem
- Decúbito dorsal horizontal, com o braço do lado a ser drenado abduzido e posicionado atrás da cabeça, de forma a expor a região axilar;
- Quinto espaço intercostal dentro do "triângulo de segurança" (delimitado pelas linhas axilar, intermamilar e borda lateral do peitoral maior) é o ponto de drenagem habitual – no caso de pneumotórax apical, pode-se optar pela utilização da incisão no segundo espaço intercostal na interseção com a linha hemiclavicular.

Assepsia, antissepsia e anestesia
- Calçar as luvas e realizar antissepsia ampla da região na qual o procedimento será realizado com movimentos circulares centrífugos;
- Campos estéreis devem ser posicionados de forma a expor apenas a região triangular na qual a incisão será realizada;
- Anestesia (pode-se utilizar lidocaína a 1%):
  - iniciar com criação de botão anestésico superficial;
  - avançar a agulha pelo espaço intercostal, usando-se como referência a borda superior da costela realizando-se aspiração contínua;
  - ao se aspirar ar ou líquido do derrame (indicando chegada da extremidade da agulha ao espaço pleural), deve-se retroceder a agulha e injetar o anestésico de forma a anestesiar os planos profundos.

Incisão, posicionamento e fixação do dreno de tórax
- Drenos de pequeno diâmetro (exemplo: *pigtail*):
  - técnica rápida:
    - » com o bisturi, incisa-se o intercosto até o plano muscular com um movimento de perfuração único;
    - » insere-se o *pigtail* acoplado ao introdutor, perfurando-se a camada muscular;
    - » com a mão esquerda fixa-se o *pigtail* e com a direita remove-se o introdutor, acoplando-se o dreno ao sistema de drenagem (tubos de conexão e válvula de drenagem);
    - » testa-se a drenagem realizada pelo sistema e corrige-se o direcionamento do dreno, se necessário;
    - » fixa-se o sistema de drenagem com sutura "em bailarina", sugere-se que se confeccione curativo "em meso" para garantir a não remoção do dreno.

  - técnica de Seldinger:
    - » inserir o introdutor dentro do cateter de forma a retificar a extremidade curva do mesmo para prepará-lo para a inserção;
    - » a agulha utilizada para a introdução deve ser posicionada dentro do espaço pleural por meio da técnica de aspiração contínua (interrompendo-se a aspiração ao aspirar ar ou líquido do derrame), o trajeto da agulha deve ser feito sobre a borda superior da costela (evitando-se lesão do feixe vasculonervoso);

continua

continuação

> » O fio guia deve ser introduzido por dentro da agulha de forma que uma porção razoável fique dentro do espaço pleural;
> » A agulha deve ser retirada e um pequeno corte deve ser feito próximo ao fio com uma lâmina de bisturi nas camadas superficiais de forma a facilitar a passagem do dilatador;
> » O dilatador deve ser introduzido sobre o fio guia até atingir o espaço pleural;
> » Após a dilatação do trajeto de introdução, o dilatador deve ser removido e o cateter *pigtail* deve ser posicionado sobre o fio guia para a introdução;
> » Certificar-se que a porção distal do fio guia ultrapasse a porção distal do *pigtail* antes da introdução do mesmo, visto que esse posicionamento garante a possibilidade de tracioná-lo após a inserção;
> » Introdutor e o fio guia devem ser removidos em conjunto e a válvula na extremidade distal do cateter *pigtail* deve ser fechada;
> » O cateter deve ser fixado à pele por meio de sutura apropriada e composição de curativo "em meso";
> » Após a fixação, o cateter deve ser conectado ao sistema de drenagem (válvula unidirecional de Heimlich ou selo d'água).

- Drenos de grande diâmetro (exemplo: dreno multiperfurado):
  - Realizar uma incisão com bisturimedindo cerca de 1,5-2 cm, com orientação paralela ao gradeado costal na borda inferior da costela atingindo apenas a pele;
  - Divulsionar o tecido celular subcutâneo e muscular com o Kelly curvo até que se atinja a borda superior da costela, atingindo-se a pleura parietal;
  - Realizar exploração digital da região para se certificar da ausência de aderências pleuropulmonares ou presença de órgãos abdominais, principalmente em pacientes traumatizados;
  - Perfurar a pleura com dedo ou com a utilização do Kelly sendo segurado perto de sua ponta para que ele não adentre exageradamente a cavidade pleural, evitando-se lesões;
  - Antes da introdução do dreno, deve-se amarrar um fio de algodão 1,0 a 2 cm do último orifício de drenagem do tubo multiperfurado, de forma a se ter uma referência que garanta o posicionamento adequado e permita a fixação do dreno de tórax;
  - Ainda antes da introdução do dreno, deve-se obstruir a porção distal do tubo com um Kelly curvo para que se evite a entrada de ar na cavidade pleural pelo tubo antes da conexão do mesmo ao sistema de drenagem;
  - Para a introdução do dreno, deve-se pinçar a extremidade do mesmo com o Kelly curvo, tracionar o dreno ao longo da pinça;
  - Para a drenagem de pneumotórax, deve-se direcionar o dreno voltado cranialmente, posteriormente e medialmente. Em caso de conteúdos líquidos (hemotórax, piotórax ou efusões malignas), o dreno deve ser direcionado posteroinferiormente ou pode ser alocado em espaços intercostais mais baixos, situação em que preferencialmente utilizam-se métodos de imagem para guiá-lo;
  - A introdução deve ser realizada em inspiração mantida, pois assim o diafragma se encontra rebaixado, evitando possíveis perfurações;
  - Após introdução do conjunto da extremidade do dreno dentro da cavidade pleural, este deve ser solto e o Kelly curvo, utilizado na sua introdução, deve ser retirado;
  - Deve-se concluir a introdução do dreno de forma que todos os orifícios de drenagem fiquem dentro da cavidade pleural e o direcionamento desejado seja obtido;
  - Conecta-se o dreno ao sistema de drenagem e retira-se o Kelly curvo posicionado na porção distal que impedia a entrada de ar na cavidade pleural de forma a testar a drenagem do sistema;
  - Observar a oscilação do nível da água (caso seja utilizado o selo d'água como sistema de drenagem) e as características do material drenado;
  - Fixa-se o dreno com o fio de algodão previamente posicionado 2 cm distalmente ao último orifício de drenagem por meio de sutura e amarradura "em bailarina" e composição de "gravata" com gaze seca, podendo-se, também, compor fixação com esparadrapos "em meso".

Realizar controle radiográfico para certificação de posicionamento adequado do dreno

Checar critérios de manutenção e retirada do dreno após sua introdução

Avaliar ocorrência de complicações e tomar as condutas adequadas caso ocorram

BIBLIOGRAFIA

1. Dev SP, Nascimiento B Jr, Simone C, Chien V. Videos in clinical medicine. Chest-tube insertion. N Engl J Med. 2007 Oct 11;357(15):e15.
2. Pego-Fernandes PM, Samano MN, Jatene FB. Manual de cirurgia torácica básica. Barueri: Manole; 2011.
3. Laws D, Neville E, Duffy J; Pleural Diseases Group, Standards of Care Committee, British Thoracic Society. BTS guidelines for the insertion of a chest drain. Thorax. 2003 May;58 Suppl 2:ii53-9.
4. Kesieme EB, Dongo A, Ezemba N, Irekpita E, Jebbin N, Kesieme C. Tube thoracostomy: complications and its management. Pulm Med. 2012;2012:256878. doi: 10.1155/2012/256878. Epub 2011 Oct 16.
5. Levin AS, Dias MB, Oliveira MS, Lobo RD, Garcia CP (Coord). Guia de utilização de anti-infecciosos e recomendações para a prevenção de infecções hospitalares. São Paulo: Hospital das Clínicas; 2011. (Accessed on August 19, 2016.) Available from: http://www.sbp.com.br/pdfs/Anti-Infecciosos_Infec_Hospitalar.pdf.
6. Dias OM, Teixeira LR, Vargas FS. Reexpansion pulmonary edema after therapeutic thoracentesis. Clinics (Sao Paulo). 2010;65(12):1387-9.
7. Davies CW, Gleeson FV, Davies RJ; Pleural Diseases Group, Standards of Care Committee, British Thoracic Society. BTS guidelines for the management of pleural infection. Thorax. 2003 May;58 (Suppl 2):ii18-28.
8. Gammie JS, Banks MC, Fuhrman CR, Pham SM, Griffith BP, Keenan RJ, Luketich JD. The pigtail catheter for pleural drainage: a less invasive alternative to tube thoracostomy. JSLS. 1999 Jan-Mar;3(1):57-61.
9. Henry M, Arnold T, Harvey J; Pleural Diseases Group, Standards of Care Committee, British Thoracic Society. BTS guidelines for the management of spontaneous pneumothorax. Thorax. 2003 May;58 Suppl 2:ii39-52.

PARACENTESE ABDOMINAL

9

DANILO CHAGAS NOGUEIRA
DANIEL HAZAKI DOS SANTOS
PAULO CELSO BOSCO MASSAROLLO

Introdução

Paracentese abdominal é um procedimento para remoção de líquido ascítico da cavidade peritoneal. Na paracentese diagnóstica, uma pequena quantidade de líquido é removida para análise laboratorial. Na paracentese terapêutica, quantidades maiores são removidas para redução da pressão intra-abdominal e alívio dos sintomas relacionados, como dor abdominal e dispneia[1]. Algumas etiologias possíveis para a ascite são: cirrose hepática (álcool, hepatites virais, etc.), câncer (fígado, cólon, pâncreas, linfoma, ovário, pulmão, mama), insuficiência cardíaca, insuficiência renal crônica, pancreatite, pericardite, peritonite, síndrome de Budd-Chiari, esquistossomose e tuberculose peritoneal.

Indicações[1,3]

A paracentese abdominal é um procedimento de fácil execução e raras complicações e não deve ser postergado quando as indicações forem apropriadas. A análise do líquido indica se a ascite é devida à hipertensão portal ou a outra causa como câncer, infecção e pancreatite. A remoção de grandes volumes é indicada para aliviar os sintomas causados pelo aumento da pressão intra-abdominal. As indicações são:
- avaliação etiológica de ascite recém-estabelecida;
- paciente com ascite internado por qualquer motivo;
- controle de ascite resistente à diurético;
- piora do estado clínico de um paciente com ascite:
  - febre;
  - dor abdominal;
  - rigidez abdominal;
  - encefalopatia hepática;
  - leucocitose periférica;
  - comprometimento de função renal;
  - acidose.

Contraindicações[1,3]

- Absolutas:
  - abdome agudo com indicação cirúrgica.
- Relativas:
  - trombocitopenia severa;
  - coagulopatias;
  - CIVD;
  - gestantes;
  - infecção cutânea no local da punção;
  - hematomas da parede abdominal;
  - múltiplas cirurgias abdominais;
  - organomegalia;
  - obstrução intestinal;
  - cicatriz cirúrgica (punção no local da cicatriz aumenta risco de perfuração de alça intestinal).

Bases anatômicas

A paracentese pode ser realizada na linha mediana, inferiormente à cicatriz umbilical, ou nas fossas ilíacas, de 2 a 4 cm medial e superiormente à espinha ilíaca anterossuperior. A linha mediana apresenta estatigrafia mais segura nas situações de coagulopatia, por perfurar a linha alba, evitando planos musculares. Nos casos em que houver hipertensão portal, a punção mediana deve ser realizada cerca de 3 cm acima da sínfise púbica, para evitar o risco de atingir vasos colaterais irradiados a partir da cicatriz umbilical, devido à recanalização da veia umbilical. Nessa situação, é importante esvaziar a bexiga antes do procedimento.

A punção na fossa ilíaca esquerda é mais apropriada, pois a parede é mais fina nessa região e, à direita, o ceco pode estar dilatado, aumentando o risco de perfurações. Outra desvantagem da punção à direita é a maior proximidade entre as estruturas intra-abdominais e a parede abdominal. A punção deve ser realizada lateralmente à margem lateral do músculo reto abdominal para evitar à artéria epigástrica inferior, Figura 9.1.

O uso do ultrassom é recomendado para determinação da espessura da parede abdominal anterolateral e também da distância entre as alças intestinais e a parede abdominal.

- Estratigrafia para a paracentese realizada na linha mediana:
  - pele;
  - fáscia de Camper;

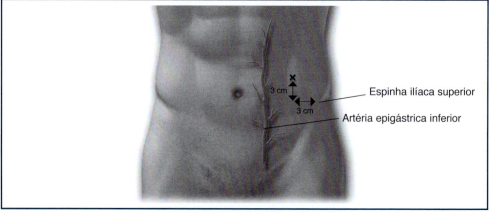

Figura 9.1 Local de punção na parede abdominal na paracentese.

- fáscia superficial;
- fáscia de Scarpa;
- fáscia profunda;
- linha alba (imbricamento das aponeuroses dos mm. Oblíquo externo, interno e transverso do abdome);
- fáscia *transversalis*;
- gordura extraperitoneal;
- peritônio parietal.

- Estratigrafia para a paracentese realizada nas fossas ilíacas (lateralmente à artéria epigástrica inferior e superiormente à artéria ilíaca circunflexa profunda):
  - pele;
  - fáscia de Camper;
  - fáscia superficial;
  - fáscia de Scarpa;
  - fáscia profunda;
  - M.O.E.;
  - M.O.I.;
  - m. transverso;
  - fáscia transversal;
  - gordura extraperitoenal;
  - peritônio parietal.

Materiais

- Aparelho de ultrassonografia para guiar a punção, se necessário;
- materiais para esterilização da pele;
- materiais estéreis (touca, máscara, luvas e avental);
- anestesia local: lidocaína 1%; seringa 10 mL; agulhas calibres 22 e 25;
- agulha longa de punção lombar calibre 20 ou 22;
- dispositivo cateter sobre agulha calibre 18, 16 ou 14 (exemplo: Angiocath®);
- seringa de 50 mL;
- campo estéril;
- gaze;
- pomada antibacteriana tópica;
- fita adesiva e material para curativo.

Paracentese diagnóstica

- Agulhas de calibre 18 para inoculação da amostra nos tubos de coleta;
- frasco de hemocultura;
  - tubos para coleta de amostras (com e sem coagulante):
  - hematologia, citologia, microbiologia, bioquímica;
  - certifique-se quais testes são necessários e tenha os tubos corretos em mãos. Os testes laboratoriais a serem realizados dependem da situação clínica e podem incluir:
    - » contagem celular e diferencial;
    - » cultura aeróbica e anaeróbica;
    - » linhagem Gram;
    - » albumina;
    - » proteína;

MANUAL BÁSICO DE PROCEDIMENTOS MÉDICOS HOSPITALARES

» triglicérides;
» glicose;
» DHL;
» amilase;
» bilirrubina.
— os tubos devem estar identificados;
— mantenha uma gaze com álcool na tampa de cada tubo durante a paracentese para não contaminar a amostra quando esta for injetada.

Paracentese terapêutica

* Valva de três vias (opcional – diminui vazamentos durante coleta);
* tubo conector de alta pressão;
* recipientes a vácuo de 1 a 2 L.

Procedimento[2]

Preparo do paciente

* Explicar o procedimento, seus riscos e benefícios ao paciente;
* obter consentimento formal, assinado pelo paciente ou seu representante legal;
* não há indicação de jejum alimentar ou hídrico;
* o paciente deve esvaziar a bexiga antes do procedimento;
* posição supina com tronco ligeiramente elevado (ou até 45°);
* aguardar 10 minutos para o líquido ascítico se deslocar inferiormente e as alças intestinais, superiormente.

Antissepsia e anestesia

* Marque o local da punção com um "X";
* com solução adequada, esterilize o local a partir do "X". Utilize movimentos circulares;
* coloque um campo estéril ao redor do local esterilizado, Figura 9.2.
* com luvas estéreis, utilize uma seringa de 3 a 5 mL com agulha calibre 25 e lidocaína 1%, crie um botão anestésico no local. Neste momento, já se pode utilizar a técnica em Z, Figuras 9.3 e 9.4.
* durante a punção é importante realizar a técnica em Z e entrar com a agulha aspirando. Caso a punção seja realizada sob um vaso, o líquido coletado será uma secreção hemática, o que indica uma mudança no posicionamento da agulha, para evitar que o anestésico seja injetado na circulação. Se a punção estiver correta, nada será aspirado, devendo o médico aplicar aos poucos o anestésico no plano subcutâneo. Assim, devemos aspirar e injetar continuamente nos planos: pele, subcutâneo e muscular.
* técnica em Z, que previne vazamento do líquido após o procedimento, Figura 9.5:
  — mantenha a agulha perpendicular ao local de punção;
  — com a mão não dominante, desloque a pele inferiormente e mantenha a tração;
  — com a mão dominante, aplique o anestésico em todo o trajeto até atingir a cavidade peritoneal. Injete de forma intermitente (alternando entre injeção e aspiração) e pare quando aspirar o líquido ascético. Importante: o trajeto da anestesia até a cavidade peritoneal deve ser o mesmo trajeto do cateter de paracentese.
* após criar o botão, troque para agulha calibre 22 utilizando a técnica em Z para anestesiar todo o trajeto até o peritônio.

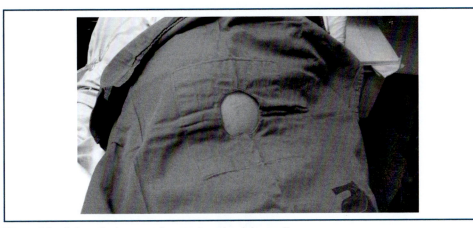

Figura 9.2 Colocação de campo fenestrado no local da punção.

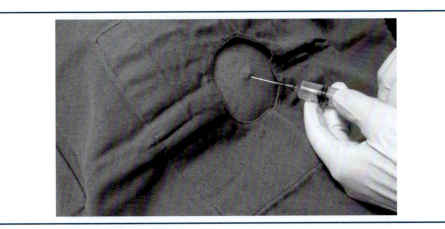

Figura 9.3 Realização do botão anestésico.

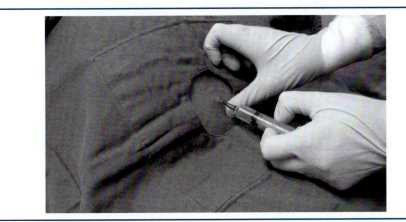

Figura 9.4 Finalização da anestesia local.

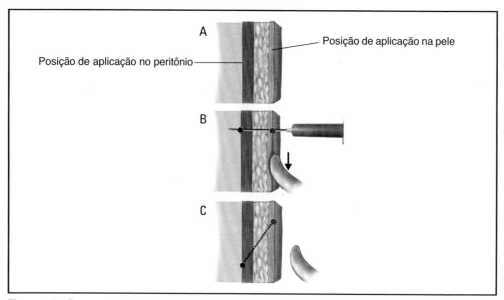

Figura 9.5   Técnica de punção em Z.

Paracentese

Acople uma seringa de 10 mL ao dispositivo cateter sobre agulha, Figura 9.6;
- insira o dispositivo cateter sobre a agulha pelo mesmo trajeto da anestesia realizando pressão negativa. Se necessário, utilize um bisturi n. 11 na pele para facilitar a entrada do cateter;
- após atingir o espaço peritoneal (quando o líquido ascítico é aspirado pela seringa, Figura 9.7), remova a seringa de 10 mL junto com a agulha e mantenha o cateter.

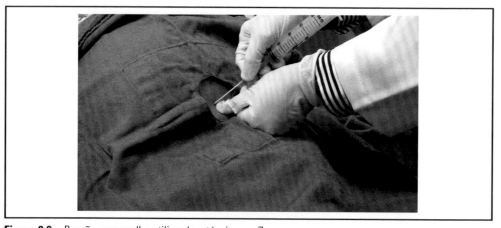

Figura 9.6   Punção com agulha utilizando a técnica em Z.

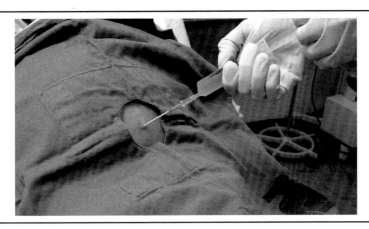

Figura 9.7 Paracentese diagnóstica – aspiração de líquido ascético pela seringa.

Paracentese diagnóstica

- Acople uma seringa de 50 mL ao cateter para retirar a amostra de líquido ascítico para avaliação laboratorial. O volume retirado deve estar de acordo com as necessidades dos testes laboratoriais. Geralmente 50 mL é o suficiente;
- os tubos devem estar identificados;
- mantenha uma gaze com álcool na tampa de cada tubo durante a paracentese para não contaminar a amostra quando esta for inoculada;
- utilize uma agulha estéril para cada seringa ao inocular as amostras nos tubos.

Paracentese terapêutica

- Acople o cateter de paracentese a um tubo de drenagem e, este, a um recipiente de coleta para a retirada de grandes volumes. Após o preenchimento do tubo, a mobilização do líquido pode ser obtida apenas por gravidade, mantendo a extremidade distal abaixo da altura do leito, ou por meio de pressão negativa com frascos à vácuo. A drenagem por gravidade é mais lenta, porém permite maior intervalo de tempo para a acomodação hemodinâmica do paciente. A utilização de frascos à vácuo requer emprego de tubos de alta pressão e, além de ser mais dispendiosa, implica risco de aspiração de estruturas e obstrução do cateter, se houver pressão negativa excessiva.
- Importante: durante a retirada de grandes volumes o paciente deve ter suas funções vitais monitoradas, especialmente pressão arterial e função cardíaca;
- após a retirada da quantidade desejada de líquido, retire o cateter e aplique pressão no local por 5 minutos, Figuras 9.8, 9.9 e 9.10. Se necessário, realize paracentese de alívio, conecte ao cateter um equipo de soro e coloque sua ponta em um coletor (bacia/vasilha).
- pode-se utilizar uma pomada antibacteriana no local e faça um curativo compressivo.

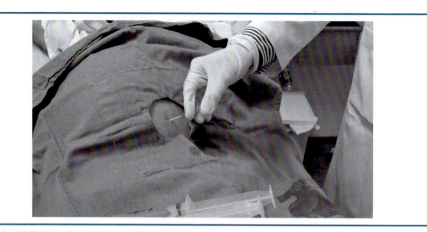

Figura 9.8 Utilização do dedo para evitar a saída de líquido após a punção.

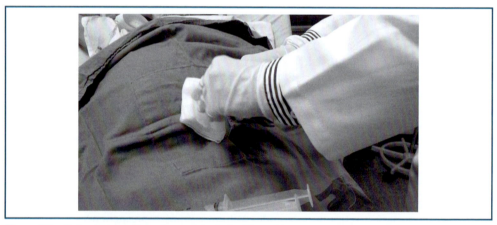

Figura 9.9 Retirada da agulha após a coleta do líquido ascítico.

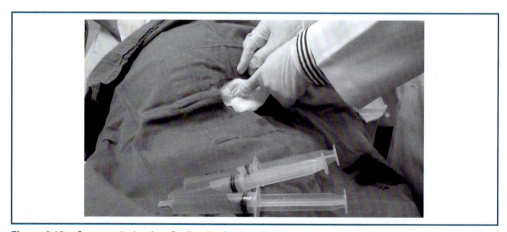

Figura 9.10 Compressão local na finalização do procedimento.

Paracentese Abdominal ■ **135**

Problemas técnicos e complicações

Problemas técnicos

- Os problemas técnicos que podem ocorrer devido à falta de técnica ou devido à falta de equipamentos apropriados. Eles podem ocorrer em 5,6% das paracenteses[1];
- alguns problemas técnicos que podem ocorrer:
  - o líquido não sai após a primeira tentativa de punção (6,2%);
  - necessidade de reposicionar o cateter devido à interrupção do fluxo (6,4%);
  - necessidade de realizar nova punção devido à interrupção de fluxo (9,7%);
  - procedimento incompleto devido à interrupção de fluxo (1,7%);
  - necessidade de um cateter mais longo (1,2%);
  - cateter desliza para fora da parede abdominal (0,6%);
  - resíduo de cateter quebrado na parede abdominal (0,2%).

Complicações

- As complicações podem ser leves (8,9%) e raramente, graves (1,6%);
- a complicação leve mais comum da paracentese é o vazamento de líquido peritoneal através do local de punção, que pode ocorrer em até 5% dos casos. Ela pode ser evitada se a técnica em Z for realizada corretamente e se a incisão para auxiliar a entrada do cateter for pequena. Uma sutura na pele pode auxiliar na interrupção do vazamento. Vazamento persistente deve ser tratado para não gerar celulite. Outra paracentese pode ser necessária para reduzir a ascite e parar o vazamento;
- a hemorragia severa é uma complicação rara e ocorre quando há lesão dos vasos epigástricos inferiores pela punção. Também pode ocorrer na hipertensão portal, devido à punção inadvertida de veias colaterais portossistêmicas. Pode ser evitada ao se puncionar o local recomendado e ao se evitar locais com veias dilatadas. O risco é maior em pacientes com insuficiência renal, coagulopatias e trombocitopenia;
- a perfuração de alça é outra complicação grave e rara. Pode ser evitada com o auxílio de um aparelho de ultrassonografia para guiar o procedimento e com a utilização de cateter sobre a agulha com dispositivo de segurança;
- a infecção pode ocorrer na pele – local de punção –, como também infecção do líquido ascítico, o que pode gerar uma peritonite bacteriana secundária[4].

Algoritmo do Paracentese Abdominal

Checar indicação de procedimento
- Avaliação etiológica de ascite recém-estabelecida;
- paciente com ascite internado por qualquer motivo;
- controle de ascite resistente à diurético;
- piora do estado clínico de um paciente com ascite:
  - febre;
  - dor abdominal;
  - rigidez abdominal;
  - encefalopatia hepática;
  - leucocitose periférica;
  - comprometimento de função renal;
  - acidose.

Checar contraindicações
- Absolutas:

continua

continuação

- abdome agudo com indicação cirúrgica
- Relativas:
  - trombocitopenia severa;
  - coagulopatias;
  - CIVD;
  - gestantes;
  - infecção cutânea no local da punção;
  - hematomas da parede abdominal;
  - múltiplas cirurgias abdominais;
  - organomegalia;
  - obstrução intestinal;
  - cicatriz cirúrgica (punção no local da cicatriz aumenta risco de perfuração de alça intestinal).

Checar materiais necessários
- Aparelho de ultrassonografia para guiar a punção (se necessário);
- materiais para esterilização da pele:
  - materiais estéreis (touca, máscara, luvas e avental).
- anestesia local: lidocaína 1%; Seringa 10 mL; agulhas calibres 22 e 25;
- agulha longa de punção lombar calibre 20 ou 22;
- dispositivo cateter sobre agulha calibre 19 (exemplo: Angiocath®);
- seringa de 50 mL;
- campo estéril;
- gaze;
- pomada antibacteriana tópica;
- fita adesiva e material para curativo;

Paracentese diagnóstica
- Agulhas de calibre 18 para inoculação da amostra nos tubos de coleta;
- frasco de hemocultura;
- tubos para coleta de amostras (com e sem coagulante):
  - hematologia, citologia, microbiologia, bioquímica;
  - certifique-se quais testes são necessários e tenha os tubos corretos em mãos. Os testes laboratoriais a serem realizados dependem da situação clínica e podem incluir:
    - » contagem celular e diferencial;
    - » cultura aeróbica e anaeróbica;
    - » linhagem Gram;
    - » albumina;
    - » proteína;
    - » triglicérides;
    - » glicose;
    - » DHL;
    - » amilase;
    - » bilirrubina.
- os tubos devem estar identificados;
- mantenha uma gaze com álcool na tampa de cada tubo durante a paracentese para não contaminar a amostra quando esta for injetada.

Paracentese terapêutica
- Valva de três vias (opcional – diminui vazamentos durante coleta);
- tubo conector de alta pressão;
- recipientes a vácuo de 1 a 2 L.

Explicar o procedimento e obter o consentimento de paciente/familiares

Obter consentimento informado assinado pelo paciente ou seu representante legal

continua

continuação

Tornar ambiente/transportar paciente a local adequado para procedimento

Posicionamento e anestesia
- Posição supina com tronco ligeiramente elevado (ou até 45°);
- aguardar 10 minutos para o líquido ascítico se deslocar inferiormente e as alças intestinais, superiormente.

Técnica asséptica
- Marque o local da punção com um "X";
- com solução adequada, esterilize o local a partir do "X". Utilize movimentos circulares;
- coloque um campo estéril ao redor do local esterilizado.

Teste de material
- Verificar se as seringas estão pérvias, aspirando e infundindo soro ou alguma solução estéril.

Identificação de parâmetros anatômicos
- Linha mediana 2 cm inferior à cicatriz umbilical ou nos flancos 2-4 cm superior e medialmente à espinha ilíaca anterossuperior. A paracentese no flanco esquerdo é mais recomendada.

Anestesia
- Com luvas estéreis, utilize uma seringa de 3 a 5 mL com agulha calibre 25 e lidocaína 1%, crie um botão anestésico no local. Neste momento, já se pode utilizar a técnica em Z.

Técnica
- Técnica em Z (previne vazamento do líquido após o procedimento):
  - após criar o botão, troque para agulha calibre 22 utilizando a técnica em Z para anestesiar todo o trajeto até o peritônio;
  - na paracentese diagnóstica acople uma seringa de 50 mL ao cateter para retirar a amostra de líquido ascítico para avaliação laboratorial;
  - na paracentese terapêutica acople o cateter de paracentese a um tubo de alta pressão e este a um recipiente a vácuo para a retirada de grandes volumes.
    Importante: durante a retirada de grandes volumes o paciente deve ter suas funções vitais monitorizadas, especialmente pressão arterial e função cardíaca.
  - após a retirada da quantidade desejada de líquido, retire o cateter e aplique pressão no local por 5 minutos. Se necessário realizar paracentese de alívio, conecte ao cateter um equipo de soro e coloque sua ponta em um coletor (bacia/vasilha).

Fixação
- A agulha e a seringa devem ser seguradas e mantidas na mesma posição pelo médico executor do procedimento.

Certificação de correta execução de procedimento
- Aspiração de líquido ascítico pela seringa.

Reavaliação de paciente/diagnóstico de complicações de procedimento

BIBLIOGRAFIA

1. Runyon, Bruce A. Diagnostic and therapeutic abdominal paracentesis. In: UpToDate, Post TW (Ed), UpToDate, Waltham, MA. (Accessed on June 2, 2014.)
2. Thomsen TW, Shaffer RW, White B, Setnik GS. Videos in clinical medicine. Paracentesis. N Engl J Med. Nov 9 2006;355(19):e21. [Medline].
3. Stone, C. Keith; Humphries, Roger L.; Current diagnosis & treatment in emergency medicine, 7th edition. The McGraw-Hill Companies, Inc., New York, New York. 2011, p-113-116.
4. de Gottardi A, Thevenot T, Spahr L, et al. Risk of complications after abdominal paracentesis in cirrhotic patients: a prospective study. Clin Hep Gastro 2009; 7:906.

SONDAGEM VESICAL

10

CARLOS ALFREDO BATAGELLO
LEANDRO RYUCHI IUAMOTO
THIAGO ISSAHO KAGUEIAMA
JOSÉ CURY
MIGUEL SROUGI

Introdução

Frequentemente, na prática médica, é necessária a manipulação do trato urinário com o objetivo de tratamento ou diagnóstico. Entre 15% e 25% dos pacientes hospitalizados são submetidos à sondagem vesical durante algum momento da sua internação hospitalar[1,2].

Este capítulo aborda conhecimentos fundamentais para que esses procedimentos sejam realizados com segurança, incluindo tipos de cateter, indicações, contraindicações, dificuldades e complicações da técnica. Vale lembrar que, antes de tudo, deve-se sempre informar ao paciente sobre o procedimento para obter seu consentimento e cooperação.

Definição e conceito

Sondagem vesical ou cateterismo uretral é uma técnica que consiste na introdução de uma sonda na bexiga para a drenagem da urina. Pode ser realizada por uma via natural (através da passagem de cateteres pela uretra) ou por via suprapúbica (através de punção ou cirurgia).

ANATOMIA

Uretra masculina

A uretra masculina tem comprimento aproximado entre 18 a 22 cm e é dividida pelo diafragma urogenital em dois segmentos: o segmento posterior (prostática e membranosa) e o anterior (bulbar e peniana)[3,4], Figuras 10.1 e 10.2.

Considerando no sentido caudal, a parte pré-prostática da uretra (ou uretra intramural) estende-se quase verticalmente através do colo da bexiga. Possui entre 0,5 e 1,5 cm de diâmetro, sendo envolta pelo esfíncter interno da uretra. Seu diâmetro e comprimento variam de acordo com o estado de enchimento da bexiga.

A parte prostática da uretra possui entre 3 e 4 centímetros de comprimento e é a porção mais larga e dilatável. Sua parte mais proeminente é o colículo seminal (*veromontanum*), uma crista mediana que possui um sulco de cada lado (seios prostáticos) onde se abrem a maior parte dos ductos prostáticos. Na parte média da crista há uma eminência arredondada, com uma abertura em forma de fenda, em que se abre o utrículo prostático, resquício embrionário. Os ductos ejaculatórios desembocam na uretra prostática através de pequenas aberturas semelhantes a fendas, localizadas adjacentes ou ocasionalmente dentro da abertura do utrículo.

A uretra membranosa passa através do espaço perineal profundo, cercada por fibras circulares do esfíncter externo da uretra, penetrando na membrana perineal e terminando na uretra bulbar (porção proximal da uretra esponjosa). Possui entre 2 e 2,5 cm de comprimento (mais curta) e é a porção mais estreita e menos distensível, depois do óstio externo da uretra. Posterolateralmente localizam-se as glândulas bulbouretrais e seus ductos, que se abrem na uretra peniana (porção distal da uretra esponjosa). Encontra-se anatomicamente próxima à sínfise púbica e por esse motivo é o segmento da uretra mais acometido durante traumas de bacia.

A uretra esponjosa ou peniana ou distal possui aproximadamente 15 cm de comprimento. Sua luz mede cerca de 6 mm de diâmetro e possui dois segmentos mais largos: na uretra bulbar (porção proximal da uretra esponjosa) e na fossa navicular da glande do pênis.

Em resumo, a uretra masculina segue um curso sigmoidiano, com uma curvatura proximal (junção da uretra membranosa e bulbar) e outra distal (junção da uretra bulbar e peniana) que influenciará na técnica de sondagem uretral: cuidados para não lesar a curvatura da uretra bulbar quando das sondagens em homens.

A irrigação das porções intramural e prostática é realizada por ramos prostáticos da artéria vesical inferior e artérias retais médias. A drenagem venosa é feita para o plexo prostático venoso. A irrigação das porções membranosa e esponjosa provém de ramos da artéria dorsal do pênis, e as veias de drenagem acompanham as artérias.

A inervação das porções intramural, prostática e membranosa é realizada pelo plexo prostático, que se origina do plexo hipogástrio inferior. A inervação simpática vem de níveis lombares da medula espinal através de nervos esplâncnicos lombares. As fibras aferentes viscerais seguem as fibras parassimpáticas retrogradamente até gânglios sensitivos da medula espinal sacral. O nervo dorsal do pênis, um ramo do nervo pudendo, confere inervação somática à porção esponjosa da uretra.

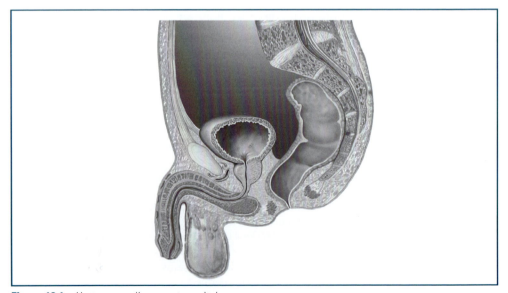

Figura 10.1 Uretra masculina – corte sagital.

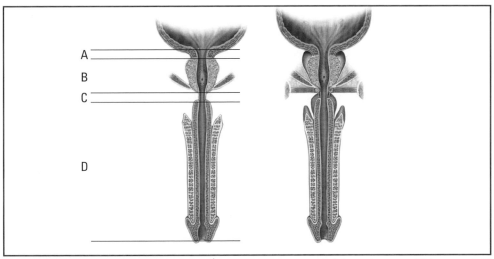

Figura 10.2 Uretra masculina – corte axial. É possível observar as subdivisões da uretra: (A) intramural, (B) prostática, (C) membranácea, (D) esponjosa.

Uretra feminina

A uretra feminina possui aproximadamente 4 cm de comprimento e 6 mm de diâmetro. Passa anteroinferiormente a partir do óstio interno da uretra, posterior e depois inferior à sínfise púbica até o óstio externo da uretra. Nas mulheres, a musculatura que circunda o óstio interno da uretra não está organizada na forma de um esfíncter, por isso a maior chance de ocorrer incontinência urinária em mulheres. O óstio externo da uretra localiza-se no vestíbulo vaginal, entre os lábios menores, diretamente anterior ao óstio da vagina. A uretra localiza-se anterior à vagina, passa através do diafragma pélvico e da membrana perineal. Possui glândulas uretrais, principalmente na porção superior. As glândulas parauretrais são homólogas à próstata, e abrem-se perto do óstio externo da uretra, Figura 10.3.

A irrigação da uretra feminina é feita através da artéria pudenda interna e artérias vaginais. As veias acompanham. A inervação é realizada pelo plexo vesical e pelo nervo pudendo. Aferentes viscerais da maior parte da uretra passam por nervos esplâncnicos pélvicos, mas o final recebe aferentes somáticos do nervo pudendo. Tanto as fibras aferentes somáticas quanto viscerais se prolongam de corpos celulares em gânglios espinais de S2-S4.

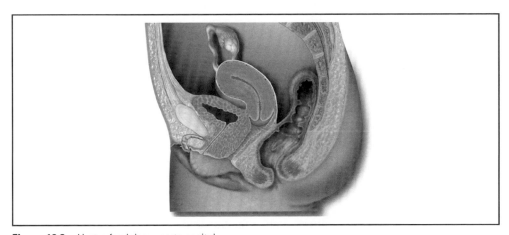

Figura 10.3 Uretra feminina – corte sagital.

BEXIGA

A bexiga é uma víscera oca com fortes paredes musculares, caracterizada por sua capacidade de distensão. Situa-se inferiormente e extraperitoneal, apoiada sobre os púbis e a sínfise púbica, anteriormente, e sobre a próstata ou sobre a parede anterior da vagina.

Em adultos, tem capacidade média de 350 a 500 mL. Em lactentes e crianças pequenas, mesmo vazia, a bexiga localiza-se no abdome, geralmente entrando na pelve maior aos 6 anos de idade e na pelve menor após a puberdade. Cheia, torna-se palpável e percutível, posicionando-se adjacente à parede abdominal anterior, interpondo-se entre a parede e o peritônio parietal (subperitoneal). Dessa forma, a bexiga distendida pode ser puncionada ou abordada cirurgicamente sem atravessar o peritônio e sem entrar na cavidade peritoneal.

As camadas da parede abdominal anterior atravessadas em uma punção são a pele, tecido celular subcutâneo que se divide em fáscia de Camper, fáscia superficial, fáscia de Scarpa, fáscia profunda, linha alba(que consiste na intersecção mediana das fibras aponeuróticas dos músculos oblíquo externo, oblíquo interno e transverso do abdome com as fibras do lado oposto), fáscia transversalis, gordura extraperitoneal, peritônio parietal.

Abaixo da cicatriz umbilical, as fibras referentes a todas as aponeuroses passam anteriormente ao músculo reto abdominal.

A irrigação da bexiga urinária é realizada principalmente por ramos das artérias ilíacas internas. As artérias vesicais superiores irrigam as partes anterossuperiores da bexiga. Nos homens, o fundo e o colo são irrigados pelas artérias vesicais inferiores, enquanto nas mulheres, são irrigados por pequenos ramos das artérias vaginas. A bexiga também recebe pequenos ramos das artérias obturatória e glútea inferior. A drenagem venosa é correspondente, desembocando nas veias ilíacas internas. Nos homens, o plexo venoso vesical é contínuo com o plexo venoso prostático, e drena principalmente através das veias vesicais inferiores para as veias ilíacas internas, mas pode também drenar através das veias sacrais para os plexos venosos vertebrais internos. Nas mulheres, o plexo venoso vesical envolve a parte pélvica da uretra e o colo da bexiga e comunica-se com o plexo venoso vaginal ou uterovaginal.

A inervação simpática é conduzida por fibras a partir dos níveis torácico inferior e lombar superior da medula espinal até os plexos vesicais, principalmente pelos plexos e nervos hipogástricos. A parassimpática, provenientes dos níveis sacrais da medula espinal, é conduzida pelos nervos esplâncnico pélvicos e pelo plexo hipogástrico inferior. As fibras sensitivas são em sua maior parte viscerais, acompanhando o trajeto das fibras parassimpáticas. A face superior da bexiga urinária é coberta por peritônio, estando então acima da linha de dor pélvica; suas fibras de dor seguem, portanto, as fibras simpáticas retrogradamente até os gânglios sensitivos de nervos espinais torácicos inferiores e lombares superiores.

Cateterismo uretral

A sondagem vesical deve ser realizada em situações nas quais os métodos não invasivos de controle urinário não se mostrem eficazes[5]. Tais métodos são representados pela mensuração externa do débito urinário ou pela sonda tipo camisinha (uripem)[5].

Indicações – método diagnóstico[5,6]

O cateterismo uretral pode ser utilizado como meio diagnóstico e/ou terapêutico com os seguintes objetivos:

* coletar urina para urocultura, com a finalidade de evitar contaminação, ou em pacientes não colaborativos e não capazes de micção espontânea;

- medir volume residual de urina na bexiga em certas doenças, principalmente prostáticas e neurogênicas. Entretanto, o ultrassom, quando disponível, é mais indicado para essa finalidade, por ser não invasivo;
- instilação de contraste iodado na bexiga, por exemplo para estudo radiográfico do trato urinário, como a uretrocistografia retrógrada e miccional;
- infusão de solução salina ou água esterilizada na bexiga, para estudo urodinâmico.

Indicações – método terapêutico[5-8]

O cateterismo uretral pode ser utilizado também com intuito terapêutico em:
- retenção urinária aguda e crônica secundária à obstrução infravesical ou disfunção neurogênica da bexiga (principal indicação);
- monitorizar o volume urinário;
- permitir a cicatrização após cirurgias urológicas ou trauma;
- drenagem vesical de material particulado (pós-operatório de cirurgias urológicas ou material purulento vesical);
- infusão de medicamentos na bexiga, como na cistite intersticial, actínica e no pós-operatório de neoplasias vesicais;
- traumas vesicais e uretrais;
- estenoses de colo vesical, congênitas ou adquiridas;
- estenoses inflamatórias ou traumáticas da uretra;
- fístulas pós-operatórias.

Contraindicações

Contraindicações absolutas

A única contraindicação absoluta ao cateterismo uretral é a suspeita ou confirmação de lesão uretral. A lesão uretral pode ocorrer em pacientes que sofreram trauma pélvico importante. Alguns achados podem sugerir lesão uretral, tais como uretrorragia, hematúria macroscópica, hematoma perineal e próstata não tocável. A percepção de próstata não palpável pode ser confundida caso haja um hematoma pélvico extenso.

Se houver dúvidas em relação à lesão uretral, é recomendada a realização de exame de imagem (uretrografia retrógrada) e a consulta a um especialista[5,6].

Contraindicações relativas

Podemos citar estenose uretral, cirurgia recente da bexiga ou uretra e pacientes não colaborativos[6,7].

Materiais

Tipos de cateteres

O tipo e o tamanho do cateter dependem da indicação, idade do paciente e tipo de fluido que se espera drenar. Podem ser classificados também quanto ao material dos quais são feitos, revestimento, número de vias e forma da ponta.

Em relação ao tamanho do cateter, este é mensurado pela escala French (Fr) ou Charrière (Ch) em que 1Fr ou 1Ch equivale à 1/3 mm. Esta medida refere-se à circunferência do cateter e não ao tamanho do lúmen do mesmo. Como regra geral, o tamanho do cateter deve ser o menor que permita a drenagem adequada (12 ou 14Fr para urina clara e 20 à

MANUAL BÁSICO DE PROCEDIMENTOS MÉDICOS HOSPITALARES

24Fr para hematúria ou piúria). Em crianças é fundamental a escolha do tamanho adequado para evitar trauma uretral, Tabela 10.1. O uso de cateteres de alimentação (sondas nasoenterais) como sondas uretrais deve ser evitado, pois sua rigidez e extensão podem levar à complicações, como úlceras isquêmicas, estenose uretral ou até mesmo ficar preso na bexiga com um nó[8].

Tabela 10.1 Relação entre o tamanho dos cateteres urinários e a idade do paciente.

Idade (anos)	Tamanho do cateter (FR)
< 5	5-8
5-10	8-10
10-14	10
> 14	10-14

Com relação ao tipo de material, os modernos cateteres urinários são mais frequentemente feitos de látex, borracha, silicone ou policloreto de vinila (PVC). Cateteres de látex e borracha são indicados para curto tempo de uso, enquanto os de silicone são preferíveis quando há alergia ao látex ou borracha e, particularmente, quando é necessário tempo prolongado de sondagem.

O silicone é relativamente inerte causando menos reação tecidual e também se associa a menor aderência bacteriana[9]. Relacionam-se também a menor incidência de infecção urinária quando comparados aos outros cateteres feitos de látex[10].

O cateter urinário também pode ser revestido no intuito de reduzir trauma e risco de infecção. O revestimento com agentes hidrofílicos tem sido avaliado em pacientes que realizam autocateterismo intermitente mostrando menos desconforto e diminuição de taxas de infecções urinarias sintomáticas[11,12].

O uso de revestimento antisséptico, contudo, é controverso na prevenção de infecções, sendo a maioria dos estudos restritos a pequenos estudos piloto[13]. A aplicação de revestimento bacteriano viável como método para reduzir infecção urinária relacionada ao cateter é uma nova abordagem que tem se mostrado promissora em pequenos estudos envolvendo o uso de cepas de *E. coli*. O racional baseia-se na competição natural de cepas não patogênicas que poderiam ter acesso ao trato urinário.

Os cateteres mais simples são feitos com apenas um único lúmen, que permite a drenagem da urina ou irrigação. A 2ª via permite a presença do balão de insuflação (*cuff*) enquanto uma 3ª via permite a presença de simultânea drenagem e irrigação, Figuras 10.4 e 10.5. A presença do fluxo bidirecional no cateter de 3 vias é particularmente útil quando há necessidade de drenagem de material espesso da bexiga, como pus ou sangue, pois permite tornar o líquido drenado menos espesso gradativamente, prevenindo novo acúmulo de líquido.

O cateter de 3 vias possui também balão de retenção com grande volume (30 a 50 mL), sendo útil na hemostasia da loja prostática quando tracionado gentilmente. Porém a presença de vias adicionais nos cateteres relaciona-se à redução do diâmetro do lúmen interno de drenagem (cateter de 3 vias 24Fr tem diâmetro interno de drenagem menor do que um cateter 24Fr de 2 vias).

A maioria dos cateteres são desenhados com a ponta romba e reta. Cateteres com ponta curva têm utilidade especial em certas condições clínicas (ponta Coudé para pacientes com colo vesical alto ou proeminente lobo mediano prostático). Podem também apresentar extremidade distal com orifício (cateter Council) que permite a passagem de fio guia caso seja necessária a troca da sonda.

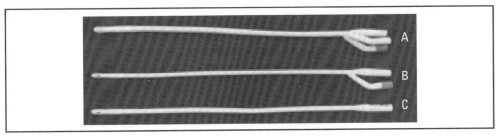

Figura 10.4 Cateteres urinários com via tripla (A), dupla (B) e única (C).

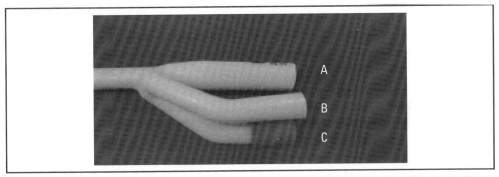

Figura 10.5 Cateter urinário de três vias: (A): 1ª via – drenagem, (B) 2ª via – irrigação, (C) 3ª via – balão.

Procedimento

Técnica de cateterismo no sexo masculino

Material

- Luvas estéreis;
- máscara;
- touca;
- óculos de proteção;
- antisséptico tópico aquoso
- gaze estéril;
- bandeja para materiais estéreis para cateterismo;
- seringa de 20 mL;
- ampola de água destilada;
- lidocaína gel à 2%;
- campo fenestrado;
- sonda de Foley;
- coletor de urina com sistema fechado.

Procedimento – passos fundamentais

1. Solicitar autorização e explicar o procedimento ao paciente, assim como potenciais dificuldades e complicações;

2. realizar breve anamnese focada em alergia prévia, patologias urológicas, cirurgias e tentativas de cateterismo urinário prévio (em busca de fatores que possam indicar sondagem difícil e orientar a própria sondagem);
3. posição supina em ambiente confortável;
4. antissepsia das coxas, pube, períneo e meato uretral;
5. assepsia com campos e luvas estéreis;
6. encher a seringa de 20 mL com água destilada. Sempre verificar na própria sonda o volume máximo permitido para o balão. Não utilizar soro fisiológico devido ao risco de precipitação de sais e posterior impossibilidade de desinsuflar o balão. Pode-se aspirar a água destilada com uma agulha ou retirar o êmbolo e despejar o líquido na seringa, Figura 10.6A. Após, gentilmente recoloque o êmbolo e tire todo o ar excedente de dentro da seringa, Figura 10.6B;
7. encher outra seringa de 20 mL com anestésico local (lidocaína gel à 2%) utilizando a mesma técnica descrita no item 6, Figuras 10.7A e 10.7B;
8. testar o balão (*cuff*) da sonda Foley antes de iniciar o cateterismo, Figura 10.8;
9. posicionamento e retificação da haste peniana com os dedos indicador e médio, Figura 10.9A, ou com auxílio de gaze, Figura 10.9B, no sulco balano-prepucial;
10. instilar anestésico intrauretral respeitando três pontos principais:
    — volume adequado – 20 mL no sexo masculino pois permite a lubrificação de toda uretra, Figura 10.10A;
    — de forma lenta – 3 a 10 segundos (evita dor e uretrorragia);
    — resfriada à 4°C (alguns estudos apontam menor desconforto).
11. Aguardar de 3 a 5 minutos para iniciar a sondagem; caso seja realizada precocemente não haverá tempo para o efeito anestésico local e o desconforto pela passagem da sonda ocasionará contração do esfíncter externo da uretra e consequente aumento da resistência local à sondagem (falsa impressão de estenose de uretra) com maior risco de lesão iatrogênica da uretra. Nesse momento a gaze usada para auxílio no posicionamento da haste peniana pode ser tracionada para colabar a uretra distal, Figura 10.10B, impedindo a saída do anestésico da uretra até o momento de iniciar a sondagem.

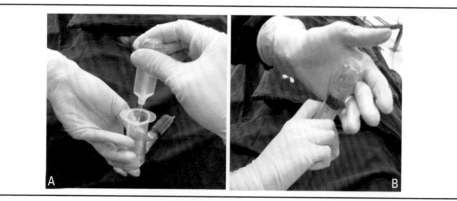

Figura 10.6 Água destilada colocada em seringa 20 mL (A). Retirada do ar da seringa (B).

Sondagem Vesical ■ 147

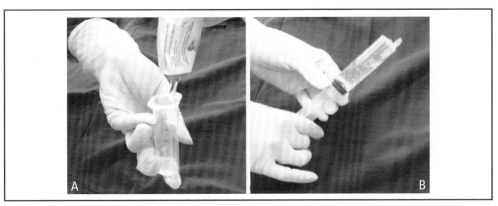

Figura 10.7 Administração de lidocaína gel 2% em seringa 20 mL (A). Retirada do ar da seringa (B).

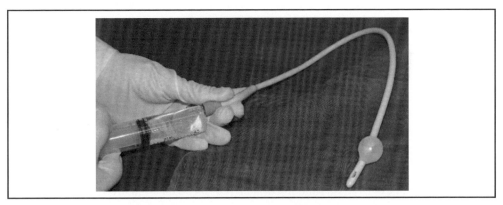

Figura 10.8 Teste do balão sonda Foley antes de iniciar o cateterismo.

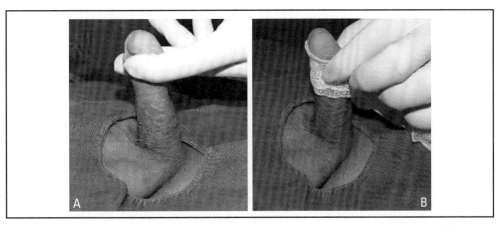

Figura 10.9 Posicionamento e retificação da haste peniana com os dedos indicador e médio (A) ou com auxílio de gaze (B) no sulco balano-prepucial.

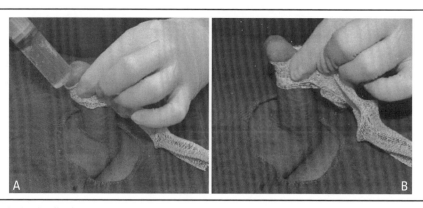

Figura 10.10 Instilar lenta e progressivamente 20 mL do anestésico local intrauretral (A) e após tracionar a gaze para colabar a uretra distal e impedir a saída do anestésico (B).

Particularidades no sexo masculino

12. Tracionar o pênis cranialmente com a mão não dominante (designada como "contaminada") levemente em direção ao umbigo até deixá-lo perpendicular ao corpo, para retificação da uretra (esta manobra elimina a curvatura uretral bulbar);
13. introduzir o cateter no meato uretral delicadamente, com certa pressão, progredindo progressivamente o cateter por 7 a 10 cm, enquanto simultaneamente direciona o pênis ao plano horizontal ou paralelo ao paciente até notar aumento discreto da resistência (uretra membranosa – esfíncter externo) (Figura 10.11A);
14. introduzir todo o comprimento da sonda até a junção do conector (Figura 10.11B);
15. medidas para certificar-se de que a extremidade distal da sonda e o balão encontram-se na bexiga (passo fundamental na prevenção da lesão uretral pela insuflação inadvertida do balão na uretra):
    – saída de urina pela sonda (espontânea ou com manobra de Credé);
    – caso a urina não saia espontaneamente após a introdução de toda sonda Foley, deve-se aspirar a via de drenagem com seringa de 10 mL (Figura 10.12A). Quando não há retorno de urina, Figura 10.12B, há duas possibilidades: sonda obstruída (lidocaína gel usada na lubrificação ou outro material) ou balão está na uretra. Assim, infundir 5 mL de SF com seringa de 10 mL, Figura 10.12C, pela via de drenagem e aspirar lentamente. Esta manobra resolve obstrução da sonda. Caso o cateter esteja na bexiga os 5 mL de soro fisiológico injetado desobstrui a sonda e a urina será aspirada sem nenhuma resistência, Figura 10.12D; caso esteja na uretra, a pressão negativa produzida na aspiração irá colapsar a parede uretral e não permitirá o retorno do material instilado. Nesse ultimo caso não insuflar o balão e repassar a sonda com técnica adequada. Caso novamente não se obtenha sucesso, suspender a sondagem até avaliação de um especialista;
    – após insuflar o balão com 20 mL de água destilada figura 10.13A, tracionar a sonda até que ela encontre resistência e pare, Figura 10.13B. Esse é outro sinal que confirma a posição vesical do balão da sonda (quando ele encosta no colo vesical).
16. conectar a sonda ao sistema de drenagem fechado para controle da diurese e diminuir o risco de infecção relacionada à presença da sonda vesical. Manter o coletor abaixo do nível da bexiga evitando o refluxo de urina para bexiga;
17. após terminada a sondagem vesical, reduzir o prepúcio para evitar parafimose, Figura 10.14;

18. fazer um curativo tipo "meso" para evitar tracionar a sonda e causar lesões inadvertidas na uretra e colo vesical.

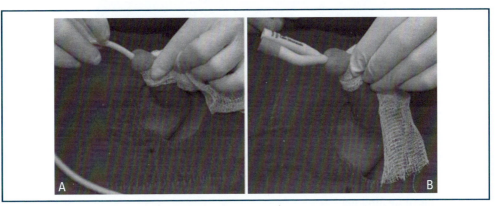

Figura 10.11 Introdução lenta e progressiva da sonda Foley (A) até que esteja toda introduzida (B).

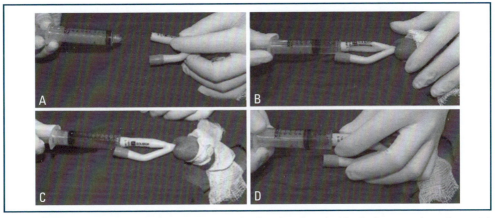

Figura 10.12 Confirmação da posição do balão na bexiga. A seringa de 10 mL ajusta-se adequadamente à via coletora (A). Aspiração sem retorno: obstrução da sonda ou balão posicionado na uretra (B). Instilação de 5 mL na sonda (C) e aspiração (D) demonstram obstrução da sonda e adequada posição do balão na bexiga.

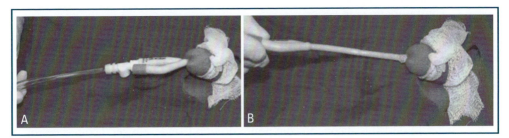

Figura 10.13 Após confirmada posição vesical do balão, insuflá-lo com 20 mL de água destilada e conectar a sonda ao sistema de drenagem fechada (A). Tracionar a sonda até ela parar, quando o balão atinja o colo vesical e mais uma vez confirme a posição correta do *cuff* (B).

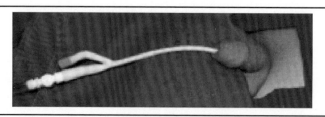

Figura 10.14 Redução do prepúcio e o sistema de drenagem fechado.

Particularidades no sexo feminino

- Afastamento dos lábios menores com mão não dominante ("contaminada") e identificação da uretra. Em algumas pacientes, principalmente obesas, é necessário tracionar bilateralmente os lábios menores com a ajuda de um auxiliar ou de um espéculo vaginal para identificação do meato uretral;
- instilar lidocaína gel 2%;
- introduzir o cateter até a saída da urina;
- no caso de cateter de alívio, retirar o cateter após esvaziamento da bexiga;
- no caso de cateter de demora, encher o balão do cateter com água esterilizada.

As dificuldades de sondagem no sexo feminino incluem incapacidade de identificar o meato uretral devido à obesidade e a alterações relacionadas à idade, como atrofia vaginal pós-menopausa, menos do que estenoses (pós-operatórias, radioterapia e neoplásicas).

Particularidades em crianças

- Sempre que possível o procedimento deve ser explicado à criança em linguagem adequada;
- em crianças, o cateterismo é mais frequentemente usado para drenagem, realização de uretrocistografia ou coleta de urocultura;
- em meninos não circuncisados, retrair o prepúcio apenas até identificar o meato uretral (assim como nos menores do que 3 anos – aderências balanoprepuciais ainda não desfeitas).

Cateterismo difícil

- Causas:
  - hiperplasia prostática;
  - estenose de uretra;
  - contratura do colo vesical;
  - falso trajeto decorrente de trauma de sondagem;
  - fimose/estenose do prepúcio;
  - cálculo uretral.
- Caso não haja história prévia de DST, cateterização, trauma, cirurgia uretral ou radioterapia em adulto masculino acima de 40 anos, a causa mais provável deve-se ao aumento prostático; após lubrificação adequada, realiza-se sondagem com cateter 16 ou 18Fr siliconado com ponto do tipo Coudé, em geral com sucesso.
- Caso múltiplas tentativas prévias sem sucesso e indícios de trauma uretral (uretrorragia), suspeita-se de falso trajeto ou estenose de uretra. Procede-se então à tentativa única atraumática de sondagem com cateter 12Fr siliconado; caso sem

sucesso, algumas opções podem ser empregadas na dependência de material e da experiência do cirurgião:

— cistoscópio flexível (diagnóstico e terapêutico) – após identificado o trajeto verdadeiro, realiza-se dilatação progressiva sobre fio guia hidrofílico até permitir cateter adequado;

— técnica cega: passagem de cateter uretral fino até o ponto de resistência e tentar avançar fio guia hidrofílico; se o fio guia progredir com facilidade passa-se um cateter de 5Fr e a drenagem de urina então confirma posicionamento vesical, realizando dilatação progressiva uretral após.

• Finalmente, caso não seja possível o cateterismo via uretral, procede-se à cistostomia.

Complicações

A infecção do trato urinário é o quarto tipo mais comum de infecção relacionada aos cuidados ou ao ambiente hospitalar, responsável por aproximadamente 35% das infecções hospitalares. Destas, 75% relacionam-se aos cateteres urinários. Nas unidades de terapia intensiva, a taxa de infecções urinárias relacionadas aos cateteres urinários pode chegar até 95%, principalmente relacionada ao seu uso prolongado[14,15].

Nos *guidelines* atuais, a infecção relacionada ao cateter urinário é definida como bacteriúria significativa em paciente com sinais ou sintomas de infecção do trato urinário. Bacteriúria assintomática refere-se à presença de bacteriúria sem sintomas e não exige tratamento antimicrobiano. Visto que não há evidências que apontem redução de morbidade e mortalidade com o tratamento da bacteriúria assintomática, tanto a European Association of Urology (EAU) quanto a Infectious Diseases Society of America (IDSA) não recomendam seu screening ou tratamento[15,16].

O principal fator relacionado à infecção urinária relacionada ao cateter urinário é seu uso prolongado (acima de 6 dias). Outros fatores são cateterização fora da sala cirúrgica, sexo feminino, obesidade (IMC > 30 mg/cm^2), diabetes e outro sítio de infecção ativo[16,17].

Programas de orientações sobre indicação e manejo da sondagem vesical tem reduzido significativamente essas taxas de infecção. Recomendações para prevenção de infecção são: evitar manipulação do cateter, manutenção do sistema fechado e remoção do cateter assim que possível[18,19,20].

Antibioticoprofilaxia durante permanência da sonda vesical é assunto controverso, visto alta prevalência do uso de cateteres no ambiente hospitalar e seleção bacteriana. Deve ser considerado apenas em pacientes com fatores de risco, como idade avançada, imunodeficiência e uso de corticoides[21]. Recente metanálise mostrou redução de infecção urinária com a administração de antibioticoprofilaxia no momento da remoção da sonda vesical em pacientes cirúrgicos[22].

Outras complicações, além da infecção urinária relacionada ao cateter, ocorrem principalmente quando do uso prolongado. Incluem vazamento de urina pericateter, remoção acidental, obstrução do cateter, hematúria, cálculo vesical e neoplasia de bexiga.

Incapacidade de retirada da sonda vesical pode ser uma complicação desafiadora. Após cirurgias, o cateter pode ter sido fixado por alguma sutura inadvertida. Caso seja fio absorvível, nova tentativa de remoção deve ser feita em 1 ou 2 semanas. Caso seja fio inabsorvível haverá a necessidade de cistoscopia e secção do fio com tesoura ou laser.

Desinsuflação parcial do balão pode impedir sua remoção. Este fenômeno é dependende do material do cateter, tempo de uso do cateter, infecção urinária e método de desinsuflação. O tempo de uso do cateter é o preditor mais significativo. Desinsuflação lenta e cateteres de PTFE ou hidrogel relacionam-se a menor incidência dessa complicação[23]. Opções para resolver esse problema são: instilar 1 ou 2 mL de fluido no balão e aspirar repetitivamente, seccionar a válvula de insuflação, passar um fio guia pelo canal da vál-

MANUAL BÁSICO DE PROCEDIMENTOS MÉDICOS HOSPITALARES

vula para tentar furar o balão e finalmente ultrassonografia suprapúbica para puncionar o balão. Incrustações no cateter relacionam-se a infecções por *Proteus mirabilis* e podem exigir cistoscopia com laser para retirada do cateter.

Sondagem vesical iatrogênica com insuflação do balão na uretra ou falso trajeto pode resultar em hematúria severa, ruptura uretral e subsequente estenose de uretra[24].

Algoritmo da Sondagem Vesical

Indicações – diagnóstico
- Coletar urina para urocultura, com a finalidade de evitar contaminação, ou em pacientes não colaborativos e não capazes de micção espontânea;
- medir volume residual de urina na bexiga em certas doenças, principalmente prostáticas e doenças neurogênicas. Porém, o ultrassom, quando disponível, é mais indicado para essa finalidade, por ser não invasivo;
- instilação de contraste iodado na bexiga, por exemplo para estudo radiográfico do trato urinário, como a uretrocistografia retrógrada e miccional;
- infusão de solução salina ou água esterilizada na bexiga, para estudo urodinâmico.

Indicações – terapêutica
- Retenção urinária aguda e crônica secundária à obstrução infravesical ou disfunção neurogênica da bexiga (principal indicação);
- monitorizar volume urinário;
- permitir cicatrização após cirurgias urológicas ou trauma;
- drenagem vesical de material particulado (pós-operatório de cirurgias urológicas ou neoplasias do trato urinário, material purulento vesical);
- infusão de medicamentos na bexiga, como na cistite intersticial, actínica e no pós-operatório de neoplasias vesicais;
- traumas vesicais e uretrais;
- estenoses de colo vesical, congênitas ou adquiridas;
- estenoses inflamatórias ou traumáticas da uretra;
- fístulas pós-operatórias.

Contraindicações
A única contraindicação absoluta ao cateterismo uretral é a suspeita ou confirmação de lesão uretral. Como contraindicações relativas, temos a estenose uretral, cirurgia uretral ou vesical recente e pacientes não colaborativos.

Consentimento
Por se tratar, muitas vezes, de situações de emergência, não é possível obter o consentimento do paciente. No entanto, caso o paciente apresente diretiva antecipada de vontade contrária ao procedimento, sua vontade deverá ser respeitada.

Materiais
- Luvas estéreis;
- máscara;
- touca;
- óculos de proteção para eventuais secreções;
- antisséptico tópico aquoso
- gaze estéril;
- bandeja para materiais estéreis para cateterismo;
- seringa de 20 mL;
- ampola de água destilada;
- lidocaína gel a 2%;
- campo fenestrado;

continua

continuação

- sonda de Folley;
- coletor de urina com sistema fechado.

Procedimento
- Antissepsia das coxas, pube, períneo e meato uretral;
- assepsia com campos e luvas estéreis;
- encher seringa de 20 mL com água destilada;
- encher outra seringa de 20 mL com anestésico local;
- testar o balão (*cuff*) da sonda uretral;
- instilar anestésico gel (lidocaína gel a 2%) intrauretral;
- aguardar de 3 a 5 minutos antes de iniciar a sondagem;
- tracionar o pênis cranialmente com a mão não dominante levemente em direção ao umbigo até deixá-lo perpendicular ao corpo, para retificação da uretra;
- introduzir o cateter no meato uretral delicadamente, com certa pressão, progredindo progressivamente o cateter por 7 a 10 cm, enquanto simultaneamente direciona o pênis ao plano horizontal ou paralelo ao paciente até notar aumento discreto da resistência;
- introduzir todo o comprimento da sonda até a junção do conector.

Particularidades no sexo masculino
- Certificar-se de que a extremidade distal da sonda e do balão encontram-se na bexiga (manobras);
- insuflar o balão (*cuff*) da sonda com água esterilizada;
- conectar sonda ao sistema de drenagem fechado; manter abaixo do nível da bexiga;
- fazer um curativo tipo "meso".

Particularidades no sexo feminino
- Afastamento dos lábios menores com mão não dominante e identificação da uretra;
- instilar lidocaína gel 2%;
- introduzir o cateter até a saída da urina;
- no caso de cateter de alívio, retirar o cateter após esvaziamento da bexiga;
- no caso de cateter de demora, encher o balão do cateter com água esterilizada.

Particularidades em crianças
- Em meninos não circuncisados, retrair o prepúcio delicadamente até identificar o meato uretral (assim como nos menores do que 3 anos – aderências balanoprepuciais ainda não desfeitas).

Complicações
- Infecção;
- retenção do cateter (cristalização, nó, suturas, falha na válvula);
- uretrorragia;
- litíase bexiga;
- parafimose;
- estenose uretral: o mais temível dos traumatismos do aparelho urinário.

BIBLIOGRAFIA

1. Campbell-Walsh Urology. Wein AJ, Kavoussi LR, Partin AW, Peters CA. 11th ed. Amsterdam: Elsevier; 2016.
2. Glynn A, Ward V, Wilson J, et al. Hospital acquired infection: surveillance, policies and practice – a study of the control of hospital acquired infection in hospitals in England and Wales. London: Public Health Laboratory Service; 1997.
3. Andrich DE, Mundy AR. Urethral stricutres and their surgical treatment. BJU Int. 2000;86:571-80.
4. Moore KL, Dalley AF, Agur AM. Clinically oriented anatomy. 7th ed. Philadelphia: Wolters Kluwer Health/Lippincott Williams & Wilkins; 2014.
5. Ortega R, Ng L, Sekhar P, Song M. Female urethral catheterization. N Engl J Med. 2008 Apr 3; 358:e15.

6. Thomsen TW, Setnik GS. Male urethral catheterization. N Engl J Med. 2006 May 25;354(21):e22.
7. Nutbeam T, Daniels R. ABC of practical procedures. New Jersey: John Wiley & Sons; 2009.
8. Smith L. Which catheter criteria for selection of urinary catheters for children. Paediatr Nurs. 2003;15:14-8.
9. Schumm K, Lam TB. Types of urethral catheters for management of short-term voiding problems in hospitalised adults. Cochrane Database Syst Rev. 2008 Apr 16;(2).
10. Villanueva C, Hossain SG, Nelson CA. Silicone catheters maybe superior to latex catheters in difficult urethral catheterization after urethral dilation. J Endourol. 2011;25:841-4.
11. Wyndaele JJ. Complications of intermittent catheterization: their prevention and treatment. Spinal Cord. 2002;40:536-41.
12. Cardenas DD, Moore KN, Dannels-McClure A, et al. Intermittent catheterization with a hydrophilic-coated catheter delays urinary tract infections in acute spinal cord injury: a prospective, randomized, multicenter trial. PM R. 2011 May;3(5):408-17.
13. Darouiche RO, Hull RA. Bacterial interference for prevention of urinary tract infection. Clin Infect Dis. 2012;55:1400-7.
14. Klevens RM, Edwards JR, Richards CL, et al. Estimating health care – associated infections and deaths in U.S. hospitals, 2002. Public Health Rep. 2007;122:160-6.
15. Hooton TM, Bradley SF, Cardenas DD, et al. Diagnosis, prevention, and treatment of catheter-associated urinary tract infection in adults: 2009 international clinical practice guidelines from the Infectious Diseases Society of America. Clin Infect Dis. 2010;50:625-63.
16. Tenke P, Bjerklund Johansen TE, Matsumoto T, Tambyah PA, Naber KG; European Urologist Association, Urologist Association of Asia. [European and Asian guidelines on management and prevention of catheter-associated urinary tract infections]. Urologia. 2008 Nov-Dec;(6):84-91.
17. Stenzelius K, Persson S, Olsson UB, et al. Noble metal alloy-coated latex versus silicone Foley catheter in short-term catheterization: a randomized controlled study. Scand J Urol Nephrol. 2011;45:258-64.
18. Parry MF, Grant B, Sestovic M. Successful reduction in catheter-associated urinary tract infections: focus on nurse-directed catheter removal. Am J Infect Control. 2013;41(12):1178-81.
19. Saint S, Greene MT, Kowalski CP, et al. Preventing catheter-associated urinary tract infection in the United States: a national comparative study. JAMA Intern Med. 2013;173:874-9.
20. Tambyah PA, Oon J. Catheter-associated urinary tract infection. Curr Opin Infect Dis. 2012;25:365-70.
21. Wolf JS, Bennett CJ, Dmochowski RR, et al. Best practice policy statement on urologic surgery antimicrobial prophylaxis. J Urol. 2008;179:1379-90.
22. Marschall J, Carpenter CR, Fowler S, et al. Antibiotic prophylaxis for urinary tract infections after removal of urinary catheter: meta-analysis. BMJ. 2013;346:f3147.
23. Chung E, So K. In vitro analysis of balloon cuffing phenomenon: inherent biophysical properties of catheter material or mechanics of catheter balloon deflation? Surg Innov. 2012 Jun;19(2):175-80.
24. Lang EK, Nguyen QD, Zhang K, et al. Missed iatrogenic partial disruption of the male urethra, caused by catheterization. Int Braz J Urol. 2012;38:426-7.

CATETER VENOSO CENTRAL FEMORAL

11

RICARDO CARTOLANO
FELIPE SEIJI SHIDA
MAURO FIGUEIREDO CARVALHO DE ANDRADE
PAULO FERNANDO GUIMARÃES MAZORCCHI TIERNO

Visão geral

A passagem do cateter venoso central femoral (CVC femoral) é uma maneira rápida de se obter acesso intravenoso em pacientes hospitalizados ou em situações de emergência. Apesar de não ser a via de acesso central mais desejada devido a uma maior taxa de complicações, ela é uma opção viável, particularmente em situações de urgência e emergência[1,2,3,4].

Indicações

Este procedimento é indicado em situações onde se deseja obter acesso venoso na impossibilidade de utilização de outras vias de acesso, seja por suspeita de lesão vascular devido à alteração da anatomia da região superior, exaustão das outras vias de acesso ou qualquer outro fator de impedimento[5].

Na impossibilidade de utilizar acessos mais convencionais, os pacientes que necessitam de hemodiálise poderão tê-la administrada pelo acesso venoso central femoral. O CVC femoral também pode ser utilizado em procedimentos de cateterização cardíaca ou para administração de grandes infusões[5].

As veias femorais são, em geral, mais fáceis de serem cateterizadas, sendo uma opção de acesso venoso para operadores um pouco menos experientes[1].

Contraindicações

A realização do procedimento é contra indicada em pacientes não cooperativos, pacientes coagulopatas e pacientes obesos. A obesidade dificulta a localização da veia femoral. A coagulopatia é uma contraindicação relativa pois, comparando-se com a canulação subclávia e jugular, as veias femorais são o acesso de escolha na vigência de coagulopatias devido à possibilidade de exercer pressão direta nessa região[1]. A presença de infecção, trauma ou alteração da anatomia local também são contraindicações para o CVC femoral.

Operadores inexperientes devem sempre realizar este procedimento com a presença de um supervisor.

156 ■ MANUAL BÁSICO DE PROCEDIMENTOS MÉDICOS HOSPITALARES

Cateteres venosos femorais, especialmente quando deixados no local por alguns dias, estão associados a um risco aumentado de infecção e trombose quando comparado com cateteres de veia subclávia ou veia jugular. Portanto, se houver um local mais seguro para inserção, evitar realizar cateterização da veia femoral[5].

Equipamentos

Equipamentos para a colocação do cateter

A seguir serão descritos os equipamentos necessários para a colocação do cateter venoso central femoral.

Visando respeitar as técnicas de assepsia o médico deve se paramentar com e fazer uso de:
- touca;
- máscara;
- luvas estéreis;
- avental estéril;
- campos estéreis;
- gazes estéreis.

Além disso, deve-se realizar a antissepsia da pele da região com:
- clorexidina.

Para realizar a anestesia da região deve utilizar:
- anestésico local (lidocaina, bupivacaína ou ropivacaína);
- seringa de 10 cc e agulha fina (25G).

Deve-se providenciar um *kit* de cateter venoso central que contenha:
- seringa e agulha de inserção 18G (para localizar a veia femoral);
- fio guia;
- dilatador;
- cateter venoso central.

O cateter utilizado pode ser de qualquer comprimento, mas para a realização de hemodiálise necessita-se de cateteres mais longos (de 20 a 24 cm), que conseguem ser posicionados diretamente na veia cava inferior, permitindo um fluxo adequado de sangue.

Para que seja possível a introdução do dilatador, o local de incisão da agulha deve ser ampliado com:
- bisturi # 11.

Para a lavagem do cateter faz-se uso de:
- soro fisiológico;
- seringa.

Equipamentos para fixação do cateter

Depois de inserido, o cateter deve ser fixado com o auxílio de grampos ou de fios para sutura:
- grampos;
- fio para sutura (geralmente Nylon 3-0 com agulha curva prismática);
- porta agulha;
- pinça anatômica.

Por fim, o local da incisão deve ser protegido com a utilização de:
- adesivo transparente estéril.

Anatomia

Trígono femoral

A colocação do cateter é feita na veia femoral, na região do trígono femoral, sendo de extrema importância o conhecimento da sintopia das estruturas presentes neste local.

O limite lateral do trígono femoral é dado pelo músculo sartório e o limite medial pelo músculo adutor longo. O terceiro lado do trígono é definido pelo ligamento inguinal, formado pela aponeurose do músculo oblíquo externo do abdomen, partindo da espinha ilíaca anterior superior e chegando ao tubérculo púbico, formando então o limite superior do trígono femoral. A fáscia lata é quem recobre o trígono anteriormente, sendo portanto, o limite anterior. Por fim, o assoalho desta região é constituído por dois músculos, onde o músculo ílio psoas é o mais lateral deles e o músculo pectíneo é o mais medial.

O conteúdo principal do trígono consiste do nervo femoral, artéria femoral e veia femoral. O nervo femoral é o mais lateral, enquanto a veia femoral é a mais medial. Tanto a artéria femoral quanto a veia femoral são recobertas por um prolongamento da fáscia transversal, que passa por trás do canal inguinal e forma a bainha femoral. Esta estrutura pode ser dividida em 3 compartimentos, o compartimento lateral envolve a artéria femoral, o compartimento intermédio envolve a veia femoral e o compartimento medial forma o canal femoral, onde se encontram estruturas do sistema linfático, sendo a mais importante delas o linfonodo de Cloquet.

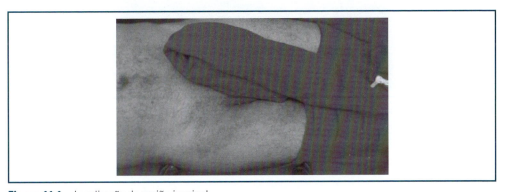

Figura 11.1 Localização da região inguinal.

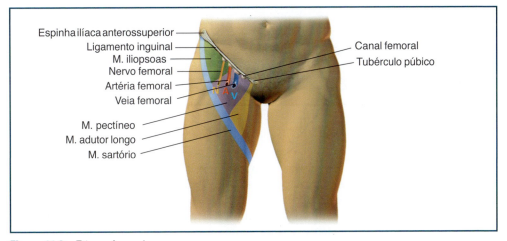

Figura 11.2 Trígono femoral.

Veia femoral

A veia femoral é a principal veia da extremidade inferior. Ela é uma continuação da veia poplítea. Atravessa a coxa, passando pelo canal dos adutores, tendo um trajeto superficial na região do trígono femoral. Penetra na bainha femoral lateralmente ao canal femoral e medial à artéria femoral[6].

Ao passar posteriormente ao ligamento inguinal se transforma na veia ilíaca externa, que se junta com a veia ilíaca interna dando origem à veia ilíaca comum, que é tributária da veia cava inferior, a qual desemboca no átrio direito[6].

Na região mais inferior do trígono femoral a veia femoral recebe a veia safena magna, veia femoral profunda e outras tributárias. Essas veias podem ser acidentalmente canuladas durante o procedimento[6].

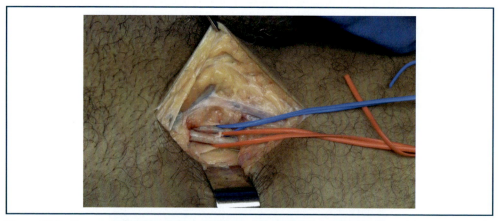

Figura 11.3 Demonstração dos vasos profundos do trígono femoral: a artéria femoral (reparada com fio vermelho) e a veia femoral (reparada em fio azul).

Estratigrafia

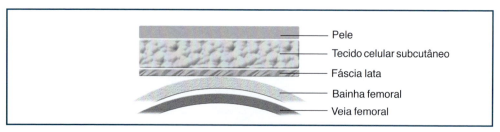

Figura 11.4 Estratigrafia.

Para que o cateter possa ser colocado, a agulha de inserção será responsável por criar um caminho, partindo da pele até chegar ao interior da veia femoral. Neste trajeto algumas estruturas anatômicas serão perfuradas. A mais superficial delas, como já dito, é a pele. Em seguida, existe uma camada de tecido celular subcutâneo que se encontra sobre a fáscia lata. Mais profundamente, tem-se a presença da bainha femoral, onde a veia femoral está incluída.

Anatomia aplicada

A veia femoral pode ser encontrada 2 cm abaixo do ligamento inguinal e 1 cm medial à pulsação da artéria femoral. Em um paciente com pulso não palpável é possível estimar a localização da veia colocando o polegar no tubérculo púbico e o dedo indicador sobre a espinha ilíaca anterior superior. Os vasos poderão ser encontrados entre o espaço delimitado pela mão do operador e o ligamento inguinal.

A artéria femoral é um ponto de referência bastante útil durante a punção da veia femoral e encontra-se lateral ao ponto médio entre o tubérculo púbico e a espinha ilíaca anterior superior[1].

A veia femoral encontra-se em uma profundidade de 2 a 4 cm da pele, mas pode estar mais profunda em pacientes obesos e edematosos.

Preparação

Antes de iniciar o procedimento, sempre que possível, este deve ser explicado ao paciente. Deve-se verificar a existência de contraindicações para a sua realização. Além disso, é fundamental certificar a identificação do paciente, e é ideal que haja um termo formal de consentimento, assinado por este ou pelo responsável legal[5].

Posicionamento

Inicialmente, o médico deve posicionar a cama do paciente em uma altura confortável para a realização do procedimento. Geralmente o médico posiciona-se homolateralmente ao lado em que será feito o acesso[1].

Com o paciente em decúbito dorsal, visando minimizar qualquer flexão do quadril, deve-se ajustar a cabeceira da cama até que ela fique plana. Em seguida, a coxa correspondente ao lado onde será feito o procedimento deve ser abduzida e o quadril rotacionado externamente, com uma leve flexão do joelho[5].

Se possível, utilizar um aparelho de ultrassom para confirmar a posição da veia femoral, que pode estar sobre ou sob a artéria femoral. Para diferenciá-las observe que a artéria é pulsátil e que a veia se colapsa com a compressão da região[5].

Assepsia

Antes de se escovar, coloque touca e máscara, higienize as mãos e abra o *kit* de cateter venoso central. Após escovar as mãos coloque o avental e as luvas estéreis. As técnicas de assepsia, quando empregadas de forma correta, mostraram reduzir significantemente o risco de complicações por infecções.

Cateter venoso central, fio guia e agulha de inserção

Com o auxílio de uma seringa, faça a lavagem de todas as vias do cateter, deixando-as preenchidas com soro fisiológico. Remova a tampa de proteção distal do cateter, de forma a permitir a passagem do fio guia durante o processo de colocação do CVC.

A extremidade do fio guia deve ser ajustada até que a mesma fique reta na saída do dispositivo de passagem do fio guia, o que facilitará a sua introdução na agulha durante o procedimento.

Por fim, verifique se o encaixe entre a seringa e a agulha de inserção está adequado. A agulha deve se desencaixar facilmente da seringa.

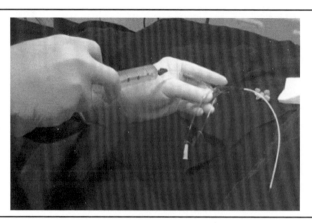

Figura 11.5 Lavagem e preenchimento dos cateteres com soro fisiológico.

Antissepsia e anestesia

Prepare a pele aplicando clorexidina na região femoral. O preparo deve ser feito sobre uma área maior que aquela do que se espera utilizar. Deixe a pele secar por pelo menos 30 segundos e então posicione os campos estéreis.

Anestesia e localização da veia

Quando o procedimento for realizado sem o auxílio do ultrassom, primeiramente deve-se palpar a artéria femoral, lembrando que a veia encontra-se aproximadamente a 1 cm medial dela. Anestesie a região com lidocaína, bupivacaína ou ropivacaína. A agulha de 25G é então inserida em um ângulo de 45° em relação à pele, concomitantemente com a aspiração feita pela seringa[5]. Para evitar uma perfuração arterial, saiba onde a artéria está localizada mantendo a palpação do pulso arterial no momento em que é feito o avanço com agulha. Avance a agulha aspirando e, a cada 1 cm, injete anestésico. Repetir o processo até puncionar o vaso (não injetar anestésico no vaso). Por fim, teste o local para garantir que a região foi devidamente anestesiada.

No local de punção da anestesia, realize o mesmo procedimento, agora com a agulha grossa do *kit* do CVC. Respeite o mesmo ângulo de entrada e profundidade atingida pela agulha de anestesia. A utilização de um pouco de soro fisiológico dentro da seringa é útil para minimizar a formação de trombos. A perfuração da veia pode passar desapercebida caso não seja aplicada pressão negativa, que não precisa ser muito elevada – algo em torno de 1 cc em uma seringa de 10 cc[1]. Sempre avance a agulha seguindo um trajeto único. Movimentos laterais com a agulha poderão lacerar o vaso. Antes de realizar qualquer mudança de direção, a agulha deve ser removida por completa.

Após observar a aspiração de sangue venoso, a seringa deve então ser retirada. Para isso, estabilize a agulha com a mão evitando que ela escape da veia. Preserve o ângulo e a profundidade da agulha mantendo a mão apoiada sobre o paciente. Através de um movimento de torção, separe a seringa da agulha. Observe o fluxo sanguíneo venoso. Ele vem em baixa pressão e o sangue goteja. Se vier em jato ou em fluxo pulsátil, retire o conjunto e pressione o local por 5 minutos, pois é sugestivo de punção arterial.

Para evitar a entrada de ar, a agulha deve permanecer tapada. Sua exposição deve ser coordenada com a expiração do paciente. A manobra de Valsalva auxilia na elevação da pressão venosa[7,8].

Cateter Venoso Central Femoral ■ 161

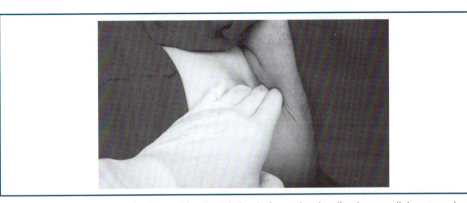

Figura 11.6 Palpação do pulso femoral (profundo). A veia femoral se localiza 1 cm medialmente a ele.

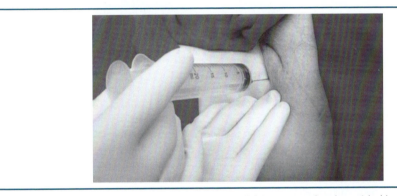

Figura 11.7 Puncione com a agulha posicionada medialmente ao pulso da artéria (de 0,5 cm a 1 cm). Vá aspirando e, a cada 1 cm aproximadamente que a agulha avança, injete anestésico. Repita este processo até puncionar o vaso ou acabar o anestésico.

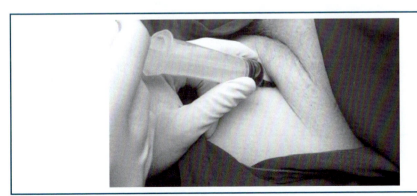

Figura 11.8 Com a seringa da anestesia realize a punção da veia tomando o cuidado para não injetar anestésico na mesma. Retire da veia todo o conjunto.

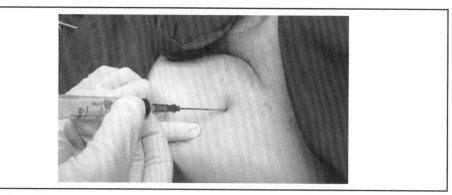

Figura 11.9 No local da punção anterior, realize o mesmo procedimento, agora com a agulha grossa do *kit* do CVC.

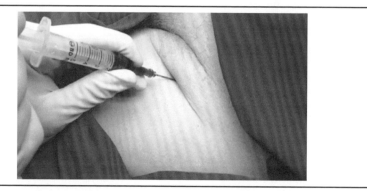

Figura 11.10 A punção deve ser realizada com a agulha sempre aspirando. Algumas vezes a agulha ultrapassa a veia, e somente na volta a agulha aspira sangue do lúmen. Assim, não volte a agulha rapidamente à pele.

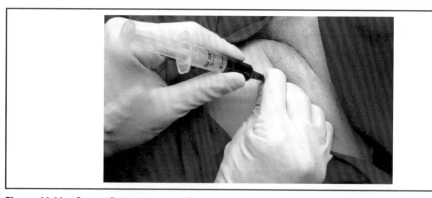

Figura 11.11 Segure firmemente a agulha para que a mesma não saia do lúmen da veia.

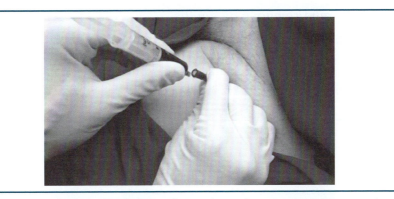

Figura 11.12 Retire a seringa realizando um movimento de rotação e ao mesmo tempo puxando-a.

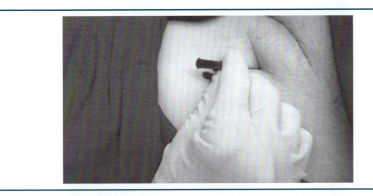

Figura 11.13 Observe o fluxo sanguíneo venoso. Ele vem em baixa pressão e o sangue goteja. Se vier em jato ou em fluxo pulsátil, retire conjunto e pressione o local por 5 minutos.

Colocação do cateter

A técnica de Seldinger modificada minimiza os riscos associados à colocação de um cateter intravenoso através da localização do vaso com uma seringa, seguido da introdução de um fio guia na luz desse vaso. Esta técnica é composta de 6 passos:

1. Localização da veia com a agulha. Quando sangue venoso não pulsátil for identificado, indica que a agulha está na veia.
2. Inserção do fio guia na luz do vaso por dentro da agulha.
3. Remoção da agulha e utilização de um bisturi para incisar a pele adjacentemente ao fio.
4. Dilatação do trajeto, da pele até a luz do vaso, através de um dilatador que é passado com auxílio do fio guia. Ele deve ser retirado após a dilatação.
5. Inserção do cateter, através do auxílio do fio guia, no vaso.
6. Retirada do fio guia.

É importante ter em mente que o controle sobre o fio guia deve ser mantido durante todo o procedimento.

Inserção do fio guia/remoção da agulha

Insira o fio guia e mantenha-o seguro na mão (o fio guia não precisa progredir dentro da veia além da terceira ou quarta marca), remova a agulha e então utilize o bisturi para ampliar o ponto de entrada com uma incisão de aproximadamente 3 mm. Posicione o bisturi de forma que a parte afiada da lâmina esteja distante do fio[5].

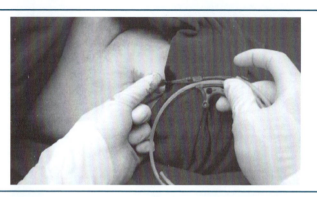

Figura 11.14 Passagem do fio guia.

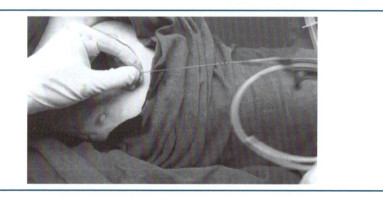

Figura 11.15 Passagem do fio guia: o fio guia não precisa progredir dentro da veia além da terceira ou quarta marca (quadrados pretos).

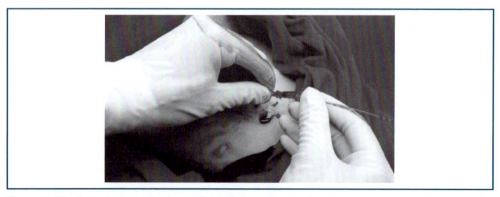

Figura 11.16 Retirada da agulha de punção central, mantendo o fio guia sempre seguro pela a outra mão, para o fio não embolizar.

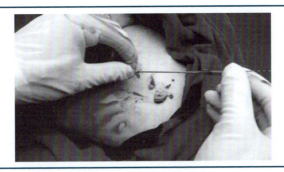

Figura 11.17 Retirada da agulha de punção central, mantendo o fio guia sempre seguro pela outra mão, para o fio não embolizar.

Dilatação da pele

A incisão feita com o bisturi facilitará a introdução do dilatador, que é utilizado para abrir caminho pelos tecidos. Insira-o através do fio guia, aproxime-o da pele e então faça movimentos de torção para aprofundá-lo. O dilatador deve ser avançado apenas até alcançar a profundidade da veia, que havia sido previamente localizada com o auxílio da agulha. Após dilatar todo o caminho, o dilatador poderá ser removido. Durante sua remoção haverá um grande sangramento, portanto esteja preparado para fazer compressa com gaze[5].

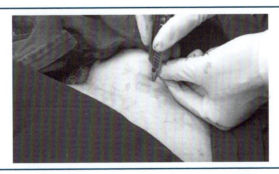

Figura 11.18 Realização de um pique com o bisturi para que o dilatador atravesse a pele com menor resistência e maior delicadeza.

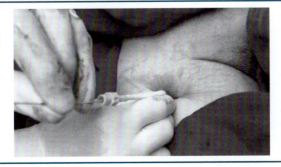

Figura 11.19 Passagem do dilatador. Deve ser realizada mantendo-se o fio guia seguro em uma das mãos, sem a necessidade de penetrar mais do que a profundidade atingida pela agulha de punção do central.

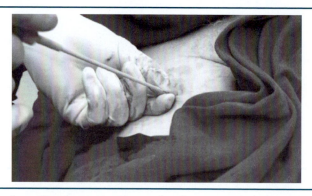

Figura 11.20 Ao retirar o dilatador, segure sempre o fio guia com uma das mãos, evitando sua embolia.

Inserção do cateter

Em seguida, passe o cateter pelo fio guia, mantendo o fio seguro por todo o tempo. Não permita que o cateter penetre na pele enquanto não estiver segurando a seção do fio guia que sairá pela porta distal do cateter. Lembre-se, não deixe o fio escapar.

Após inserir o cateter, remova o fio guia e então aspire sangue por todas as portas do cateter e, em seguida, faça a lavagem de cada uma delas com soro fisiológico. Se não houver resistência, significa que o cateter está locado dentro do vaso[9,10].

Uma vez que o cateter esteja locado, prenda-o utilizando o material de sutura ou então grampos. Certifique-se que o paciente está ciente de que você irá realizar o procedimento para prender o cateter. Confirme se a região permanece anestesiada, caso necessário utilize mais anestésico.

Grampos são mais convenientes, mas não seguram o cateter tão bem quanto as suturas. É possível fazer a fixação através da sutura em bailarina, utilizando o fio Nylon 3-0. Outra opção é a confecção de pontos simples através dos orifícios do dispositivo de fixação do próprio cateter. Por fim, aplique um adesivo oclusivo transparente estéril sobre a região[5].

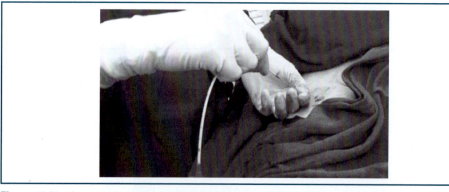

Figura 11.21 Inserção do cateter, com o fio guia na outra mão.

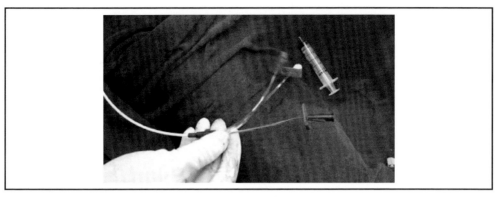

Figura 11.22 Passagem do cateter e retirada do fio guia: o fio guia sai sempre pela mesma via, no caso deste cateter, a marrom. Abra a via do cateter para permitir a saída do fio guia.

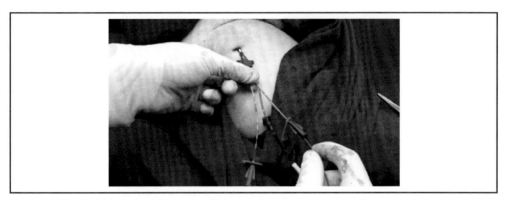

Figura 11.23 Retirada do fio guia, mantendo o cateter seguro com a outra mão.

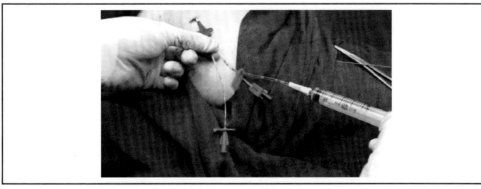

Figura 11.24 Teste para verificar se o cateter está na veia: aspire e em seguida injete soro fisiológico. Se não houver resistência, o cateter está locado dentro do vaso.

168 ■ MANUAL BÁSICO DE PROCEDIMENTOS MÉDICOS HOSPITALARES

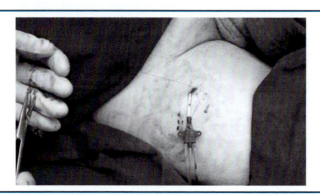

Figura 11.25 Fixação do cateter através de sutura em bailarina.

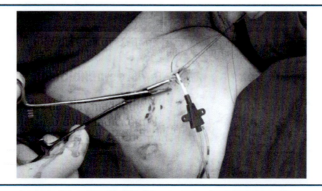

Figura 11.26 Fixação do cateter através de sutura em bailarina.

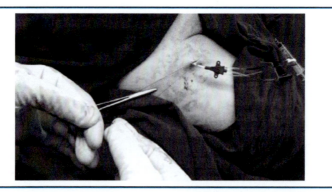

Figura 11.27 Deixe os fios com tamanho iguais entre suas mãos para realizar o procedimento de maneira mais confortável.

Cateter Venoso Central Femoral ■ 169

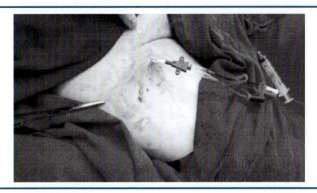

Figura 11.28 Ponto de fixação da pele.

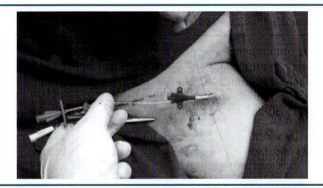

Figura 11.29 Primeiro nó de fixação do cateter: deite o cateter em direção à pele invertendo o lado, da direita para a esquerda.

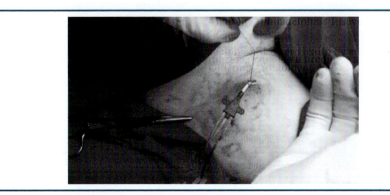

Figura 11.30 Em seguida, dê o nó.

170 ■ MANUAL BÁSICO DE PROCEDIMENTOS MÉDICOS HOSPITALARES

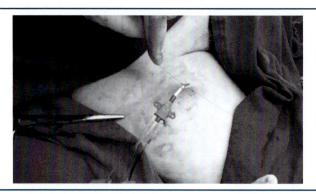

Figura 11.31 Nó realizado. Em seguida, deite o cateter para o lado contrário em relação ao fio.

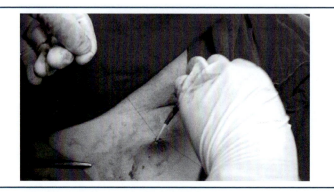

Figura 11.32 No caso, o cateter que está à esquerda será deitado para à direita do fio.

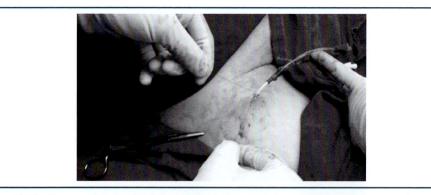

Figura 11.33 Troque os fios de mão. O fio da mão direita passa para a esquerda e o da esquerda passa para a direita. Não importa qual passa por cima ou qual por baixo, tanto faz. Em seguida, deite novamente o cateter para o lado contrário do fio ao que ele estava.

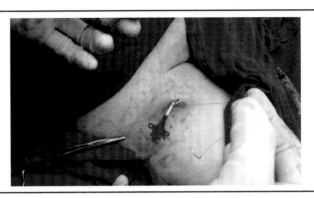

Figura 11.34 No caso, o cateter deita do lado direito para o lado esquerdo de novo. Agora com ele deitado para esquerda, dê o nó.

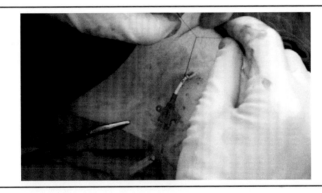

Figura 11.35 Nó sendo realizado com o cateter deitado para o lado esquerdo.

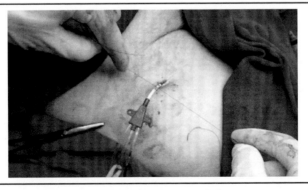

Figura 11.36 Após este ponto ser completo, repita os passos. Deite o cateter para o lado direito. Inverta os fios nas mãos. Deite o cateter para o lado esquerdo novamente. Faça o nó. Realize sucessivamente estes passos.

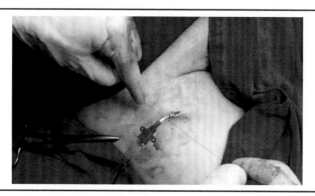

Figura 11.37 Se realizado corretamente, o aspecto da bailarina será este. Sempre realize os nós próximos uns dos outros e na base do cateter. Aperte bem os nós para que o cateter não escape da veia. Não se preocupe com a estenose do lúmen, por mais apertado, o nó não causará sua diminuição.

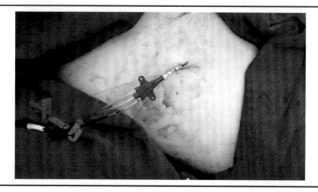

Figura 11.38 Aspecto final da sutura em bailarina.

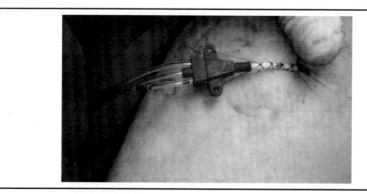

Figura 11.39 Sugestão de finalização da bailarina.

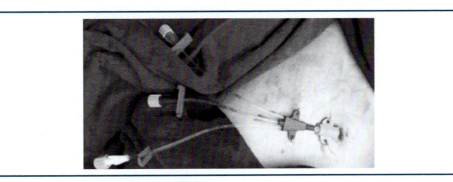

Figura 11.40 Outra opção de fixação através de pontos simples no dispositivo de fixação do próprio cateter.

Cateterização venosa central guiada por ultrassonografia

A utilização de ultrassom para auxiliar o procedimento de colocação do acesso venoso central aumenta as chances de sucesso e também diminui o risco de complicações. No ultrassom será possível observar uma seção transversal dos vasos femorais[11,12].

Inicialmente, o aparelho deve ser envolvido por uma capa estéril e o gel deve ser aplicado dentro e fora dessa capa. É importante certificar-se que o gel aplicado na parte externa seja estéril. Na ausência de gel estéril, utilize-o apenas dentro da capa e aplique uma pequena quantidade de soro fisiológico entre a pele e a capa[1,5].

Para diferenciar a veia da artéria femoral é importante ter em mente que a artéria é pulsante enquanto a veia se colapsa ao ser comprimida pelo transdutor. Como já mencionado anteriormente, a veia femoral encontra-se medial à artéria. No momento em que a veia é localizada, o transdutor deve ser posicionado de forma a deixar a veia no centro da tela[5].

Em seguida, deve-se inserir a agulha no centro do transdutor, observando no monitor até o momento que esta perfura a veia. Ao notar a presença de sangue na seringa, o probe não será mais utilizado, dando continuidade ao procedimento.

Situações adversas

Caso haja bom fluxo sanguíneo na aspiração inicial e, mesmo assim, não seja possível progredir o fio guia pela agulha, remova o fio e tente aspirar novamente. Se não for possível aspirar sangue, é provável que a agulha tenha transpassado a veia ou então tenha sido puxada para trás. Ajuste a profundidade da agulha até que consiga aspirar sangue novamente, prosseguindo então com a inserção do fio guia.

Na incapacidade de passagem do fio guia mesmo com um bom fluxo sanguíneo, tente inclinar ligeiramente o ângulo de inserção da agulha ou torcer o fio com os dedos para alterar a direção na qual sua extremidade distal se curvará, permitindo assim sua passagem[1].

A entrada do fio nunca deve ser feita de forma forçada, pois ele pode estar contorcido ou extraluminal. Sua retirada também não deve oferecer resistência, caso isso ocorra, é recomendado solicitar uma avaliação radiográfica para analisar a posição e a aparência do fio guia[1].

Complicações

CVC femoral é um procedimento que possui riscos associados. A seguir, estão listadas as complicações possíveis[13]:

174 ■ MANUAL BÁSICO DE PROCEDIMENTOS MÉDICOS HOSPITALARES

- infecções;
- hematoma;
- punção arterial;
- fístula;
- pseudoaneurisma;
- embolização pelo cateter.

Para prevenir o desenvolvimento de hematomas deve-se reduzir ao máximo o número de tentativas além de aplicar pressão com gaze após a remoção da agulha, do dilatador e do cateter. Caso ocorra punção arterial, deve-se aplicar pressão no local por ao menos 5 minutos[5].

Para diminuir o risco de infecções, devem-se aplicar curativos estéreis, reduzir manipulação do cateter e, quando for necessário manipulá-lo, fazer de forma estéril. A remoção do cateter deve ser feita de maneira adequada.

A chance de haver complicações está diretamente relacionada com o número de tentativas de punção da veia. Após duas tentativas sem sucesso a agulha deve ser removida por completo, os pontos de referência anatômica devem ser revistos, uma nova via de acesso deve ser escolhida ou a ajuda de um profissional mais experiente deve ser solicitada[13].

Descarte

Após o término do procedimento, certifique-se de que todo material perfurocortante tenha sido removido do leito do paciente, depositando-o nas caixas de descarte apropriadas. Jogue os resíduos restantes nos locais adequados.

Algoritmo do Cateter Venoso Central Femoral

Checar indicação de procedimento
- Situações de emergência;
- impossibilidade de acesso por outras vias (jugular ou subclávia);
- cateterização cardíaca;
- administração de grandes infusões;
- hemodiálise.

Checar contraindicações
- Pacientes não cooperativos;
- obesidade;
- coagulopatias (contraindicação relativa, pois permite compressão direta do local da punção);
- presença de infecção na região femoral;
- trauma ou alteração da anatomia local.

Checar materiais necessários
- Touca, máscara, luvas estéreis, avental estéril, campos estéreis, gazes estéreis;
- clorexidina;
- anestésico local, seringa de 10 cc e agulha fina (25G);
- seringa e agulha de inserção (18G), fio guia, dilatador, cateter venoso central;
- bisturi # 11;
- soro fisiológico, seringa (para lavagem das vias do CVC);
- fio Nylon 3-0 (com agulha curva prismática), porta agulha, pinça anatômica;
- grampos (alternativa para fixação ao invés do fio de nylon);
- adesivo transparente e estéril.

Explicar o procedimento e obter o consentimento do paciente/familiares
- Obter consentimento informado assinado pelo paciente ou por seu representante legal.

continua

continuação

Transportar o paciente a um local adequado para realização procedimento.

Posicionamento
- Posicionar o paciente em decúbito dorsal, com a cama em uma altura que seja confortável para o profissional;
- o médico se posiciona homolateralmente ao lado em que será obtido o acesso;
- garantir que a cabeceira da cama esteja plana, evitando flexão do quadril;
- abduzir a coxa, rotacionar externamente o quadril e flexionar o joelho homolateral ao lado do procedimento.

Técnica asséptica
- Coloque touca, máscara e lave as mãos;
- abra o *kit* do CVC;
- escove-se, coloque o avental e as luvas estéreis.

Teste de material
- Preencha uma seringa com soro fisiológico;
- faça a lavagem das vias do cateter com o auxílio da seringa;
- remova a tampa de proteção distal do cateter (por onde passará o fio guia);
- garanta que a ponta do fio guia esteja reta (facilitará sua introdução);
- verifique o encaixe entre a seringa e a agulha de inserção.

Antissepsia
- Aplique clorexidina na região femoral (sobre uma área maior do que se espera utilizar);
- deixe a área secar por pelo menos 30 segundos;
- posicionar campos estéreis.

Identificação de parâmetros anatômicos
- Trigono femoral:
  - limites: ligamento inguinal (superior), músculo sartório (lateral), músculo adutor longo (medial), fáscia lata (anterior), músculo ílio psoas e músculo pectíneo (assoalho);
  - conteúdo: nervo femoral, artéria femoral e veia femoral (de lateral para medial).
- veia femoral pode ser encontrada 2 cm abaixo do ligamento inguinal e 1 cm medial à pulsação da artéria femoral;
- colocar o polegar no tubérculo púbico e o dedo indicador sobre a espinha ilíaca anterior superior (os vasos poderão ser encontrados entre o espaço delimitado pela mão do operador e o ligamento inguinal).

Anestesia
- Anestesie a região com lidocaína, bupivacaína ou ropivacaína;
- utilize agulha de 25G;
- puncione de 0,5 a 1 cm medial ao pulso da artéria;
- avance aspirando e a cada 1 cm injete anestésico;
- repita o processo até puncionar o vaso ou acabar o anestésico.

Técnica
- Técnica de Seldinger modificada:
  - localização da veia com a agulha (sangue venoso não pulsátil indica o encontro da veia);
  - inserção do fio guia na luz do vaso, por dentro da agulha;
  - remoção da agulha;
  - incisão da pele adjacente (3 mm) com bisturi;
  - dilatação do trajeto com dilatador, passado através do fio guia (introduzir no máximo até a profundidade atingida pela agulha);
  - remoção do dilatador;
  - inserção do cateter através do fio guia;

continua

MANUAL BÁSICO DE PROCEDIMENTOS MÉDICOS HOSPITALARES

continuação

— remoção do fio guia.

Certificação de correta execução de procedimento
- Aspire sangue de todas as vias do cateter e realize lavagem das mesmas com soro fisiológico;
- se não houver resistência para a realização da aspiração e lavagem, o cateter está locado dentro do vaso.

Fixação
- Inicialmente confirme se a região ainda permanece anestesiada;
- o cateter pode ser fixado através de grampo ou fio de nylon:
  - grampos são mais convenientes, mas não fixam o cateter tão bem quanto suturas;
  - o fio de nylon pode ser usado para fazer sutura em bailarina;
  - uma outra opção é a confecção de pontos simples no próprio dispositivo de fixação do cateter;
  - após realizada a fixação, aplicar adesivo oclusivo transparente estéril sobre a região.

Reavaliação de paciente/diagnóstico de complicações de procedimento
- Complicações possíveis:
  - infecções;
  - hematoma;
  - punção arterial;
  - fístula;
  - pseudoaneurisma;
  - embolização pelo cateter.

BIBLIOGRAFIA

1. Androes MP, Heffner AC. Placement of femoral venous catheters. In: UpToDate. Mills JL, Eidt JF, Wolfson AB, Collins KA (Ed), UpToDate, Waltham, MA. (Accessed on August 19, 2016.) Available from: http://www.uptodate.com/contents/placement-of-femoral-venous--catheters?source=search_result&search=Placement+of+Femoral+Venous+Catheters&selectedTitle=1~150.

2. Graham AS, Ozment C, Tegtmeyer K, Lai S, Braner DA. Videos in clinical medicine. Central venous catheterization. N Engl J Med. 2007 May 24;356(21):e21.

3. Merrer J, De Jonghe B, Golliot F, et al. Complications of femoral and subclavian venous catheterization in critically ill patients: a randomized controlled trial. JAMA. 2001; 286:700.

4. Trottier SJ, Veremakis C, O'Brien J, Auer AI. Femoral deep vein thrombosis associated with central venous catheterization: results from a prospective, randomized trial. Crit Care Med. 1995;23:52.

5. Tsui JY, Collins AB, White DW, Lai J, Tabas JA. Placement of a femoral venous cateter. N Engl J Med. 2008;358:e30.

6. Moore KL, Dalley AF, Agur AM. Clinically oriented anatomy. 6th ed. Philadelphia: Wolters Kluwer Health/Lippincott Williams & Wilkins; 2010.

7. Beddy P, Geoghegan T, Ramesh N, et al. Valsalva and gravitational variability of the internal jugular vein and common femoral vein: ultrasound assessment. Eur J Radiol. 2006;58:307.

8. Fronek A, Criqui MH, Denenberg J, Langer RD. Common femoral vein dimensions and hemodynamics including Valsalva response as a function of sex, age, and ethnicity in a population study. J Vasc Surg. 2001;33:1050.

9. Polderman KH, Girbes AJ. Central venous catheter use. Part 1: mechanical complications. Intensive Care Med. 2002;28:1.

10. Chalkiadis GA, Goucke CR. Depth of central venous catheter insertion in adults: an audit and assessment of a technique to improve tip position. Anaesth Intensive Care. 1998;26:61.

11. Hind D, Calvert N, McWilliams R, et al. Ultrasonic locating devices for central venous cannulation: meta-analysis. BMJ. 2003;327:361.

12. Rothschild JM. Ultrasound guidance of central vein catheterization: evidence report/technology assessment. In: Making health care safer: a critical analysis of patient safety practices. No. 43. Rockville, MD: Agency for Healthcare Research and Quality, 2001:245-53. (AHRQ publication no. 01-E058.).

13. Young MP. Complications of central venous catheters and their prevention. In: UpToDate. Manaker S, Collins KA. (Ed), UpToDate, Waltham, MA. (Accessed on August 19, 2016.) Available from: http://www.uptodate.com/contents/complications-of-central-venous-catheters--and-their-prevention?source=search_result&search=Complications+of+central+venous+catheters+and+their+prevention&selectedTitle=1~150.

Pressão Arterial Invasiva

12

Juliana Mika Kato
Igor Padoim e Silva
Paulo Fernando Guimarães Mazorcchi Tierno
Leandro Miranda

Introdução

A monitorização por Pressão Arterial Invasiva (PAI) é realizada por meio da introdução de um cateter intra-arterial com o intuito de obter uma medida contínua e consistente da pressão arterial e da frequência cardíaca em tempo real.

Em comparação ao método não invasivo, é provida de maior precisão e rapidez, monitorando batimento por batimento. Desvantagens: alto custo, necessidade de equipe profissional especializada, manutenção frequente e maior risco ao paciente[1-3].

Indicações

1. Monitorização hemodinâmica em centro cirúrgico e unidades de terapia invasiva para:
   a) pacientes críticos;
   b) pacientes hemodinamicamente instáveis, que necessitam de medicação inotrópica ou vasopressora;
   c) pacientes submetidos a grandes cirurgias:
      – cirurgias intracranianas;
      – cirurgias cardiovasculares;
      – cirurgias com perspectivas de grandes perdas sanguíneas.
   d) pacientes com déficits ventilatórios significativos;
   e) hipotermia e hipotensão deliberadas durante anestesia.
2. Amostragem de sangue arterial com necessidade de repetidas coletas (exemplo: síndrome da angústia respiratória do adulto).
3. Incapacidade de medida indireta da PA (exemplos: queimaduras extensas e obesidade mórbida).

Contraindicações

Os sítios de punção devem ser evitados nas seguintes situações, sempre avaliando-se o risco-benefício:
- circulação inadequada à extremidade: fenômeno de Raynaud, tromboangeíte obliterante (doença de Buerger), circulação colateral ineficiente, aterosclerose;

- locais de infecção ativa ou isquemia;
- lesão traumática proximal ao sítio de punção;
- queimadura de 3º grau;
- coagulopatia não controlada;
- anticoagulação sistêmica.

Anatomia

Artéria radial

- Origem: fossa cubital, medial ao tendão do bíceps braquial; é ramo terminal menor da artéria braquial;
- trajeto:
  - segue ínfero-lateralmente sob o revestimento do músculo braquiorradial;
  - na região distal do antebraço, passa lateralmente ao tendão do flexor radial do carpo;
  - espirala-se ao redor da face lateral do rádio;
  - atravessa o assoalho da tabaqueira anatômica;
  - entra na palma da mão entre as cabeças do primeiro músculo interósseo dorsal, ao nível do processo estiloide do rádio;
  - gira medialmente, passando entre as cabeças do adutor do polegar;
  - anastomosa-se com o ramo profundo da artéria ulnar, formando o arco palmar profundo[4].

  Nesse trajeto são encontradas variações anatômicas em até 30% da população. A porção distal do antebraço apresenta menor índice de variação anatômica, além de ser a região em que a artéria deixa de ser recoberta pelo músculo braquiorradial, motivos pelos quais é local de escolha da punção[4,5].

- área de irrigação: junto com a artéria ulnar, é responsável pela irrigação da mão e antebraço;
- anatomia aplicada:
  - palpa-se a artéria radial de 1 a 2 cm do punho, entre a cabeça distal do rádio (processo estiloide do rádio) e o tendão do flexor radial do carpo. A dorsiflexão do punho torna-a mais superficial, facilitando a palpação;
  - nessa região, a artéria radial é recoberta somente por pele, tecido celular subcutâneo e fáscia braquial. Sua profundidade é cerca de 0,5 a 1,0 cm da pele.

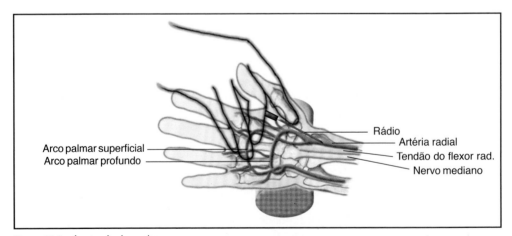

Figura 12.1 Anatomia do punho.

Pressão Arterial Invasiva ■ 181

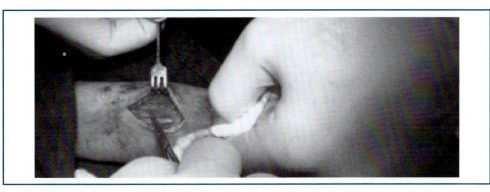

Figura 12.2 Dissecção do punho esquerdo, evidenciando a artéria radial (A).

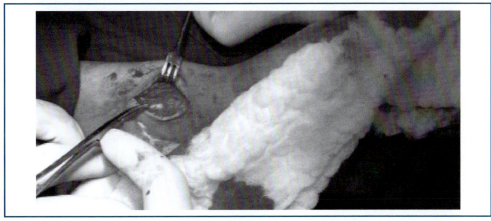

Figura 12.3 Dissecção do punho esquerdo, evidenciando o tendão do músculo flexor radial do carpo (A).

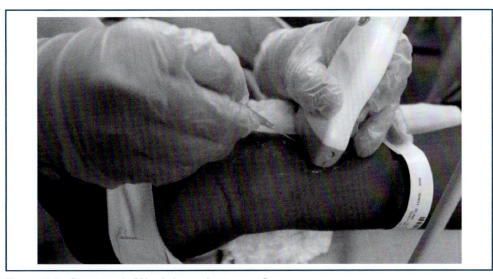

Figura 12.4 Passagem da PAI guiada por ultrassonografia.

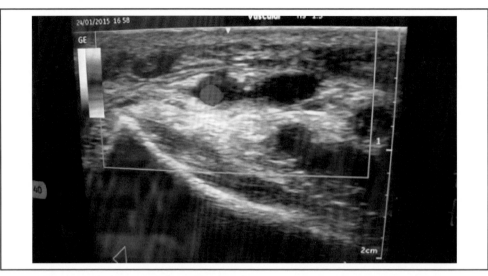

Figura 12.5 Imagem ultrassonográfica da artéria radial.

Artéria femoral

- Origem: posteriormente ao ligamento inguinal; é continuação distal da artéria ilíaca externa;
- trajeto:
  - desce através do trígono femoral;
  - atravessa o canal dos adutores;
  - atravessa o hiato dos adutores, tornando-se a artéria poplítea.

Trígono Femoral:
- » limites:
  - › lateral: músculo sartório;
  - › medial: músculo adutor longo;
  - › superior: ligamento inguinal, desde a espinha ilíaca anterossuperior até o tubérculo púbico;
  - › anterior: fáscia lata;
  - › posterior: músculo íliopsoas (lateral) e músculo pectíneo (medial).
- » conteúdo:
  - › nervo femoral (lateral);
  - › artéria femoral;
  - › veia femoral (medial).
- » estratigrafia da região:
  - › pele;
  - › tecido celular subcutâneo;
  - › fáscia lata;
  - › bainha femoral:
    - ✓ é um prolongamento da fáscia transversal que passa posteriormente ao ligamento inguinal e recobre artéria e veia femoral. Termina inferiormente fundindo-se a túnica externa (adventícia) dos vasos femorais;
    - ✓ compartimento lateral: envolve a artéria femoral;

✓ compartimento intermediário: envolve a veia femoral;
✓ compartimento medial: forma o canal femoral.

- área de irrigação: faces anteriores e anteromedial da coxa;
- anatomia aplicada:
  - palpa-se a artéria femoral logo abaixo do ponto médio do ligamento inguinal;
  - localiza-se de 2 a 4 cm da pele.

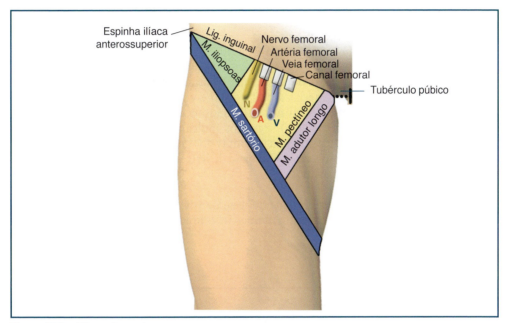

Figura 12.6 Trígono femoral.

Artéria dorsal do pé (pediosa)

- Origem: a meio caminho entre os maléolos; é continuação direta da artéria tibial anterior;
- trajeto:
  - segue em sentido anteromedial, profundamente ao retináculo inferior dos músculos extensores;
  - passa entre os tendões do extensor longo do hálux e do extensor longo dos dedos no dorso do pé;
  - no 1º espaço interósseo divide-se em: 1ª artéria metatarsal dorsal e artéria plantar profunda;
  - a artéria plantar profunda se une à artéria plantar lateral e forma o arco plantar profundo.
- área de irrigação: dorso do pé e face dorsal proximal dos dedos (artéria arqueada);
- anatomia aplicada:
  - palpa-se a artéria pediosa no trajeto do retináculo dos músculos extensores até um ponto imediatamente lateral aos tendões do extensor longo do hálux;
  - melhor posição: ligeira dorsiflexão do pé;

— a impossibilidade de palpar-se o pulso pedioso pode ser decorrente de variação anatômica, geralmente bilateral.

Sítios de punção

A artéria de preferência é a radial do lado não dominante do paciente, exceto se houver dissecção prévia da artéria braquial.

Artéria radial

Vantagens:
- localização fácil, superficial;
- dupla circulação da mão: caso haja trombose na artéria radial os riscos de isquemia são minimizados devido à vascularização pela artéria ulnar homolateral. Para verificar a integridade dessa dupla circulação utiliza-se o teste de Allen:
  — ocluem-se ambas as artérias radial e ulnar e em seguida libera-se a pressão da ulnar. O enchimento palmar normal é dado pela artéria radial em até 6 segundos. Tempos maiores que 10 segundos indicam circulação colateral ineficaz. Note a diferença de coloração das pontas dos dedos ao se soltar a artéria ulnar, mostrando sua patência e possibilidade de irrigação da mão mesmo se a artéria radial estiver comprometida.

Desvantagens:
- baixa sensitividade e especificidade do teste de Allen;
- 5% da população possui arcos palmares incompletos e necessitam da circulação colateral.

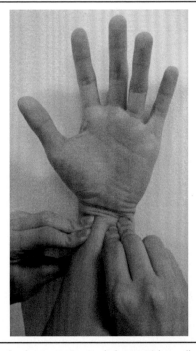

Figura 12.7 Teste de Allen. O primeiro passo é comprimir as artérias radial e ulnar.

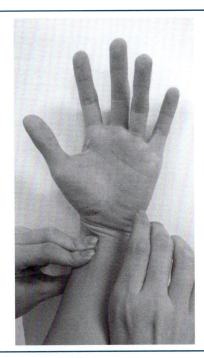

Figura 12.8 Teste de Allen. Em seguida, libera-se a pressão na artéria ulnar. Tempo de enchimento maior que 10 segundos indica circulação colateral ineficaz.

Outros sítios de punção

- Artéria femoral;
- artéria pediosa;
- artéria ulnar: embora alguns autores considerem a artéria ulnar mais calibrosa, sua punção é difícil pelo trajeto mais tortuoso e localização mais profunda;
- artérias braquial e axilar: apesar de descritas como sítio de punção, não se recomenda a passagem de PAI por não haver circulação colateral e serem de calibre pequeno (em relação à femoral). A ocorrência de trombose como complicação pode gerar isquemia e amputação de membro.

Equipamentos

O sistema de pressão é composto por:
- cateter invasivo;
- bolsa pressórica de soro fisiológico 0,9% a 300 mmHg sem heparina;
- tubulação não flexível preenchida com soro fisiológico;
- transdutor de pressão e amplificador de sinal;
- monitor de pressão invasiva.

Como funciona: as pulsações arteriais são transmitidas ao longo da tubulação para o transdutor de pressão, que as converte em alterações de voltagem. Tais sinais elétricos são amplificados e exibidos em monitor.

O líquido pressurizado a 300 mmHg oferece fluxo contínuo de 4 mL/h para evitar refluxo de sangue arterial e prevenir a formação de trombos, cujo efeito obstrutivo altera a onda de pressão, por isto não se recomenda o uso de heparina[6].

Procedimento

- Após examinar o paciente e avaliar contraindicações, escolher o melhor sítio de punção;
- se possível, explicar o procedimento ao paciente e obter seu consentimento;
- montar e verificar a integridade do sistema transdutor;
- separar os seguintes materiais com luvas não estéreis:
    - campos cirúrgicos estéreis;
    - avental estéril com gorro e máscara;
    - luvas estéreis;
    - gazes;
    - suporte para o punho (compressas);
    - solução antisséptica (clorexidina);
    - cânula arterial;
    - lidocaína 1%;
    - agulha para aplicação da lidocaína;
    - seringa 5 mL;
    - soro fisiológico;
    - sutura;
    - sistema de monitorização invasiva;
    - caixa para descarte de materiais perfurocortantes.
- descartar as luvas, lavar as mãos novamente e vestir novas luvas não estéreis;
- posicionar a mão do paciente em dorsiflexão e colocar compressas dobradas abaixo do punho;
- realizar assepsia do punho com clorexidina ou iodopovidina degermante;
- lavar novamente as mãos de forma estéril e colocar as vestimentas estéreis (incluindo capote e luvas estéreis);
- realizar a antissepsia com clorexidina ou iodopovidina alcoólica;
- colocar o campo estéril.

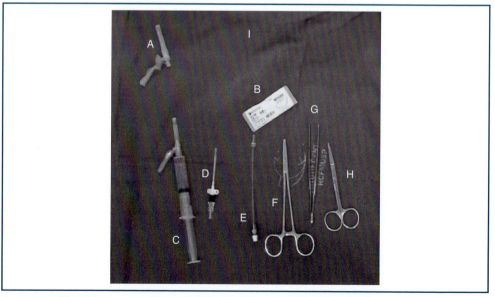

Figura 12.9 Material para procedimento de PAI. (A) agulha para aplicação de anestésico, (B) fio para sutura, (C) seringa de 5 mL, (D) cânula arterial, (E) tubo preenchido com soro fisiológico, (F) porta-agulha, (G) pinça, (H) tesoura, (I) campo cirúrgico estéril.

A paramentação completa não é consenso em literatura, porém recomendamos aqui por risco de infecção aumentada em alguns hospitais.

Os procedimentos baseiam-se na punção da artéria radial. São descritas três principais técnicas: técnica clássica, técnica transfixação, técnica Seldinger.

Técnica clássica

- Palpar a artéria radial: 1-2 cm do punho, entre a cabeça do rádio e o tendão do flexor radial do carpo;
- infiltrar anestésico local no subcutâneo (0,5-1,0 mL de lidocaína 1%), se paciente consciente;
- enquanto se palpa a artéria radial com a mão não dominante, segurar a cânula arterial como um lápis, com o bisel para cima. Puncionar a pele em ângulo de 30-40°;
- avançar a agulha até visualizar um refluxo de sangue na agulha;
- avançar somente a cânula.

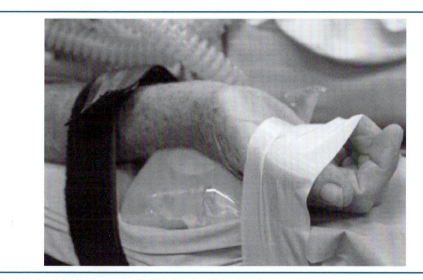

Figura 12.10 Atingida a artéria, retirar a agulha sem mover a cânula.

Técnica de transfixação

- Palpar a artéria radial: 1-2 cm do punho, entre a cabeça do rádio e o tendão do flexor radial do carpo;
- infiltrar anestésico local no subcutâneo (0,5-1,0 mL de lidocaína 1%), se paciente consciente;
- enquanto se palpa a artéria radial com a mão não dominante, segurar a cânula arterial como um lápis, com o bisel para cima. Puncionar a pele em ângulo de 30-40°;
- avançar a agulha até visualizar um refluxo de sangue na agulha;
- avançar a agulha mais alguns milímetros, para transfixar a artéria;
- sem mover a cânula, retirar a agulha até que sua ponta esteja visível na altura da pele;
- horizontalizar a cânula à angulação de 10-20° da pele e retirá-la lentamente. Assim que a ponta da cânula atingir o lúmen da artéria, novo fluxo de sangue será visível;
- avançar a cânula no lúmen da artéria;
- retirar a agulha.

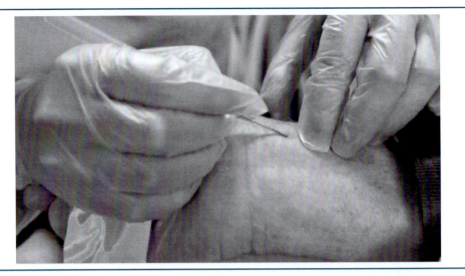

Figura 12.11   Passagem da cânula. Enquanto se palpa a artéria radial com a mão não dominante, segurar a cânula arterial como um lápis, com o bisel para cima, em angulação de 30-40°.

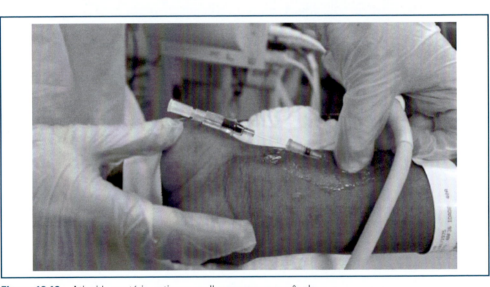

Figura 12.12   Atingida a artéria, retirar a agulha sem mover a cânula.

Técnica de Seldinger (geralmente utilizada para PAI femoral)

- Enquanto se palpa a artéria radial com a mão não dominante, segurar a cânula arterial como um lápis, com o bisel para cima. Puncionar a pele em ângulo de 30-40°;
- avançar a agulha até visualizar um refluxo de sangue na agulha;
- passar o fio guia lentamente através da agulha;
- remover a agulha completamente, mantendo o fio guia;
- passar a cânula sobre o fio guia, segurando o fio guia ao nível da pele e avançando a cânula; movimentos rotacionais da cânula facilitam sua entrada;
- remover o fio guia.

Próximos passos, comum a todas as técnicas

- Conectar a cânula ao tubo preenchido por soro fisiológico pressurizado;
- fixar a cânula, com suturas se necessário (pontos simples);
- ajustar o sistema transdutor:
  - verificar novamente a integridade do mesmo, checando bolha de ar;
  - posicionar o transdutor na altura adequada ao paciente;
  - abrir a torneira para o ar atmosférico;
  - zerar o sistema;
  - observar a onda de pressão no monitor.
- realizar curativo oclusivo;
- verificar frequentemente a perfusão da mão e retirar a cânula a qualquer sinal de comprometimento vascular.

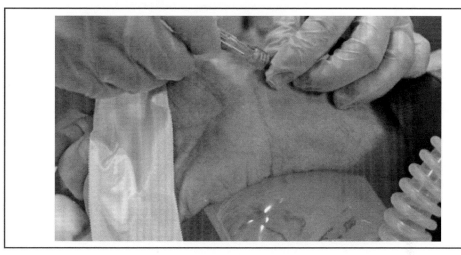

Figura 12.13 Conectar a cânula ao tubo preenchido por soro fisiológico pressurizado.

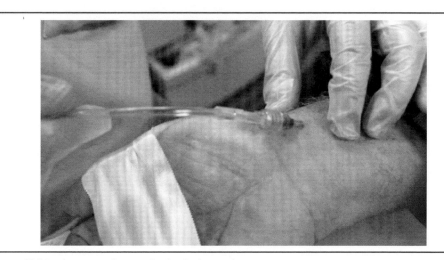

Figura 12.14 Aspecto após conexão da cânula ao tubo.

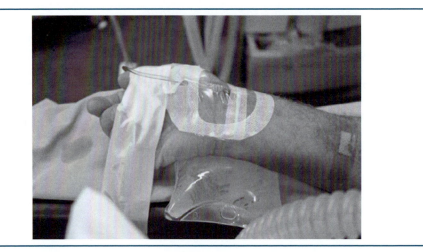

Figura 12.15   Realizar curativo oclusivo.

Preparo

Posicionamento do transdutor

O transdutor deve estar ao nível do eixo flebostático (4º espaço intercostal, no ponto médio do diâmetro anteroposterior do tórax) para anular os efeitos da pressão hidrostática, independente da posição do paciente, se sentado ou deitado.

O nivelamento deve ser feito alinhando-se uma régua de nivelamento a bolha ou a laser.

O alinhamento incorreto do transdutor gera erros nas leituras de pressão. A cada 2,5 cm de desvio vertical estima-se um erro de 2 mmHg. Exemplos:

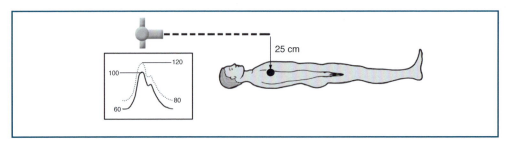

Figura 12.16   Transdutor 25 cm acima do eixo flebostático gera uma pressão erroneamente 20 mmHg mais baixa.

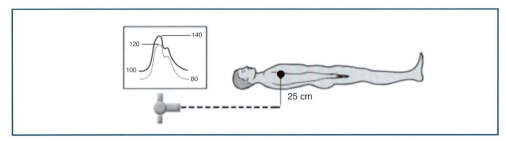

Figura 12.17   Transdutor 25 cm abaixo do eixo flebostático gera uma pressão erroneamente 20 mmHg mais alta. É necessário nivelar novamente o transdutor sempre que a altura ou a posição do paciente for alterada.

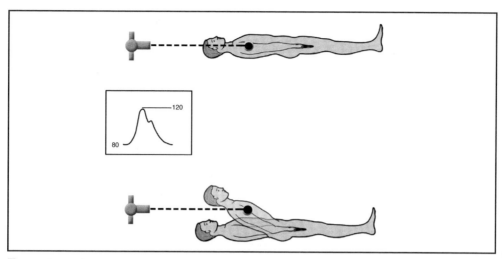

Figura 12.18 Além disso, é necessário zerar o sistema de medição. Para isso, abre-se o sistema de pressão para a pressão ambiente e fecha-se para o paciente. Deve-se zerar a medida no monitor do paciente, retornando a abrir o sistema ao paciente.

Teste da onda quadrada (fast flush test)

A precisão do sistema é sujeita a duas propriedades do acoplamento líquido:
- amortecimento (tendência do soro fisiológico a cessar o movimento);
- frequência natural (pressão arterial contém frequências de 1-30Hz).

Um sistema subamortecido pode superestimar a pressão sistólica e amplificar artefatos, assim como a ressonância na amplitude das ondas pode subestimar essa pressão. Outro problema é a presença de ar no fluido, que leva a redução na frequência natural do sistema. Para minimizar tais intercorrências deve-se fazer checagens periódicas e calibrações dinâmicas dos equipamentos.

O teste da onda quadrada estima o amortecimento e a frequência natural do sistema transdutor ao examinar as oscilações após um fluxo rápido:
- ativar a lingueta de encaixe ou de puxar no dispositivo de lavagem;
- observar a onda quadrada no monitor;
- contar as oscilações após a onda quadrada;
- observar a distância entre as oscilações.

A. Amortecimento ideal: 1,5 a 2 oscilações antes de retornar ao traçado normal.

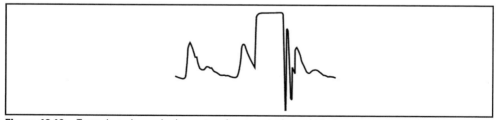

Figura 12.19 Teste da onda quadrada mostrando o amortecimento ideal.

B. Subamortecido: mais do que 2 oscilações antes de retornar ao traçado normal.
   a) Pressão sistólica sobrestimada;

b) Pressão diastólica pode ser subestimada;
c) Pressão sistólica sobrestimada;
d) Pressão diastólica pode ser subestimada;

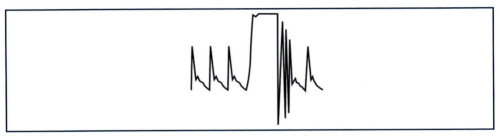

Figura 12.20 Teste da onda quadrada mostrando um subamortecimento.

C. Sobreamortecido: menos que 1,5 oscilações antes de retornar ao traçado normal.
  a) Pressão sistólica subestimada;
  b) Pressão diastólica pode não ser alterada.

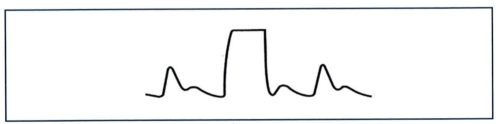

Figura 12.21 Teste da onda quadrada mostrando um sobreamortecimento.

Curva de pressão

Informações obtidas por meio da análise da onda de pressão:
1. pressão sistólica e diastólica;
2. ressão arterial média;
3. contratilidade miocárdica;
4. débito cardíaco;
5. vasoconstrição;
6. hipovolemia.

As informações 3, 4, 5,6 são medidas obtidas de forma indireta e estimadas. Podendo sofrer bastante alterações e não serem confiáveis no caso de arritmias. O ideal neste caso é a passagem de um cateter de artéria pulmonar.

Componentes da pressão arterial

1. Pressão sistólica de pico: abertura da válvula aórtica. Indica a pressão sistólica máxima do VE;
2. nó dicrótico: fechamento da válvula aórtica. Indica fim da sístole a início da diástole;
3. pressão diastólica: indica a quantidade de vasoconstrição no sistema arterial;
4. nó anacrótico: contração isovolumétrica;
5. pressão arterial: diferença entre pressão sistólica e diastólica;
6. pressão arterial média: pressão média no sistema arterial durante um ciclo cardíaco.

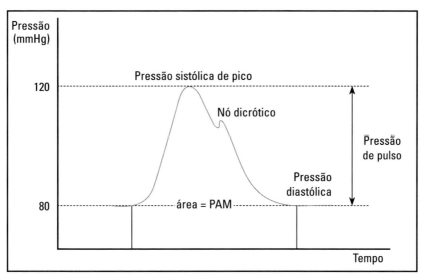

Figura 12.22 Componentes da pressão arterial.

Análise da curva de pressão

A análise da onda de pressão oferece as seguintes informações:
1. pressão arterial sistólica (PS) e diastólica (PD);
   a) exemplos de PS elevada:
      I. hipertensão arterial sistêmica;
      II. arteriosclerose;
      III. insuficiência aórtica.
   b) exemplos de PS diminuída:
      I. estenose aórtica;
      II. insuficiência cardíaca;
      III. hipovolemia.
2. pressão arterial média: área abaixo da onda, calculada por uma Integral matemática da curva. Pode ser estimada pelo cálculo aritmético:

$$PAM = \frac{(PS + 2PD)}{3}$$

3. pressão arterial alargada pode significar:
   a) hipertensão arterial sistêmica;
   b) insuficiência aórtica.
4. pressão arterial estreitada pode significar:
   a) tamponamento cardíaco;
   b) insuficiência cardíaca congestiva;
   c) choque cardiogênico;
   d) estenose aórtica.
5. contratilidade miocárdica: angulação da curva ascendente;
6. volume sistólico (VS): área abaixo da onda antes do nó dicrótico;
7. débito cardíaco: com sistemas adequados (exemplo: Vigileo-FloTrac®) é possível fazer análise da curva e estimar o debito cardíaco;
8. hipovolemia: nó dicrótico abaixado;
9. vasoconstrição: angulação da onda após o nó dicrótico.

Variações conforme sítio de punção

Quanto mais longe da Aorta, mais alto o pico sistólico, mais distante o nó dicrótico, mais baixa a pressão diastólica e mais tarde a chegada do pulso.

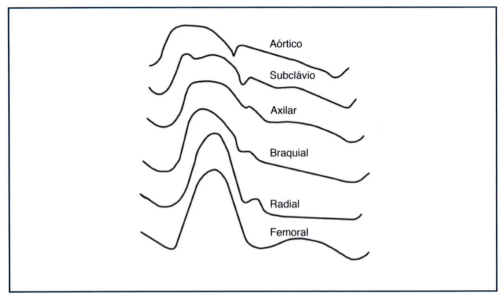

Figura 12.23 Variações da curva de pressão conforme sítio de punção.

Complicações

Em geral, não ocorre complicações graves. São descritas na literatura as seguintes[7-9]:

Artéria radial

- Oclusão temporária da artéria (19,7%): desde horas após a punção, até uma semana após a retirada da cânula. Sintomas podem persistir por dias;
- hematoma 14,4%;
- infecção local 0,72%;
- sangramento 0,53%;
- sepse 0,13%;
- lesão isquêmica permanente 0,09%;
- pseudoaneurisma 0,09%;
- abscesso;
- celulite;
- paralisia do nervo mediano;
- tromboarterite supurativa;
- embolismo;
- síndrome compartimental;
- síndrome do túnel do carpo.

Artéria femoral

- Hematoma 6,1%;

- oclusão temporária 1,45%;
- sangramento 1,58%;
- infecção local 0,78%;
- sepse 0,44%;
- pseudoaneurisma 0,3%;
- complicação isquêmica com necessidade de amputação 0,18%.

Fatores de risco para complicações

Relacionados ao paciente

- Ausência de circulação colateral da mão;
- outras limitações anatômicas: menor diâmetro da artéria radial, ausência de artéria ulnar;
- aterosclerose (por exemplo, paciente idoso, diabético, tabagista com doença arterial periférica);
- outras comorbidades: esclerodermia, síndrome de Raynaud.

Relacionados ao cateter e à técnica

- Inexperiência do profissional;
- hematoma no sítio de punção;
- vasoespasmo da artéria radial decorrente da manipulação do cateter.

Relacionados à cirurgia e ao atendimento hospitalar

- Necessidade de canulação arterial prolongada;
- alto risco de falência circulatória grave;
- alto risco de hipotensão perioperatória;
- necessidade de terapia vasopressora em altas doses;
- alto risco de trombose e/ou formação de êmbolos digitais (por exemplo, pacientes com contraindicação à solução de heparina, paciente em estado pré-operatório de hipercoagulabilidade).

De evidência limitada

- Sexo feminino;
- diâmetro da artéria;
- diâmetro do cateter (> 20 guage);
- material do cateter (polipropileno em relação ao teflon);
- número de tentativas de punção;
- infiltração de anestésico local ao redor da artéria radial (poderia provocar vaso-espasmo);
- duração da canulação;
- solução heparinizada ou não heparinizada: seja de 1, 2, 4 ou 5U/mL de concentração.

Fatores não relacionados a complicações

- Métodos de punção (transfixação ou punção direta);
- recanulação de um sitio previamente canulizado;
- mudança de direção da cânula.

Tratamento das complicações

1. O reconhecimento imediato é essencial para se evitar complicações permanentes. Em seguida deve-se recorrer à avaliação de um cirurgião vascular. São sinais agudos de isquemia:
   - ausência de pulso;
   - alteração na onda de pressão;
   - pele de cor pálida ou com manchas;
   - diminuição da perfusão capilar;
   - mão/dedos frios e dolorosos, com dificuldade motora.

   São sinais tardios de isquemia:
   - formação de bolhas;
   - ulceração.
2. excluída causa medicamentosa ou devido à angiografia, o cateter arterial deve ser removido pois pode estar obstruindo o fluxo sanguíneo;
3. exames complementares: ultrassonografia doppler, angiografia ou ressonância magnética permitem melhor compreensão da artéria afetada;
4. trombo: aspiração do trombo pela ponta do cateter pode restabelecer a pulsação arterial em 60% dos casos de suspeita de trombose;
5. isquemia: verapamil, prilocaína e fentolamina intrarterial são usadas para reverter os sintomas de isquemia. Alternativas: dextran de baixo peso molecular, doses baixas de heparina e uroquinase intraarterial;
6. vaso-espasmo: usar compressas quentes – atenção: no caso da artéria radial, poderá agravar a isquemia. Alternativas: bloqueio de nervo simpático ou cervicodorsal. Prevenção: administração intrarterial de vasodilatadores (nitratos, bloqueador de canal de cálcio, lidocaína e molsidomina). Após tentativa falha de punção arterial radial, pode-se utilizar nitroglicerina combinada ou não de lidocaína 2% no subcutâneo para reverter o vasoespasmo;
7. situações tardias/graves: tratamento medicamentoso ou revascularização cirúrgica.

Algoritmo da Pressão Arterial Invasiva

Checar indicação de procedimento
- Monitorização hemodinâmica em centro cirúrgico e unidades de terapia invasiva para:
  - pacientes críticos;
  - pacientes hemodinamicamente instáveis, que necessitam de medicação inotrópica ou vasopressora;
  - pacientes submetidos a grandes cirurgias:
    - » cirurgias intracranianas;
    - » cirurgias cardiovasculares;
    - » cirurgias com perspectivas de grandes perdas sanguíneas;
- amostragem de sangue arterial com necessidade de repetidas coletas;
- incapacidade de medida indireta da PA.

Checar contraindicações
- Circulação inadequada à extremidade: fenômeno de Raynaud, tromboangeíte obliterante (doença de Buerger), circulação colateral ineficiente, aterosclerose;
- locais de infecção ativa ou isquemia;
- lesão traumática proximal ao sítio de punção;
- queimadura de 3º grau;
- coagulopatia não controlada;
- anticoagulação sistêmica.

continua

continuação

Checar materiais necessários:
- Campos cirúrgicos estéreis;
- avental estéril com gorro e máscara (opcional, mas sugerimos seu uso);
- luvas estéreis;
- gazes;
- suporte para o punho (compressas);
- solução antisséptica (clorexidina);
- cânula arterial;
- lidocaína 1%;
- agulha para aplicação da lidocaína;
- seringa 5 mL;
- soro fisiológico;
- sutura;
- sistema de monitorização invasiva;
- caixa para descarte de materiais perfurocortantes.

Explicar o procedimento e obter o consentimento de paciente/familiares

Tornar ambiente/transportar paciente a local adequado para procedimento

Posicionamento
- Transdutor ao nível do eixo flebostático (4º espaço intercostal, no ponto médio do diâmetro anteroposterior do tórax);
- posicionar a mão do paciente em dorsiflexão: colocar compressas dobradas abaixo do punho.

Técnica asséptica
- Assepsia do punho com clorexidina.

Teste de material
- Teste da onda quadrada (*fast flush test*):
  - ativar a lingueta de encaixe ou de puxar no dispositivo de lavagem;
  - observar a onda quadrada no monitor;
  - contar as oscilações após a onda quadrada;
  - observar a distância entre as oscilações.
- amortecimento ideal: 1,5 a 2 oscilações antes de retornar ao traçado normal.

Identificação de parâmetros anatômicos
- Palpar a artéria radial: 1-2cm do punho, entre a cabeça do rádio e o tendão do flexor radial do carpo. Para facilitar a palpação da artéria colocando-se um anteparo atrás do punho para hiprestender o punho.

Anestesia
- Infiltrar anestésico local no subcutâneo (0,5-1,0 mL de lidocaína 1%) se paciente consciente.

Técnica
- Enquanto se palpa a artéria radial com a mão não dominante, segurar a cânula arterial como um lápis, com o bisel para cima. Puncionar a pele em ângulo de 30-40º;
- avançar a agulha até visualizar um refluxo de sangue na agulha.

A) Clássica:
  - avançar somente a cânula.

B) Transfixação:
  - avançar a agulha mais alguns milímetros, para transfixar a artéria;
  - sem mover a cânula, retirar a agulha até que sua ponta esteja visível na altura da pele;
  - horizontalizar a cânula à angulação de 10-20º da pele e retirá-la lentamente. Assim que a ponta da cânula atingir o lúmen da artéria, novo fluxo de sangue será visível;
  - avançar a cânula no lúmen da artéria;
  - retirar a agulha.

continua

198 ■ MANUAL BÁSICO DE PROCEDIMENTOS MÉDICOS HOSPITALARES

continuação

C) Seldinger
- passar o fio guia lentamente através da agulha;
- remover a agulha completamente, mantendo o fio guia;
- passar a cânula sobre o fio guia, segurando o fio guia ao nível da pele e avançando a cânula; movimentos rotacionais da cânula facilitam sua entrada;
- remover o fio guia.

Certificação de correta execução de procedimento
- Conectar a cânula ao tubo preenchido por soro fisiológico pressurizado;
- comprimir a artéria 5-10 cm distal a punção, para evitar sangramento excessivo pelo cateter.

Fixação
- Suturas se necessário (pontos simples).

Certificação de posicionamento
- Ajustar o sistema transdutor:
- verificar novamente a integridade do mesmo, checando bolha de ar;
- posicionar o transdutor na altura adequada ao paciente;
- abrir a torneira para o ar atmosférico;
- zerar o sistema;
- observar a onda de pressão no monitor.

Reavaliação de paciente/diagnóstico de complicações de procedimento
- Verificar, frequentemente, a perfusão da mão e retirar a cânula a qualquer sinal de comprometimento vascular.

BIBLIOGRAFIA

1. Cunha AC, Caetano DB, Carlos RV. Vias aéreas. In: JO Auler Jr, Carmona MJ, Torres ML, et al. Anestesiologia básica. Barueri: Manole; 2010.
2. Tiru B, Bloomstone JA, McGee WT. Radial artery cannulation: a review article. J Anesth Clin Res. 2012;3(5):1-6. (Accessed on August 19, 2016.) Available from: http://www.omicsonline. org/radial-artery-cannulation-a-review-article-2155-6148.1000209.pdf.
3. Roberts JR. Roberts and Hedges' Clinical Procedures in Emergency Medicine. 6th ed. Amsterdam: Elsevier; 2014. Cap. 20.
4. Moore KL. Anatomia orientada para a clínica. Rio de Janeiro: Guanabara Koogan; 2007.
5. Netter FH. Atlas de anatomia humana. 5. ed. Philadelphia: Elsevier Health Sciences; 2011. p. 453-61.
6. Tegtmeyer K, Brady G, Lai S, Hodo R, Braner D. Videos in Clinical Medicine. Placement of an arterial line. N Engl J Med. 2006 Apr 13;354(15):e13.
7. Fawcett JA, Brown DK, Leeper B, Pinto AL. Guia rápido para tratamento cardiopulmonar. McGee WT, Headley JM, Frazier JA (Redatores). 2. ed. Edwards Critical Care Education. California: Edwards Lifesciences; 2009. p. 26-39.
8. Nutbeam T, Daniels R. ABC of practical procedures. UK: BMJ Books; 2010. cap. 20.
9. Scalabrini A Neto, Dias RD, Velasco IT. Procedimentos em emergências. Barueri: Manole; 2012. p. 105-9.

SUTURAS DE PELE

13

ARIADNE JUNA FERNANDES DO PRADO
LEANDRO RYUCHI IUAMOTO
FELIPE SEIJI SHIDA
LINCOLN SAITO MILLAN

Introdução

Trata-se de um procedimento fundamental em todas as cirurgias e em diversos procedimentos hospitalares. Sua função é manter a posição das bordas da lesão até que ocorra a cicatrização do ferimento, permitindo assim a hemostasia e a diminuição do risco de infecções. É também importante quando se deseja um resultado mais estético, uma vez que, a cicatrização por primeira intenção tem melhores resultados do que a por segunda intenção.

Indicações

Está indicada a sutura da pele na presença de um ferimento (cirúrgico ou não) que resulta em solução de continuidade, ou seja, existe um afastamento das bordas da pele.

Contraindicações

Ferimentos resultantes de trauma, normalmente, não devem ser suturados após 6 horas de sua ocorrência, com exceção da face. O risco de infecção é maior devido à contaminação local, e manter a ferida aberta para cicatrização por segunda intenção permite a lavagem e o desbridamento da lesão, no entanto, cada caso deve ser avaliado individualmente. Por exemplo, ferimentos na face, por sua melhor vascularização, podem ser suturados com segurança mesmo após 12 horas. Ferimentos com alto grau de contaminação, como mordidas de animais, podem não ser suturados. Ferimentos infectados, como a ferida após drenagem de abscessos, não devem ser suturados.

Anatomia

A pele representa aproximadamente 15% do peso corpóreo. É dividida em duas camadas (Figura 13.1): epiderme (epitélio estratificado) e derme (estroma fibroelástico em que se localizam as estruturas vasculares, nervosas, glândulas e folículos pilosos). Abaixo da pele, temos a hipoderme (tecido adiposo). As principais funções da pele são proteção (física e imunológica), termorregulação, percepção e secreção. O fechamento da ferida por primeira intenção tem boa evolução estética, pois envolve a aproximação das bordas com consequente produção de colágeno pelos fibroblastos e formação de uma cicatriz resistente.

Quando não há coaptação das bordas, chamado fechamento por segunda intenção, a reepitelização é realizada pelos queratinócitos localizados nas bordas da ferida e nos epitélios que revestem os anexos cutâneos (folículos, glândulas). Isso faz aumentar o tempo de cicatrização e gera um abundante tecido de granulação fibroso com consequente contração da ferida e pior resultado estético. Portanto, podemos dizer que interferimos nas etapas de cicatrização tissular ao realizar uma sutura e para que haja bom resultado é de extrema importância conhecer tanto a anatomia quando a fisiopatologia da pele[4].

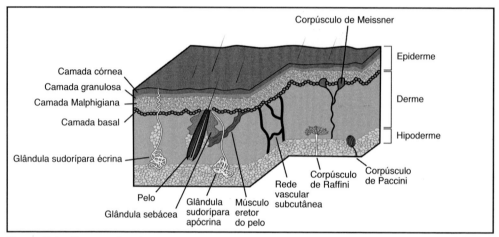

Figura 13.1 Estrutura da pele.

Histologia da pele

Epiderme	• Epitélio estratificado
	• 0,04 mm até 1,6 mm
	• Camadas
	  – germinativa ou basal (células basais + melanócitos)
	  – malpighiana (células escamosas ou espinhosas)
	  – granulosa (células granulosas)
	  – lúcida
	  – córnea (células epidérmicas anucleadas)

Derme	• Denso estroma fibroelástico no qual situam-se estruturas vasculares, nervosas, glândulas sebáceas e sudoríparas e folículos pilosos
	• 1 mm até 4 mm
	• Camadas:
	  – derme papilar
	  – derme reticular

Hipoderme	• Tecido celular subcutâneo

Materiais

- Paramentação: avental estéril, máscara, gorro, luvas estéreis, óculos de proteção;
- técnica asséptica: solução degermante, solução alcoólica (clorexidina ou polvidine), soro fisiológico 9% para lavagem abundante da lesão, pacotes de gazes e campo estéril, Figura 13.2;

- anestesia local: seringa (10 mL), agulha para aspiração (40/7) e agulha (25G) para anestesia, anestésico local (lidocaína, 1% ou 2%, bupivacaína etc.);
- material de sutura, Figura 13.3,: bisturi, porta-agulhas, pinça dente de rato, tesoura, fio de sutura;
- curativo: gazes e material adesivo (micropore ou semelhantes).

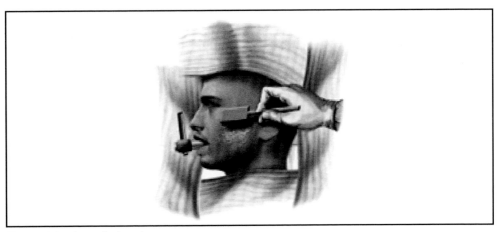

Figura 13.2 Assepsia da pele.

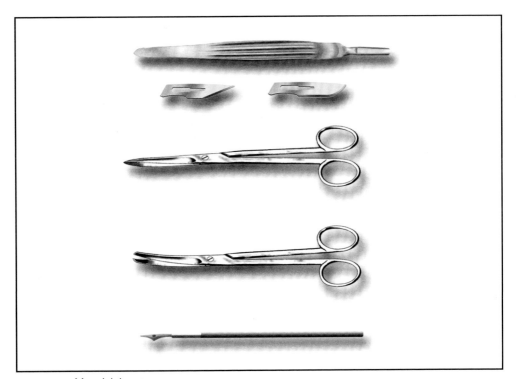

Figura 13.3 Material de sutura.

Tipos de fios

Procedimentos	Tipos de fios recomendados
Suturas subdérmicas	Fios absorvíveis monofilamentares e finos
Suturas intradérmicas removíveis	Fios inabsorvíveis sintéticos monofilamentares
Suturas cutâneas	Fios sintéticos monofilamentares inabsorvíveis

Tipos de estruturas a serem suturadas	Diâmetro do fio
Face	5-0 ou 6-0 (ponto simples) 4-0 (intradérmica ou contínua em U)
Pálpebras	6-0
Fáscias musculares	2-0
Tronco e extremidades	4-0 ou 3-0
Mãos	4-0 ou 5-0
Couro cabeludo	3-0 ou 4-0

Tipos de agulhas

Estruturas a serem suturadas	Tipos de agulha
Mucosas	Agulhas cilíndricas
Pele	Agulhas cortantes, bordas de corte centrífugas

Procedimentos

Cuidados com feridas

Alguns cuidados básicos devem ser tomados com as feridas de pele. É preferível realizar a limpeza da ferida de pele, antes da sutura, com solução cristaloide, como soro fisiológico. Devem-se evitar soluções ácidas ou básicas que potencialmente são mais danosas à pele que benéficas, como água boricada ou clorex alcoólico. Também antes da sutura, é melhor debridar tecidos inviáveis de aspecto necrótico ou isquêmico.

A ferida de pele, após suturada, idealmente deve ser protegida por curativo adequado e permanecer seca. Se a ferida ocorrer em áreas de contato contínuo com secreções, como feridas de pele próximas a fístulas, é preferível realizar curativo com material impermeável. Curativos com gazes devem ser trocados todos os dias ou várias vezes ao dia se ferida muito exsudativa. Um curativo seco tem maior poder de absorção de exsudatos por capilaridade mantendo um ambiente menos propício à proliferação bacteriana.

Suturas de ferimentos na urgência

Os ferimentos na urgência são, geralmente, de causas traumáticas, e não planejados. Podem ser por agentes cortantes (lesões incisas), contundentes ou mistos. As lesões incisas (Figura 13.4) são retilíneas sendo mais fácil coaptar suas bordas.

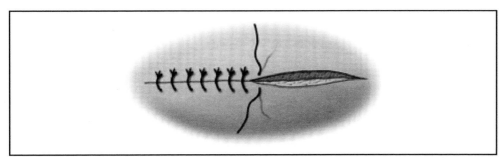

Figura 13.4 Exemplo de lesão incisa.

As lesões lacerocontundentes (solução de continuidade decorrente da ação de agente contundente sobre uma superfície óssea) possuem formatos heterogêneos e podem apresentar bordas de diferentes espessuras (Figura 13.5).

Nestes casos, procura-se aproximar as bordas de maneira que suas espessuras sejam semelhantes, mesmo que se tenha que introduzir a agulha na pele e sair em diferentes espessuras dos tecidos.

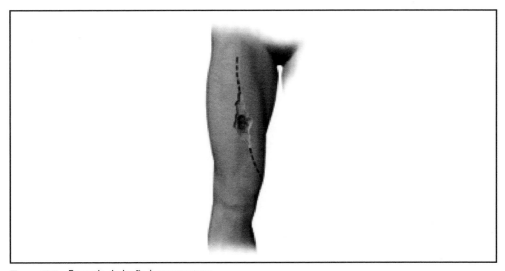

Figura 13.5 Exemplo de lesão lacerocontusa.

Preparo

1. Explicar o procedimento para o paciente, sempre que possível;
2. lembrar-se de avisar o paciente no momento da introdução da agulha na pele evitando sustos e movimentação indesejada;
3. verificar a vacinação antitetânica do paciente e indicar a profilaxia necessária;
4. verificar se todo o material está pronto;
5. levar o paciente, se possível, a uma sala adequada que propicie privacidade e conforto para ele e para o profissional. A sala deve inclusive ser adequada quanto à ergonomia e à iluminação.

Anestesia local

1. Limpar com álcool uma pequena porção de pele sã adjacente ao ferimento;
2. introduzir a agulha até atravessar a derme;
3. injetar aproximadamente 0,5 mL de anestésico ou o suficiente para que se forme um botão anestésico e, de preferência, aguardar 30 segundos para que haja efeito, Figura 13.6;
4. avisar o paciente que ele sentirá uma leve queimação devido à infiltração do anestésico;
5. progredir lentamente com a agulha, infiltrando o anestésico em toda a borda da ferida.

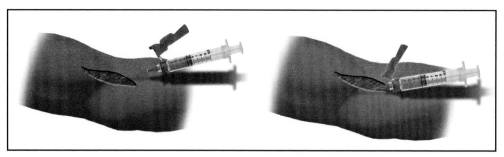

Figura 13.6   Introdução do anestésico.

Limpeza do ferimento

1. Explorar criteriosamente todos os planos do ferimento à procura de corpos estranhos;
2. lavagem com soro fisiológico, preferencialmente em jato, para uma remoção de qualquer tipo de partícula estranha. Idealmente, deve-se usar pelo menos 1 litro de soro. A depender de um maior grau de contaminação da ferida, usa-se volume maior para limpeza;
3. limpeza da área adjacente à ferida com alguma solução antisséptica. Sugerimos utilizar solução degermante e fazer a limpeza com gaze ou esponja. Proteger a ferida com gaze estéril ao limpar esta região;
4. colocação de campos estéreis.

Sutura da pele

1. A agulha deve ser introduzida na perpendicular a cerca de 0,5 cm da margem da ferida, englobando a pele em sua espessura total;
2. na outra borda, englobar a mesma quantidade de pele, de maneira simétrica;
3. realizar o nó, Figura 13.7, e apertar até a posição das bordas sem muita tensão, apenas o suficiente para coaptar as bordas da lesão. Localizar o nó lateralmente à incisão, Figura 13.8;
- a distância entre os pontos deve ser sempre a mesma distância para não gerar tensão, Figura 13.9. Normalmente essa distância é de 1cm, mas em locais como face, esta distância pode ser menor a fim de obter melhor aspecto estético.

Curativo

Pode-se realizar leve compressão do curativo visando proteger a ferida suturada.

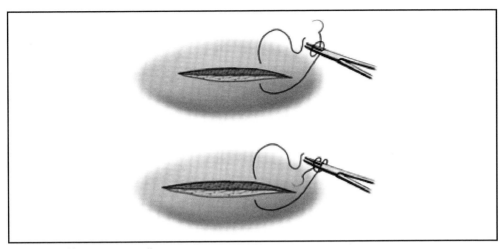

Figura 13.7 Nó com porta agulhas.

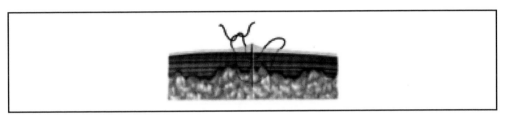

Figura 13.8 Nó lateral à incisão.

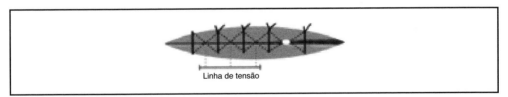

Figura 13.9 Distância simétrica entre os pontos.

Suturas de pele eletivas

Preparo

Normalmente já está feito, pois alguma cirurgia já foi quase completamente realizada e o que resta é a sutura de pele. Mas deve-se lavar o subcutâneo para tirar qualquer tipo de resto (por exemplo, pedaços de fios, gazes etc.).

Sutura do plano subcutâneo

Pontos separados aproximando a fáscia *superficialis*. Lembrar-se de sempre cortar o fio próximo ao nó, Figura 13.10.

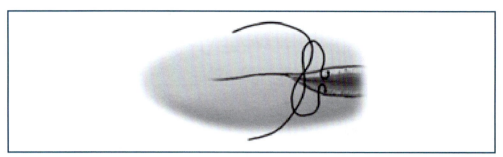

Figura 13.10   Sutura do plano subcutâneo.

Sutura do plano subdérmico

Pontos separados aproximando a derme profunda. Lembrar-se de sempre cortar o fio próximo ao nó, Figura 13.11.

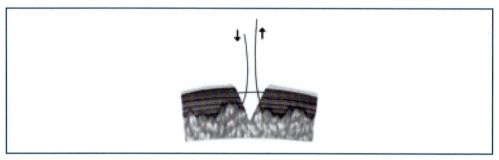

Figura 13.11   Sutura intradérmica.

Sutura da pele

Neste caso, podem ser utilizadas diversas técnicas para a aproximação da pele. A seguir, um passo a passo esquemático, Figuras 13.12 a 13.19.

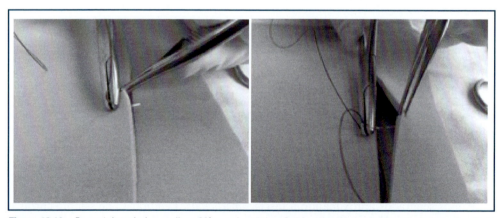

Figura 13.12   Passo 1: introduzir a agulha a 90° na pele até transfixá-la e depois seguir a curvatura da agulha. Após introduzir metade da agulha, reposicionar o porta agulhas de modo a puxar a parte da agulha que já transfixou a pele.

Suturas de Pele ■ 207

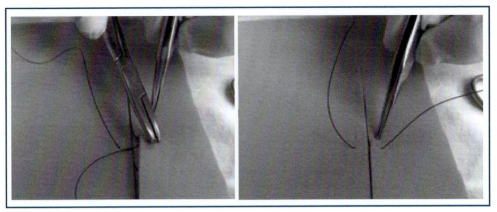

Figura 13.13 Passo 2: introduzir a agulha na segunda borda de pele, mantendo a mesma distância e direção da primeira incisão, de forma a coaptar as bordas simetricamente.

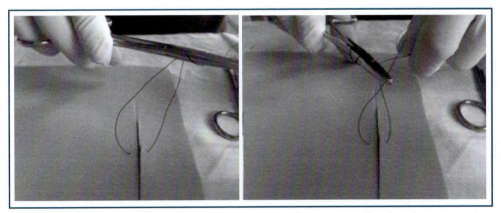

Figura 13.14 Passo 3: envolver o porta-agulhas com o fio girando duas vezes o fio sobre o instrumento (duas voltas).

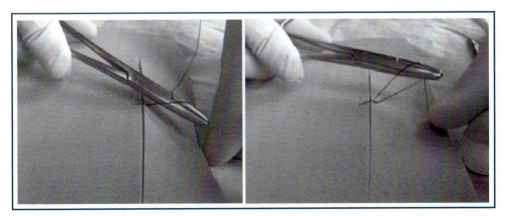

Figura 13.15 Passo 4: utilizando o porta-agulhas, puxar a outra ponta do fio para aproximar as bordas, mantendo a tensão.

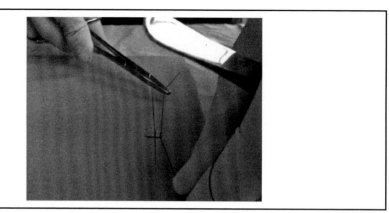

Figura 13.16 Passo 5: é importante não exercer muita tensão neste primeiro nó para melhorar o aspecto da cicatriz.

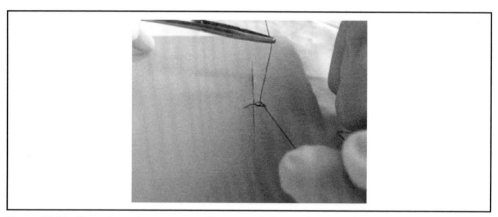

Figura 13.17 Passo 6: envolver o porta-agulhas com o fio (uma volta apenas) e realizar mais um nó.

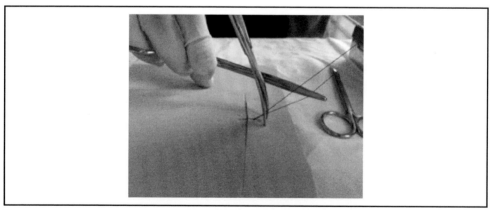

Figura 13.18 Passo 7: após realizar os nós, devem-se posicionar as duas pontas do fio e pedir ao auxiliar para cortar o fio, utilizando uma tesoura apropriada (tesoura de Mayo).

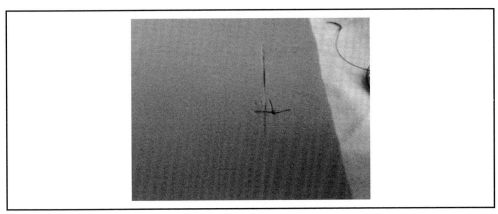

Figura 13.19 Passo 8: deve-se deixar cerca de 1 cm de fio sobrando em cada nó, ao cortar com a tesoura, facilitando o momento de "retirar os pontos". Por fim, realizar um curativo adequado.

Suturas com pontos separados
- Ponto simples

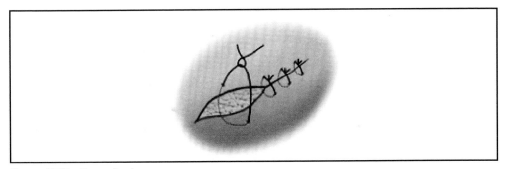

Figura 13.20 Ponto simples.

- Ponto de Donatti

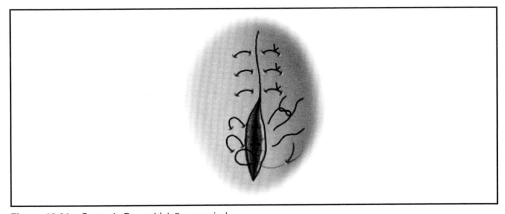

Figura 13.21 Ponto de Donatti (visão superior).

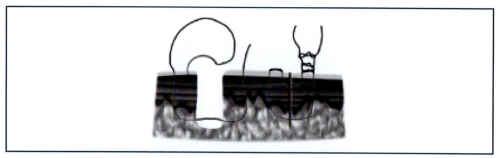

Figura 13.22 Ponto de Donatti (visão lateral).

- Ponto em "U"

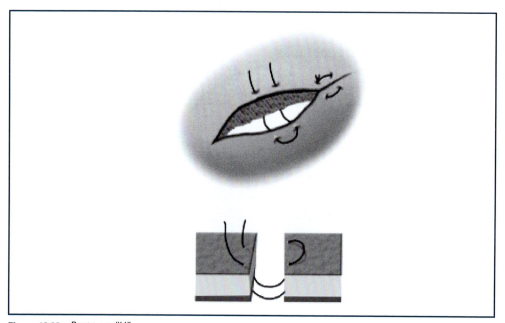

Figura 13.23 Ponto em "U".

Suturas contínuas

As suturas contínuas possuem um nó inicial. A sutura se mantém com o fio intacto, passando pelo ponto de origem atravessando várias vezes os tecidos a serem suturados. Ao final, dá-se um último nó e então, corta-se o fio. A maior desvantagem é que em casos de infecção, quando se mostra necessária a retirada dos pontos, ocorre abertura total da ferida.

- Contínua (chuleio)

Suturas de Pele ■ 211

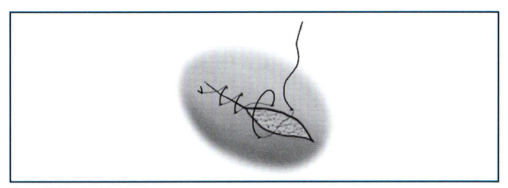

Figura 13.24 Chuleio simples.

- Contínua ancorada (ou chuleio ancorado)

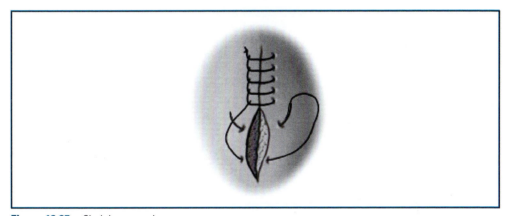

Figura 13.25 Chuleio ancorado.

- "Barra grega" ou sutura de Parker-Kerr

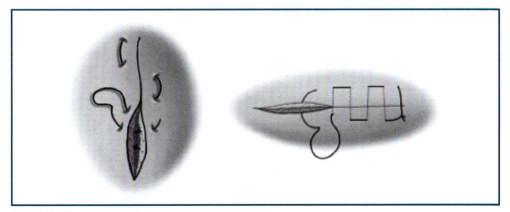

Figura 13.26 Sutura em "barra grega".

- Contínua intradérmica

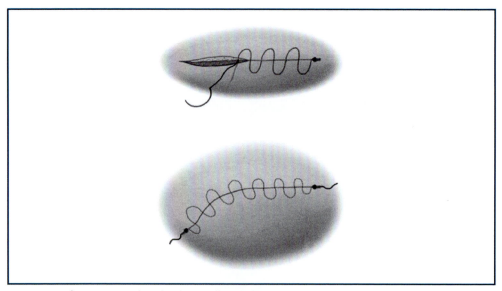

Figura 13.27 Sutura contínua intradérmica – melhor aparência estética, maior tempo para fechamento da incisão.

Nó em suturas contínuas

Deve-se realizar o nó utilizando duas **extremidades**: uma alça formada pelo fio no final da sutura e a outra extremidade livre, Figura 13.28.

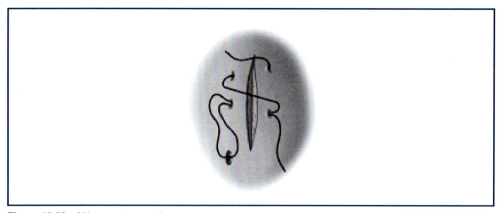

Figura 13.28 Nó em sutura contínua.

Classificação da aparência das bordas após as suturas

- Bordas apostas: as bordas são suturadas, mantendo contato no mesmo plano;
- bordas evertidas: as bordas são suturadas de modo a promover um maior contato entre elas, formando-se uma eversão;

- bordas invertidas: a borda das feridas volta-se para o interior, causando uma invaginação. O aspecto ideal consiste em bordas apostas levemente evertidas.
- bordas sobrepostas: após a sutura, uma borda encontra-se fixa sobre a outra borda. O aspecto ideal consiste em bordas apostas levemente evertidas.

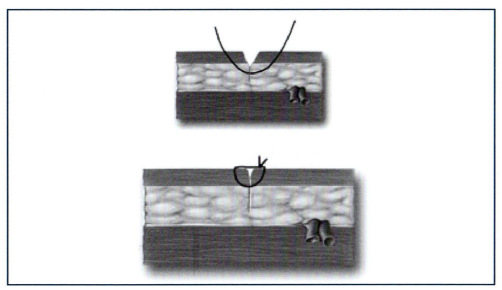

Figura 13.29 Invaginação da borda após realização do nó.

Complicações

A seguir, os casos de complicações:
- hematomas e seromas – devem ser drenados pela abertura parcial da ferida operatória;
- infecções – devem ser tratadas com abertura total da ferida operatória e lavagem com soro fisiológico. Sempre considerar antibioticoterapia.

BIBLIOGRAFIA

1. Cirino LM. Manual de técnica cirúrgica para a graduação. São Paulo: Sarvier; 2006. cap. 12, p. 75.
2. Utiyama EM. Procedimentos de pele e subcutâneo (suturas de pele). In: Procedimentos básicos em cirurgia. Rasslan S, Birolini D, Utiyama EM. Barueri: Manole; 2012. cap. 2, p. 5.
3. Hering FL, Gabor S, Rosenber D. Bases técnicas e teóricas de fios e suturas. São Paulo: Roca; 1993. cap. 16, p. 131.
4. Sampaio SA, Rivitti EA. Dermatologia. 3ª ed. São Paulo: Artes Médicas; 2007.
5. Thorne CH, Bartlett SP, Beasley RW, Aston SJ, Gurtner GC, Spear SL, (eds). Grabb and Smith's Plastic Surgery. 6th ed. Philadelphia: Lippincott Williams & Wilkins; 2006.
6. Universidade Federal de Santa Maria. Cap. VII Suturas. [Accessed 27 jul 2016]. Available from: http://coral.ufsm.br/tielletcab/HVfwork/apoptcv/cap7.htm.
7. Liberato R. Manual de sutura. SlideShare. [Accessed 27 jul 2016]. Available from: http://pt.slideshare.net/rafaliberato/manual-de-sutura.

Índice remissivo

A

Acesso
  subclávio, punção do, 64
  subxifoide, estratigrafia do, 92
Acidose, 127
Agitação psicomotora, 30
Agulha, tipos de, 202
Algorimo
  cateter venoso central femoral, 174
    em veia jugular inerna, 44
  cateter venoso central subclávio, 67
  cricotireoidostomia, 59
  drenagem do tórax, 124
  intubação orotraqueal, 25
  paracentese abdominal, 135
  pericardiocentese de emergência, 95
  sondagem vesical, 152
  toracocentese, 88
Alvéolo, 77
"Amarradura em bailarina", 114
Anafilaxia com edema de glote, 47
Anestesia local, 35, 54
  finalização da, 131
Ângulo de Louis, 106
Aorta, dissecção aguda de, 91
Arco palmar, 180
Artéria
  coronária, laceração de, 94
  dorsal do pé, 183
  epigástrica inferior, 128
  femoral, 182, 183, 194
  mamária externa, 102
  pediosa, 183
  radial, 180, 194
  subclávia, punção da, 67
Assepsia da pele, 201
Avental esterilizado, vestimenta do, 6

B

Balonete, 18
"Barra grega", 211
Bexiga, 142
  urinária, irrigação da, 142
Bloqueio neuromuscular, 19
Botão anestésico, realização do, 131

C

Cabeça
  clavicular, 30
  esternal, 30
Campo(s)
  estéreis, 33
  fenestrado, colocação no local da punção, 131
Canal femoral, 183
Cânula
  conexão ao tubo, 190
  de traqueostomia, introdução da, 56
  passagem da, 188
Cartilagem
  cricoide, 30
  tireoide, 30, 48
Cateter
  colocação do, 163
  cuidados com, 43
  dilatação e passagem do, 66
  fixação
    com borboleta, 39
    equipamentos, 156
    pelo método da bailarina, 40

  lavagem e preenchimento com soro fisiológico, 160
  mau posicionamento do, 67
  obstrução do, 42
  passagem do, 38
  teste do, 39
  venoso central
    algoritmo, 174
    anatomia, 157
    colocação do, 163
    complicações, 173
    curativo estéril em, 41
    descarte, 174
    em veia jugular interna
      algoritmo, 44
      anatomia, 30
      complicações, 42
      contraindicações, 29
      cuidados com o cateter, 43
      indicações, 29
      materiais, 32
      técnica, 32
    equipamentos, 156
    femoral
      contraindicações, 155
      indicações, 155
    preparação, 159
    situações adversas, 173
    subclávio
      algoritmo, 67
      anatomia, 62
      complicações, 67
      contraindicações, 62
      cuidados finais, 65
      indicações, 61
      materiais necessários para instalação do, 62
      técnica, 63
Cateterismo
  difícil, 150
  uretral
    contraindicações, 143
    indicações, 142, 143
    materiais, 143
    procedimento
      particularidades em crianças, 150
      particularidades no sexo feminino, 150
      técnica no sexo masculino, 145
Cateterização venosa central guiada por ultrassonografia, 173
Cavidade
  oral, 14
  pleural, 76
    acesso à, 101
    exploração digital, vista interna, 111
Celulite, 87, 117
  sinais flogísticos locais e febre sugerem, 117
Cesto, 11
Chuleio simples, 211
Classificação
  de Cormak e Lehane, 16, 17
  de Mallampati, 15, 16
Clavícula, 30
Coagulopatias, 62
Colículo seminal, 139
Consentimento do paciente, 2
Cricotireoidostomia
  algoritmo, 59
  anatomia, 48
  complicações, 57
  contraindicações, 47
  materiais, 52

216 ■ MANUAL BÁSICO DE PROCEDIMENTOS MÉDICOS HOSPITALARES

por punção, 57
seguimento, 57
técnica, 52
Critério de Light, 72, 98
Cuff, insuflação do, 23
Curativo(s)
cuidados com o, 9
estéril em cateter venoso central, 41
oclusivo, 190
para fixar a cânula, 56
Curva
de pressão, 192
análise da, 193
variações conforme o sítio de punção, 194

D

Decúbito dorsal horizontal, 2
Dedos, escovação dos, 4
Degermação, 33
Derme, 200
Derrame
análise do, testes laboratoriais para, 73
linfático na cavidade pleural, 98
neoplásico, 74
parapneumônico, 73, 98
pleurais, 98
características macroscópicas e quimiocitológicas, 73
tuberculoso, 74
Desinfecção das mãos, 3
Dilatação do trajeto, 37
Dispositivo para descarte de materiais perfurocortantes, 10
Dissecção
da musculatura intercostal, 102
por planos, 100
romba, 110
Distúrbios de coagulação, 30
Divulsão com pinça Kelly, 55
Dor abdominal, 127
Dorso, anatomia do, 80
Drenagem
de tórax
algoritmo, 124
anatomia, 99
complicações, 117
contraindicações, 99
indicações, 97
materiais necessários, 102
técnica, 105
do líquido pleural, 77
Dreno(s)
bem posicionado em hemitórax direito, radiografia, 117
calibre dos, 104
de grande diâmetro, 110
de pequeno diâmetro, 107
de *pigtail*, posicionamento adequado, radiografia de tórax indicando, 109
de tórax, 103
fixação do, 107
manutenção do, 115
multiperfurado, técnica de inserção com auxílio de pinça Kelly, 112
posicionamento do paciente para inserção do, 106
retirada do, 116
multiperfurado, 110
entrada na cavidade pleural, 113
obstrução do, 121
pigtail, 103
tubular multiperfurado, instrumental cirúrgico básico para inserção de, 103
Ductos prostáticos, 139

E

Edema
agudo de reexpansão, 121
pulmonar de reexpansão, 87
Embolia gasosa, 43
Emergência, pericardiocentese de, 91-96
Empiema, 99, 121
organizado, 99
Encefalopatia hepática, 127
Endocardite, 43
Enfisema
de mediastino, 119
de subcutâneo, 57, 118
Epiglote, 14
"Escápula alada", 102, 122

Escovação das mãos, sequencial, 5
Espaço
intercostal, anatomia do, 80
pleural, formação de acúmulo de fluidos no, 78
Espinha ilíaca
anterossuperior, 183
superior, 128
Estenose larígnea, 57
Estoma, 77
Estratigrafia, 158
do acesso subxifoide, 92
para parecentese realizada nas fossas ilíacas, 129
Esvaziamento, 84

F

Faringe, 14
Fáscia
de Camper, 128, 142
de Scarpa, 142
superficial, 142
Fast flush test, 191, 192
Febre, 117, 127
Ferida
cuidados com, 202
de pele, 202
Ferimento, limpeza do, 204
Fio
guia, 65
inserção do, 164
passagem do, 164
pela agulha de punção, 36
tipos de, 202
Fisiologia pleural, 76
Fixação com esparadrapos "em meso", 114
Flebite, 43
Fossa
infraclavicular, 30
supraclavicular, 30
Função renal, comprometimento de, 127

G

Gás em tecido celular subcutâneo, 118
Gasping, 47
Glândula tireoide, lobo piramidal da, 51
Glote, anafilaxia com edema de, 47
Gradeado costal, 102, 104
"Gravata", composição da, 114
Guedel, colocação do, 21

H

Hematoma, 213
local, 118
pós-drenagem de tórax, 118
Hemopneumotórax, 120
Hemorragia, 57
Hemotórax, 87
Higienização correta
dos antebraços e mãos, 4
instruções da, 3
Hipnose, 19
Hipoderme, 200
Humper, 11

I

Incisão
em colar na região cervical, 31
em sentido longitudinal da cartilagem tireoide à cricoide, 55
Incisura jugular, 30
Inervação simpática, 144
Infecção(ões), 43
laríngeas obstrutivas, 47
Intercosto seccionado, exploração digital do, 101
Interstício
parietal estrapleural, 77
pulmonar, 77
Intubação
orotraqueal
algoritmo, 25
avaliação da via aérea, 15
complicações, 25
conhecimentos anatômicos necessários para realização de cavidade oral, 14
faringe, 14
laringe, 15
traqueia, 15
contraindicações, 14
indicações, 13

Índice remissivo ■ 217

materiais, 16
posicionamento do paciente, 18
procedimento, 19
sedação para, 18
técnicas alternativas, 24
sequência rápida de, 24
Invaginação da borda após realização do nó, 213

J

Jelco, progressão sobre a borda superior da costela, 83

L

Laceração
de artérias coronárias, 94
de vísceras intra-abdominais, 87
pulmonar, 86
Lâmina basal, 77
Larignoscópio com lâmina, 17
Laringe, 15
Laringoscopia, 22
Lesão(ões)
ativa, 62
de órgãos intra-abdominais, 120
do feixe intercostal, 87
incisa, 203
lacerocontundentes, 203
lacerocontusa, 203
miocárdica, 94
Leucocitose periférica, 127
Ligamento inguinal, 183
Linfonodo de Cloquet, 157
Linha de pleura, 86, 120
Líquido ascítico, retirada da agulha após coleta, 134
Lixo infeccioso, 10
Lobo piramidal da glândula atireoide, 51
Luvas, vestimenta correta das, 7

M

Mãos
desinfecção das, 3
palmas das, escovação das, 4
secagem com pano estéril, 61
Máscara, 17
Material(is)
cirúrgicos sendo levados a autoclave para esterilização, 11
descarte adequado do, 10
perfurocortantes, dspositivo no qual devem ser descartados, 10
preparo dos, 34
Membrana
critotireóidea (cricotireoide), 48
anatomia da, 50
perfuração da, 55
punção na, 50
tireoide, 48
Método da bailarina, 40
Micorvilosidades, 77
Monitorização
cardíaca, 37
hemodinâmica central, 62
Músculo (s)
cricotireóideos, 49
esternocleidomastóideo, 30
iliopsoas, 183
peitoral maior, secção do, 101
sartório, 183
serrátil anterior, secção do, 101
trapézio, 30

N

Nervo
femoral, 183
laríngeo recorrente, 52
mediano, 180
pectíneo, 183
Nó
com porta agulhas, 205
de fixação do cateter, 169
em suturas contínuas, 212
lateral à incisão, 205

O

Obstrução
do cateter, 42
do dreno, 121
Osso hioide, 30, 48
Osteomielite de clavícula, 43

P

PAI (*v. tb.* Pressão arterial invasiva)
material para procedimento, 186
passagem guiada por ultrassonografia, 182
Paracentese, 132
abdominal
algoritmo, 137
bases anatômicas, 128
complicações, 135
contraindicações, 128
indicações, 127
materiais, 129
problemas técnicos, 135
procedimento, 130
diagnóstica, 129, 133
terapêutica, 130, 133
Paramentação adequada, 8
Parede
abdominal, local de punção na paracentese, 128
torácica, 100
Pele
assepsia da, 201
estrutura da, 200
histologia da, 200
Perfuração
cardíaca, 122
da aorta, 122
Pericárdio, 92
Pericardiocentese
de emergência
algoritmo, 95
anatomia, 92
complicações, 94
contraindicações, 91
indicações, 91
materiais necessários, 93
técnica, 93
subxifoide, 93
Peritônio parietal, 142
Pescoço
estratigrafia do, 30
grandes vasos do, 31, 51
inspeção do, 48
superfície do, anatomia da, 30, 48
Pinça de Kelly, divulsão com, 55
Pique com bisturi, 165
Pleura
parietal, 77
visceral, 77
Pleurite, 87
Pleurodese, 99
Pneumonia, 121
Pneumotórax, 43, 67, 97, 119
hipertensivo, 85
Ponto
de Donatti, 209
de fixação da pele, 169
de incisão, localização do, 106
em U, 210
simples, 209
Posição de Trendelenburg, 2
Posicionamento adequado do paciente, 2
Pré-oxigenação, 21
Pressão
arterial
componentes da, 192, 193
invasiva
contraindicações, 179
indicações, 179
média, 193
curva de, 192
Procedimentos hospitalares, cuidados gerais
com o curativo, 9
consentimento do paciente, 2
descarte adequado do material, 10
indicações e contraindicações, 1
posicionamento do paciente, 2
técnica asséptica, 2
Pulmão esquerdo, exposição do, 101
Pulso femoral, palpação do, 161
Punção
com agulha utilizando a técnica em Z, 132
cricotireoidostomia por, 57, 58
da veia jugular interna, 36

218 ■ MANUAL BÁSICO DE PROCEDIMENTOS MÉDICOS HOSPITALARES

da veia subclávia, 64
de Marfan, 92
do acesso subclávio, 64
do ducto torácico, 43
em Z, técnica, 132
erro de, 42
na membrana cricotireoide, 50
pela via intermediária, local de, 34
sítios de, 184, 185
subxifoide, 92
Punho
anatomia do, 180
esquerdo, dissecção do, 181

Q

Quilotórax, 98

R

Rádio, 180
Radiografia de tórax, 78
Rafe mediana, abertura da, 49
Reação alérgica aos produtos de antissepsia ou anesteia, 121
Reflexo vagal, 87
Região
cervical
incisão em colar em, 49
incisão em colar na, 31
inguinal, localização da, 157
Reparos anatômicos de superfície, 54
Rigidez abdominal, 127

S

Saída de líquido após punção, utilização do dedo para evitar, 134
Secagem das mãos com pano estéril, 6
Seios prostáticos, 139
Selo d'água, 105
Seringa
de 10 mL, 17
de Guedel, 17
Seroma, 213
Sinal(is)
do menisco, 87
flogísticos, 117
Sistema de drenagem, 103, 105
Sondagem vesical
algoritmo, 152
anatomia, 139
cateterismo uretral, 142
complicações, 151
conceito, 139
definição, 139
Sutura(s)
com pontos separados, 209
contínua, 210
intradérmica, 212
da pele, 204, 206
de ferimentos na urgência, 202
de Parker-Kerr, 211
de pele
anatomia, 199
complicações, 213
contraindicações, 199
eletivas, 205
indicação, 199
materiais, 200
procedimentos, 202
do plano subcutâneo, 205, 206
em bailarina
aspecto final, 172
fixação do cateter através de, 168
intradérmica, 206

T

Técnica
asséptica, 2
de anestesia
com composição de botão anestésico superficial, 107
para toracocentese, 82
de inserção de dreno de tórax multiperfurado com auxílio de pinça Kelly, 112
de punção em Z, 132
de Seldinger, 64, 110, 163, 188

de transfixação, 187
em Z, 130
Tendão do flexor rad., 180
Teste(s)
da onda quadrada, 191
das vias do cateter venoso, 66
de Allen, 184
do balão, 147
do cateter, 39
laboratoriais para análise do derrame pleural, 73
para verificar se o cateter está na veia, 167
Toracocentese
algoritmo, 88
anatomia, 78
complicações, 86
contraindicações, 76
diagnóstica, 71
indicação para realização de, 75
indicações, 71
materiais necessários, 79
por punção posterior, posicionamento adequado do paciente, 81
técnica, 81
de anestesia para, 82
terapêutica, 74
Tórax, drenagem de, 97-125
Transdutor, posicionamento do, 190
Transfixação, técnica de, 187
Transudato e exsudato
diferenciação entre, 72
pleurais, causas, 72
Traqueia, 15
Traumas
cervicais, 47
das vias aéreas, 25
"Triângulo de segurança", 99
acesso pelo, 100
Trígono
femoral, 157, 183
mandibular, 30
Trombose, 43
Tubérculo púbico, 183
Tubo
fixação do, 23
profundidade do, fórmula, 22

U

Uretra
bulbar, 140
feminina, 141
esponjosa, 140
intramural, 139
masculina, 139
corte
axal, 141
sagital, 140
membranosa, 140
Urgência, suturas de ferimentos na, 202

V

Válvula
de Heimlich, 103
unidirecional, 77
Vaso(s)
linfático, 77
profundos do trígono femoral, 158
Veia
femoral, 158
jugular
externa em evidência, 42
interna
cateter venoso central em, 29-46
punção da, 36
técnica posterior, 41
trajeto ao longo do pescoço, 32
Ventilação com oxigênio após sedação, 22
Vestimenta
das luvas, correta, 7
do avental esterilizado, 6
prévia adequada, 3
Via aérea, avaliação da, 15
Vísceras intra-abdominais, 82